Doreen Virtue
Robert Reeves

Nähre deine Intuition

Doreen Virtue
Robert Reeves

Nähre deine Intuition

*Mit den Ernährungstipps der Engel
die spirituellen Sinne stärken*

Aus dem amerikanischen Englisch
von Angelika Hansen

IRISIANA

Die amerikanische Originalausgabe erschien 2016 unter dem Titel »Nutrition for Intuition«.

FSC www.fsc.org
MIX
Papier aus verantwortungsvollen Quellen
FSC® C014496

Verlagsgruppe Random House FSC® N001967

Originally published in 2016 by Hay House Inc. USA

1. Auflage

einem Unternehmen der Verlagsgruppe Random House GmbH,
Neumarkter Str. 28, 81673 München
Satz: Uhl + Massopust GmbH, Aalen
Umschlaggestaltung: Geviert, Grafik & Typografie
Druck und Bindung: GGP Media GmbH, Pößneck
Printed in Germany
ISBN: 978-3-424-15307-1

INHALT

Einführung 9

Teil I: Die Verbindung zwischen Ernährung und Intuition 19

Kapitel 1: Die Physiologie der Intuition 21

Kapitel 2: Die Chakras und die vier inneren Sinne 32

Kapitel 3: Die Verbindung zwischen Energie und Nahrung 58

Teil II: Rezepte und Empfehlungen, um Ihre Intuition zu nähren 81

Kapitel 4: Die Leitprinzipien bei der Ernährung 83

Kapitel 5: Energiespendende Superfood-Snacks und Suppen, die Ihre Intuition auf Touren zu bringen 101

Kapitel 6: Nahrhafte Nüsse, Samen und Milcharten 119

Kapitel 7: Smoothies und Säfte für Ihre inneren Sinne 135

Kapitel 8: Kräutertees und Aufgüsse zur Förderung der Intuition 157

Teil III: Heilung auf körperlicher und energetischer Ebene 181

Kapitel 9: Entgiften hilft Ihre Intuition zu klären 183

Kapitel 10: Wie Sie Ihre Chakras reinigen können 205

Kapitel 11: Optimierung Ihrer »intuitionsnährenden« Lebensweise 227

Nachwort:
Für Sie und Ihre Gesundheit, mit Liebe und Licht 241

Anhang:

- Nahrungsmitteltabelle zur Förderung übersinnlicher Wahrnehmungen 243
- Heilende Hinweise und Affirmationen für jedes Chakra 247
- Spirituelle Anwendung von Nahrungsergänzungsmitteln 251

Bibliografie 278
Register 282

Für Sie –
und dass Sie den Mut haben,
Ihre natürlichen intuitiven Fähigkeiten
zu wecken.

Einführung

Intuition ist eine natürliche Fähigkeit, die uns allen zu eigen ist, ähnlich unserer Fähigkeit zu atmen, zu sprechen oder zu sehen. Es gab eine Zeit, da galt Intuition als eine Mär. Heute ist sie wissenschaftlich bewiesen.

Einer der führenden Forscher zum Thema Intuition, John Bargh von der Yale University, sagt, dass unser Gehirn unbewusste, automatische Prozesse benutzt – die er als »Automatizität« bezeichnet –, um sofort und ohne Verzögerung unsere Umgebung einschätzen zu können, mit Auswirkungen, die unser ganzes Leben beeinflussen.

Und dennoch ist Intuition nicht unbedingt für jeden die erste Wahl, wenn es darum geht, Menschen oder Situationen zu erfassen. Ein sehr erfolgreicher psychometrischer Test – der sogenannte Myers-Briggs Typenindikator – hilft Menschen, genau zu bestimmen, ob ihre natürliche Tendenz eher »intuitiv« oder »sensorisch« ist:

- **Intuitive Menschen** neigen dazu, zwischen den Zeilen zu lesen, auf Zeichen zu achten und auf ihre inneren Signale zu hören, wenn es darum geht, eine Entscheidung zu treffen.
- Personen, deren **sensorische** Fähigkeit stärker ausgeprägt ist, benutzen ihren Kopf mehr als ihr Herz; sie fokussieren sich auf Fakten, Zahlen und alles, was sie konkret messen und definieren können.

Mit anderen Worten: Von Natur aus intuitive Menschen sind mehr »nach innen« auf ihre eigenen Eindrücke und Gefühle fokussiert, während bei sensorischen Menschen der Fokus mehr auf die Außenwelt gerichtet ist, auf das, was sie physisch fühlen, sehen, hören und mit ihrem Verstand analysieren können.

Doch nachdem ich (Doreen) seit 1995 in Seminaren weltweit

Tausenden von Menschen – Männer und Frauen, Jung und Alt – die Entwicklung ihrer außersinnlichen Fähigkeiten gelehrt habe, bin ich fest davon überzeugt, dass Intuition eine angeborene Fähigkeit ist, die *jeder* entwickeln kann. Wir alle besitzen die Fähigkeit zur Intuition, und manche von uns haben sie bis zu einem unterschiedlichen Grad auch schon angewandt.

Intuition ist eine wertvolle Quelle, doch falls Ihre Intuition nur sporadisch oder vage zu sein scheint, kann dieses Buch Ihnen helfen, mehr Beständigkeit und Klarheit darüber zu gewinnen. Wenn Sie Schwierigkeiten haben, intuitive Informationen zu empfangen, besteht außerdem die Möglichkeit, dass Ihre Ernährungsweise Sie blockiert. Sie können Nahrungsmittel und Getränke in Ihren Speiseplan aufnehmen, die zu einer Verbesserung Ihrer Intuition und spirituellen Wahrnehmung führen werden.

Hier sind meine (Doreen) und Roberts persönliche Geschichten, die zeigen, wie eine Änderung unserer Ernährung unsere Intuition verbessert hat – und unser Leben …

Doreens Geschichte

So wie viele Kinder, kam auch ich mit intakten hellsichtigen Fähigkeiten auf die Welt. Tatsächlich hatte ich mein Leben lang Visionen. Doch obgleich die Visionen angenehm waren, verstand ich sie weder, noch hieß ich sie willkommen. Ich versuchte, meine Intuition bewusst zu unterdrücken, da ich extrem sensitiv war und die Emotionen jedes Menschen in meiner Umgebung fühlen konnte. Die auf mich einprasselnden Energien waren überwältigend.

Und als wäre das noch nicht genug, hatte ich – als ich älter wurde und darum betete, dass mir meine göttliche Lebensaufgabe enthüllt werden möge – Visionen darüber, Bücher zu schreiben und sowohl vor Publikum als auch im Fernsehen Vorträge zu halten. Diese Visionen schüchterten mich ein, gelinde ausgedrückt! Ich liebte das Schreiben, doch fragte ich mich lange vergeblich, *Wie veröffentliche ich meine Sachen, und wie komm' ich ins Fernsehen*? Und *worüber* würde ich schreiben? Ich wünschte mir eine einfacher zu realisierende Lebensaufgabe, doch die Visionen kamen immer wieder, und stets mit der Botschaft, dass ich über das Thema Spiritualität schreiben sollte... das heißt, bis meine Visionen und Intuition begannen, *trüber* zu werden.

Je mehr Süßigkeiten und anderes Junkfood ich konsumierte, desto weniger sensitiv war ich. Zudem nahm ich auch noch zu, doch der Vorteil dabei war, dass die Visionen aufhörten.

Dann eines Nachts, als meine Familie schon schlafen gegangen war, nahm ich eine große Packung Eis aus dem Kühlschrank und setzte mich damit vor den Fernseher. Bevor ich jedoch den Löffel in die Hand nehmen und mich über das Eis hermachen konnte, empfing ich die Botschaft, mir genau anzuschauen, was ich da gerade im Begriff war zu tun. Dies half mir zu sehen, wie ungesund und lieblos ich mit mir selbst umging. Ich stellte das Eis auf den Tisch und sank auf die Knie. Ich sagte zu Gott: »Keine Ahnung, wie ich diese Visionen in die Tat umsetzen soll! Ich werde mich deinem Willen ergeben, aber ich habe Angst.«

Das war die Nacht, in der sich mein Leben komplett veränderte. Am nächsten Tag folgte ich meiner inneren Führung (ohne irgendein Junkfood im Magen) und schrieb mich im Community College ein. Ich beantragte (und erhielt) ein Studiendarlehen, um das Schulgeld und sonstige Ausgaben zu bezahlen. Entsprechend meiner inneren Führung belegte ich in den nächsten zehn Jahren nebenberuflich Psychologie-Kurse, während ich in Vollzeit als Sekretärin arbeitete.

Mein erster Job als Therapeutin war eine ehrenamtliche Stelle in einem stationären Krankenhaus, das auf die Behandlung von Drogen- und Alkoholsüchtigen spezialisiert war. Nach vier Monaten bot man mir eine Vollzeitstelle an, und ich konnte meinen Job als Sekretärin aufgeben, während ich mein Abendstudium am College fortsetzte.

Im Krankenhaus leitete ich einige Gruppentherapie-Sitzungen für Personen mit Essstörungen. Diese Arbeit gefiel mir auf Anhieb, und ich gab meinen Job im Krankenhaus auf, um in einer ambulanten Klinik zu arbeiten. Die aufsichtführende Therapeutin unterstützte mich bei meinem Wunsch, eine Privatpraxis zu eröffnen, spezialisiert auf die Behandlung von zwanghafter Essstörung, Bulimie und Magersucht. Meine Praxis lief sehr erfolgreich und ich führte meine Forschungen mit Patienten fort, nahm an Konferenzen teil und zerbrach mir den Kopf über Artikel in wissenschaftlichen Zeitschriften.

Ich schrieb mehrere Bücher über Nahrung und die Heilung von Essstörungen.

Dann, im Jahre 1996, begann ich, Visionen über das Thema Essen und Nahrung zu empfangen.

Beim Meditieren konnte ich vor meinem inneren Auge Bilder der Dinge sehen, die ich normalerweise aß. Es war nicht etwas, das ich heraufbeschwor, wie es zum Beispiel der Fall ist, wenn man Hunger hat. Vielmehr handelte es sich um spontane visuelle Eindrücke von Nahrungsmitteln, die als dreidimensionale Objekte vor meinem inneren Auge erschienen.

Ich hatte keine Ahnung, warum ich diese Bilder sah. Es dauerte mehrere Monate, bis ich erkannte, dass meine Visionen über Essen Antworten auf die Frage waren, die ich Gott dazu gestellt hatte, wie ich meine visuelle Intuition verbessern konnte.

Aus meiner wissenschaftlichen Forschung – und aus Visionen – lernte ich schließlich, dass es Nahrungsmittel gibt, die unsere Intuition *ausschalten*, und andere, die sie *einschalten*.

Ich folgte dieser visuellen Führung und änderte meine Ernährungsweise. Beinahe sofort verbesserte sich meine Wahrnehmungsfähigkeit enorm. Es kam mir vor, als hätte ich anstatt eines kleinen Fernsehbildes plötzlich einen großen HD-Bildschirm zur Verfügung! Auf einmal waren meine Visionen voll ausgebildet und besser zu verstehen.

Meiner inneren Führung weiter folgend begann ich, Kurse zu geben mit dem Ziel, anderen zu helfen, ihre spirituellen Fähigkeiten zu wecken und damit ihre innere Führung sehen und fühlen zu können. Ich lehrte meinen Schülern den Zusammenhang von Nahrung und Intuition, und viele von ihnen änderten ihre Ernährungsweise mit einem ähnlichen Ergebnis, wie ich es erfahren hatte. Außerdem war ich häufig Gast in Fernsehsendungen zum Thema Essen und Ernährung sowie bei Radiosendungen, wo ich über die Verbindung zwischen Emotionen und Essen sprach.
Dieses Buch ist das Resultat meiner Erfahrungen und Forschung, kombiniert mit der Expertise meines Freundes und Co-Autors Robert Reeves, seines Zeichens Naturheiler aus Australien. Roberts eigene Forschungen sowie seine Arbeit sind darauf spezialisiert, natürliche und spirituelle Heilungsmethoden zusammen anzuwenden, wobei er seine intuitive Arbeit ganz offen mit naturheilkundlichen Methoden kombiniert. Er hat vielen Menschen erfolgreich helfen können und erfreut sich einer gut gehenden Praxis.
Hier ist Roberts eigene Geschichte über Ernährung und Intuition …

Roberts Geschichte

Ich begann schon in jungen Jahren damit, Spiritualität zu erforschen. Irgendetwas in meiner Seele war von den Themen *Intuition* und *Energie-Heilung* fasziniert. Meiner inneren Führung folgend begann ich bereits mit gerade mal 14 Jahren, an spirituellen Seminaren teilzunehmen. Sie können sich vorstellen, dass ich von allen Teilnehmern der jüngste war … und einer von lediglich einer Handvoll Männern. Damals wurden die meisten spirituellen Seminare oder Kurse von Frauen besucht. Zum Glück für mich adoptierten diese liebevollen »Mütter« mich für diese Wochenend-Seminare. Was mir erlaubte, mich sicher

und wohlzufühlen – der perfekte Rahmen, um den Kontakt mit meiner Intuition aufzunehmen!
Ich meditierte regelmäßig, arbeitete mit Orakelkarten und nahm Heilungen vor. Ich fühlte eine starke Verbindung mit meinen Engeln und hatte volles Vertrauen in meine Fähigkeit, ihre Botschaften zu verstehen.
Ein paar Jahre vergingen, und ich wurde 18 – das Alter, in dem man in Australien volljährig wird und Alkohol trinken darf. In der Regel ist es an einem solchen Tag »normal«, eine große Party zu geben und sich sinnlos zu betrinken. Nun, in meinem Fall verhielt es sich anders. Ich hatte alle meine Freunde zu einer großen Party eingeladen, ohne ihnen zu sagen, dass es nur vegetarisches Essen geben würde. Wir hatten vegetarische Bratwurst, vegetarischen Speck (manches davon schmeckte vielleicht nicht so überzeugend, wie ich gedacht hatte), und zum Trinken frisch gepresste Säfte. Da ich damals (und bis heute) nicht das geringste Interesse an Alkohol hatte, trank ich keinen einzigen Schluck.
Trotz meiner Abneigung gegen das Nachtleben schleppten mich meine Freunde hin und wieder in Diskotheken und Clubs. Ich ließ es geschehen, weil ich mich ohnehin schon als Außenseiter fühlte und nichts versäumen wollte. Wir trafen uns, meine Freunde tranken, und später fuhr ich sie alle nach Hause. Auf dem Heimweg aßen wir jeder noch irgendein Junkfood, und schon beim Essen hatte ich ein komisches Gefühl. Ich konnte nicht genau sagen warum, aber irgendwie war ich nicht mehr ich selbst.
Am nächsten Morgen fühlte ich mich, als hätte ich einen Kater! Ich war der Einzige, der keinen Alkohol getrunken hatte, wachte aber mit rasenden Kopfschmerzen auf. Ich begriff nicht, warum und nahm an, dass es einfach die schreckliche Energie in den Diskotheken war, hatte aber gleichzeitig das Gefühl, als stecke da noch mehr dahinter.
An diesem Tag fühlte ich mich zerstreut, ruhelos und irgendwie benebelt – so kannte ich mich gar nicht. Als ich versuchte, Kon-

takt mit Gott und den Engeln aufzunehmen, war es schwieriger als sonst. Ich konnte zwar die Anwesenheit meiner Engel spüren, begriff jedoch nicht, welche Führung sie mir zu geben versuchten. Ich hatte so hart daran gearbeitet, meine Intuition zu entwickeln, und jetzt fühlte ich mich, als hätte ich in einer Nacht zehn Schritte rückwärts gemacht. In diesem Moment traf ich die Entscheidung, mich nur noch an Orte zu begeben, die sich positiv und heiter anfühlten.

Ein paar Wochen vergingen, bis ich mich eines Tages mit ein paar Freunden zum Lunch verabredete. Wir trafen uns in einem Fast-Food-Restaurant und unterhielten uns beim Essen auf das Angenehmste. Am späten Nachmittag war ich wieder zu Hause und machte mich ein wenig im Garten zu schaffen. Ich liebe es, draußen in der Natur zu sein, umgeben von heilenden Blumen und Pflanzen. Plötzlich merkte ich, dass ich Kopfschmerzen bekam. Sie fühlten sich beinahe genauso an wie die »Kater«-Kopfschmerzen ein paar Wochen zuvor.

Den Kopf in die Hände gestützt, fragte ich mich innerlich: *Was ist los mit mir?* Ich konnte die Gegenwart meiner Engel fühlen, doch schienen die Kommunikationswege erneut unterbrochen zu sein. Also setzte ich mich ins Gras, schloss die Augen und konzentrierte mich auf meinen Atem.

Dann hörte ich die Worte: *Es ist das Fast Food.*

Bestürzt schlug ich die Augen auf, da mir dieser Gedanke nie gekommen war. Ungesundes Essen blockierte meine Intuition und hielt mich davon ab, meine Engel zu hören!

Seit jenem Moment habe ich immer darauf geachtet, wie ich mich fühle, wenn ich etwas Neues esse. *Fühle ich mich offener und tiefer verbunden? Oder fühle ich mich müde, unmotiviert und isoliert?* Diese simplen Fragen haben mir geholfen, die richtigen Nahrungsmittel für meinen Körper und meine Energie zu finden. Mittlerweile habe ich gelernt, dass alles, was wir essen und trinken, eine machtvolle Wirkung auf unsere intuitiven Fähigkeiten ausübt.

Über dieses Buch

In diesem Buch werden Sie erfahren, was Sie essen und was Sie lieber meiden sollten, um Ihre spirituelle Gabe der Intuition und Hellsichtigkeit optimal nutzen zu können. Außerdem werden wir Ihnen helfen zu lernen, wie Sie mit Ihrer Intuition umgehen können, damit Sie nicht von Gefühlen und Botschaften überwältigt werden.

Obwohl bereits diverse Bücher und Artikel darüber geschrieben wurden, wie das, was wir konsumieren, unsere Intuition verbessern kann, begrenzten sich diese Informationen in der Regel auf die Empfehlung, die Farbe Ihres Essens auf die Farben Ihrer Chakras abzustimmen – zum Beispiel indem Sie einen roten Apfel essen, um die Energie Ihres roten Wurzelchakras zu stärken, und so weiter. Wenn es auch hilfreich ist, farbenfrohes Obst und Gemüse zu konsumieren, bietet Ihnen *Nähre deine Intuition* spezifischere Angaben, denn Sie benötigen ein tieferes Verständnis von Nahrung, um Ihren Körper mit allen Nährstoffen zu versorgen, die er braucht.

»Ernährung« wird in einem sehr umfassenden und ganzheitlichen Sinn verstanden und beschränkt sich nicht nur auf unsere Ernährungsweise. Vielmehr bezieht sie sich auch auf unsere Lebensweise und wie sich diese auf unsere Fähigkeit, göttliche Botschaften zu empfangen, auswirkt. Daher geht es in diesem Buch zwar um Essen, doch gleichzeitig berührt es so viel mehr:

- In **Teil I** erklären wir, wie Intuition funktioniert; die Energie-Zentren und die Physiologie, die Hellfühlen, Hellhören und Hellwissen zugrunde liegen; und wie das Ganze mit Ihrer Ernährung zusammenhängt.
- **Teil II** bietet allgemeinen Rat, wie Sie essen und Sie sich selbst würdigen können, zusammen mit speziellen Nahrungsmitteln, Getränken und Kräutern, um Ihre intuitiven Fähigkeiten zu verbessern.

- In **Teil III** schließlich sprechen wir über die machtvolle Wirkung von Entgiftungsmethoden und Chakra-Klärung, um Ihre Energie hochzuhalten und zu erfahren, wie Sie die Engel bei der Änderung Ihrer Lebensweise um Hilfe bitten können. (Außerdem haben wir auf den letzten Seiten einen **Anhang** beigefügt mit weiteren Informationen zu den Chakras, plus einer praktischen Tabelle, in der die Ernährungsempfehlungen zusammengefasst werden, um Ihre individuellen inneren Sinne zu unterstützen sowie eine Liste mit Nahrungsergänzungsmitteln.)

Unsere Intention ist es, Ihnen jedes verfügbare Werkzeug in die Hand zu geben, damit Sie die Botschaften, die Sie von Gott und Ihrem höheren Selbst empfangen, klar verstehen können.

Sie sind bereits intuitiv

Sie besitzen angeborene intuitive Fähigkeiten. Tatsächlich zeigt die Wissenschaft, dass *wir alle* mit dieser Fähigkeit gesegnet sind. Und dennoch, wenn Sie Probleme damit haben, Kontakt mit dem Göttlichen aufzunehmen, könnte es an Ihrer Ernährung liegen. Indem Sie ein paar Veränderungen daran vornehmen, was Sie essen und trinken, können Sie Ihrem inneren intuitiven Licht die Möglichkeit geben, heller zu leuchten.

Ich (Doreen) habe erlebt, wie sich meine intuitiven und hellsichtigen Fähigkeiten tief greifend verbessert haben, als ich auf meine innere Führung hörte und Änderungen in meiner Ernährung vornahm. Zu Beginn wehrte ich mich gegen diese Veränderungen. Doch als ich die Umstellung schließlich vollzogen hatte, war der Lohn dafür groß!

Dieses Buch ist eine Zusammenfassung unserer persönlichen Erfahrungen; der Führung, die wir in Sitzungen mit unseren Klienten empfangen haben; und des Feedbacks unserer Seminarteilnehmer. Es gibt keine allgemeingültige Ernährungsweise, die für jeden richtig ist, und wir versuchen mit diesem Buch nicht, etwas Derartiges zu suggerieren. Stattdessen fasst *Nähre deine Intuition* die Forschungsergebnisse im Bereich Ernährung und Intuition zusammen, die wir im Laufe der Jahre gesammelt haben, basierend auf objektiven und persönlichen Erfahrungen in Verbindung mit medizinischen und psychologischen Untersuchungen.

Wann immer unsere Klienten sich eine bestimmte Herangehensweise an das Thema Ernährung zu eigen gemacht haben, waren positive Veränderungen die Folge. Wir möchten diese Konzepte mit Ihnen teilen – sowie ein paar Rezepte – von denen wir wissen, dass sie Ihnen auf Ihrem Weg zu einer verbesserten Intuition helfen werden. Seien Sie offen für Veränderungen, probieren Sie ein paar neue Dinge aus, und erlauben Sie Gott und Ihren Engeln, Sie auf Ihrem Weg zu unterstützen.

Mit Liebe und Respekt,
Doreen und Robert

Eine wichtige Anmerkung

In diesem Buch geben wir Informationen bezüglich Nahrungsmittel, Kräuter und Nahrungsergänzungsmittel weiter. Bitte nehmen Sie zur Kenntnis, dass diese Vorschläge und Dosierungen für Sie unter Umständen nicht geeignet sind.

Bitte fragen Sie Ihren Arzt/Naturheiler, Therapeuten oder Ernährungsberater, bevor Sie mit einer neuen Anwendung beginnen.

Teil I

Die Verbindung zwischen Ernährung und Intuition

Kapitel 1
Die Physiologie der Intuition

Jeder Einzelne von uns wird seine oder ihre Intuition auf andere Weise erleben. Aus diesem Grund kann es manchmal irritierend sein, ein Buch über die Bedeutung von Symbolen zu lesen. Wenn diese Symbole auch für den jeweiligen Autor relevant sind, können die Zeichen, die *Sie* durch Ihre Intuition erhalten, völlig anders sein.

Es gibt viele verschiedene Definitionen für *Intuition*, und sie kann auf viele verschiedene Weisen wahrgenommen werden. Für manche Menschen ist Intuition die Verbindung zu Gott und ihren Schutzengeln. Für andere ist sie einfach ein Bauchgefühl oder ein inneres Wissen in Bezug auf das, was sie tun müssen. Für wieder andere ist sie die Führung, die sie in medialen Sitzungen empfangen. Alle diese Definitionen sind zutreffend und für den jeweiligen Menschen passend.

Das bedeutet jedoch nicht, dass bestimmte Menschen mehr oder weniger intuitiv sind. Vielmehr nehmen sie ihre Intuition unterschiedlich wahr. Sobald Sie feststellen, dass Sie die gleichen intuitiven Fähigkeiten besitzen wie jeder andere Mensch, sind Sie in der Lage, das Bedürfnis aufzugeben, sich mit anderen zu vergleichen. Dann erkennen Sie, dass Ihre Intuition perfekt auf Sie abgestimmt ist.

Um möglichst umfassend zu erklären, was Intuition ist, haben wir um himmlische Unterstützung ersucht und unsere Engel gebeten, *ihre* Definition mit Ihnen zu teilen. Sie sagen:

»Intuition ist deine Fähigkeit, göttliche Heilung und hilfreiche Botschaften für Deine Lebensreise zu empfangen und zu interpretieren. Intuition verleiht dir die Klarheit zu erkennen, dass du auf dem richtigen Weg bist und verstehst, welche Veränderungen du in deinem Leben vornehmen musst.«

Im Wesentlichen ist Intuition Ihre göttliche Verbindung mit den Engeln, der höheren Intelligenz, dem Universum und unserem Schöpfer. Sie ist die »Telefonleitung« zur Quelle. Indem Sie Ihre intuitiven Talente verfeinern, wird es Ihnen leichter fallen zu verstehen, was die himmlischen Kräfte Ihnen mitteilen wollen.

Das Flüstern Gottes und der Engel, das Sie in Momenten der Stille und Ruhe hören, *ist* Ihre Intuition. Daher liegt es auf der Hand, dass es wesentlich leichter ist, dieses Flüstern wahrzunehmen, wenn Sie entspannt und in Ihrer inneren Mitte sind. Ganz anders verhält es sich, wenn Sie am letzten Tag vor Weihnachten ins Shoppingcenter gehen und von extrem hektischer Energie umgeben sind. In Momenten wie diesen geraten Menschen schnell in großen Stress, die Nerven gehen mit ihnen durch, und Angst ist die Folge. Was nicht bedeutet, dass Ihre Intuition verschwunden ist – es ist nur schwieriger geworden, sie zu hören.

Indem wir mit Ihnen alles teilen, was wir während der vielen Jahre unserer Verbindung mit Gott und den Engeln sowie im bewussten Umgang mit unserer Gesundheit gelernt haben, werden Sie beginnen zu verstehen, dass bestimmte Entscheidungen, die Sie in Bezug auf Ihre Lebensweise und Ernährung treffen, Ihre intuitiven Fähigkeiten dramatisch verbessern können. Sie werden wirklich in der Lage sein, sich mit Gott und Ihren Engeln zu verbinden – sogar am letzten Tag vor Weihnachten im Trubel des Shoppingcenters.

Vergessen Sie nicht, dass Sie – wenn Sie sehen, dass Ihr Leben nicht so ist, wie Sie es gerne hätten – die Macht haben, es zu verändern. Sie haben die Fähigkeit, Ihre Realität zu formen, denn was immer Sie tun, führt zu einem Welleneffekt der Veränderung im Universum. Ob Sie es wahrnehmen oder nicht, das Universum reagiert auf jede einzelne Aktion, die Sie vornehmen. Sie wird als eine eindeutig absichtliche und bewusste Handlung Ihrerseits verstanden.

Stellen Sie sich die Frage: *Welche Richtung habe ich mit meiner letzten Aktion eingeschlagen? In welche Richtung steuere ich?* Wenn Ihre Umgebung nicht der Vision entspricht, die Sie für Ihre Zukunft haben, dann beschließen Sie einfach, in eine andere Richtung zu gehen. Lassen Sie uns den nächsten Schritt in Richtung auf Ihre Ziele machen anstatt in Richtung Angst.
Ihre Intuition ist einzigartig und ganz auf Ihre Person ausgerichtet. Sie ist etwas, das Sie würdigen und dem Sie zu vertrauen lernen sollten. Machen Sie den Anfang, indem Sie sich auf die kleinen Schritte fokussieren, zu denen Sie sich angeleitet fühlen, damit Sie keine Sekunde zögern, wenn Ihre Intuition Sie mit geballter transformativer Kraft packt und anleitet, Ihr Leben zu verändern.
In diesem Buch werden wir Ihnen immer wieder Vorschläge und Empfehlungen bezüglich der Nahrungsmittel geben, die Ihnen helfen können, Ihre intuitiven Gefühle ständig wahrzunehmen, denn wir glauben, dass ein Leben gemäß Ihrer inneren Führung Sie stets den Weg der Freude und des Wohlbefindens gehen lässt.

Aktivieren Sie Ihre Intuition

Vielleicht fragen Sie sich, warum Ihre Intuition nicht bereits voll aktiviert ist. Nun, das könnte mehrere Gründe haben. Vielleicht liegt es an Ihrer Konditionierung (die Art, wie sich Ihre Familie verhielt); an der Kultur, in der Sie aufgewachsen sind; oder einfach an der Gesellschaft generell. Auch Ihre Persönlichkeit könnte ein Faktor sein. Wenn Sie von Haus aus ein sensorischer, auf die Außenwelt fokussierter Mensch sind, unterdrücken Sie vielleicht Ihre Intuition oder Sie blenden sie aus, weil Sie das, was Sie nicht logisch erklären können, infrage stellen.
Falls Ihre Familie bestimmte religiöse Glaubenssätze hat, haben Sie vielleicht von klein auf gelernt, dass es falsch ist, Ihrem

Bauchgefühl zu vertrauen. Unter Umständen lehrte man Sie, Ihre Wahrheit nicht zum Ausdruck zu bringen – besonders wenn Ihre Ideen und Ansichten sich von denen aller anderen unterschieden. Vielleicht hat Ihre Kultur Sie konditioniert zu glauben, dass es gefährlich ist, Ihre außersinnlichen Fähigkeiten voll anzunehmen.

Die Gesellschaft verändert sich ständig und entwickelt sich weiter, und für eine bestimmte Periode hatte sich der Strom der Kultur gegen das Vertrauen in unsere Bauchgefühle gekehrt. Man sagte uns, dass alles wissenschaftlich bewiesen sein musste, mit eindeutigen Resultaten aus klinischen Tests und medizinischen Untersuchungen, um uns die gültigen Möglichkeiten zu zeigen, wie wir unser Leben gestalten konnten.

Zum Glück ist die Gesellschaft dabei, sich zu ändern, und wir sehen, dass unsere intuitiven und spirituellen Gaben endlich wieder gewürdigt werden.

Praktische Intuition

Unsere Intuition ist eine innere Stimme, die aus reiner Liebe zu uns spricht. Indem wir uns mit dieser liebevollen Energie verbinden, fühlen wir uns unterstützt. Wir fühlen uns entspannt und in Sicherheit, in dem Wissen, dass alles, was in diesem Moment passiert, einen umfassenderen Sinn hat.

Beginnen Sie, auf jene kleinen Aufforderungen zu hören, wie beispielsweise: *Versuche heute, einen Freund/ eine Freundin zu erreichen* – denn wer weiß, was dieser Freund in diesem Moment durchmacht? Machen Sie sich bewusst, dass dieses Bauchgefühl, und das ihm zugrunde liegende Gefühl der Dringlichkeit, unter Umständen lebensrettend sein können für diesen geliebten Menschen.

Wenn Sie diese innere Führung für sich behalten und ihr nicht folgen, sind Sie wie ein Briefträger, der ein Paket entgegennimmt und sich weigert, es auszuliefern. Wenn Sie Ihre Intuition für sich behalten, gibt es nur eine Person, die davon profitiert, und das sind Sie. Wenn Sie sich jedoch entschließen, diese Botschaft zu teilen – den Mut und das Selbstvertrauen zu haben und zu sagen, was Sie fühlen – kann es das Leben Ihrer Lieben verändern und ihnen erlauben, sich glücklicher und freier zu fühlen … und sie in der Folge dazu inspirieren, ihrem eigenen Bauchgefühl zu vertrauen. Dann werden sie *ihre* intuitiven Botschaften teilen, und dieser positive Welleneffekt breitet sich immer weiter aus.

Wenn Sie Ihrer inneren Führung lauschen, kann es sein, dass sie Ihnen etwas ganz Einfaches mitteilt, wie zum Beispiel: *Wechsle die Fahrspur*, wenn Sie im Auto unterwegs sind. Oder es kann komplexer sein, wie: *Du musst diese Beziehung aufgeben; Du musst deinen Beruf wechseln*; oder *Du musst umziehen.*

Ihre Intuition kann die Funktion eines inneren Lügendetektors haben. Wenn Sie jemanden kennenlernen, können Sie auf Anhieb sagen, ob Sie ihn oder sie mögen oder ob sich irgendetwas, das er oder sie sagt, unwahr anhört. Sie bekommen ein Gespür für die Energie eines Menschen in der Sekunde, wo Sie die Verbindung herstellen, und Ihr innerer Lügendetektor sagt: *Ja, das ist ein wunderbarer Mensch!* – oder er tut das Gegenteil und fordert Sie auf, so schnell wegzurennen wie Sie können.

Wenn Sie bei jemandem zu Hause sind, kann es sein, dass Sie unterschiedliche Energien spüren. Geht Ihnen das Herz auf oder haben Sie das Gefühl, der Betreffende versucht nur, Sie zu beeindrucken? Ist diese Energie stagnierend vor lauter Negativität? Sie werden es wissen.

Also vertrauen Sie bitte den Botschaften, die Sie empfangen, wenn Sie jemanden kennenlernen oder in einer neuen Umgebung sind. Vor allen Dingen dann, wenn Sie Ärzte oder Heiler aufsuchen, denn wenn Sie einen Raum betreten, in dem Sie sich unsicher oder ängstlich fühlen, ist das ein Zeichen dafür, am besten gleich wieder zu gehen.

Das ist etwas, auf das wir zu achten gelernt haben, wenn wir zu bestimmten Seminaren eingeladen wurden. Wir fühlen, dass unsere Aufgabe hier auf der Erde darin besteht, so vielen Menschen wie möglich zu helfen. Wir hoffen, heilende Botschaften über Spiritualität, natürliche Gesundheit, Gott und die Engel zu verbreiten. Doch wir müssen nach wie vor unserer eigenen Intuition vertrauen. Manchmal werden wir eingeladen, Vorträge im Rahmen einer Veranstaltung zu halten, die sich wunderbar anhört, doch unser Bauch sagt uns: *Tu es nicht*.

Wenn wir dieser Information vertrauen, selbst wenn es sich in dem Moment unangenehm anfühlt, sind wir in der Lage, zu einem späteren Zeitpunkt an das Ereignis zurückzudenken und zu verstehen, warum wir angeleitet wurden, die Einladung abzulehnen. Oft liegt es nicht daran, dass die Veranstalter oder Teilnehmer »schlecht« sind oder dergleichen, sondern weil etwas eintrat, das unsere Aufmerksamkeit dringlicher erforderte. Was bedeutet, dass wir bei der Veranstaltung nicht fähig gewesen wären, 100 Prozent zu geben. Oder vielleiht sind wir das Jahr über so voll eingespannt gewesen, dass wir eine Ruhepause einlegen mussten.

Wenn Sie auf Ihre Intuition hören, lernen Sie, dass die Art, in der Gott und Ihre Engel mit Ihnen kommunizieren, besonders und einzigartig ist, weil *Sie* besonders und einzigartig sind. Anstatt das Gefühl zu haben, in eine bestimmte Norm passen zu müssen, sollten Sie stattdessen Ihre eigene Wahrnehmung würdigen.

Vertrauen Sie Ihrer Intuition. Es ist wahrhaftig die Stimme Gottes und Ihrer Engel, die durch sie zu Ihnen spricht.

Wissenschaft und Intuition

Es gab eine Zeit, da wurde Intuition als Altweibergeschwätz belächelt. Heute haben Forscher eine solide wissenschaftliche Basis für den Prozess der Intuition gefunden. Dutzende von Studien bestätigen den Wert von Intuition, wenn es darum geht,

Entscheidungen zu treffen und kreative Lösungen für Probleme zu finden. Eine vor Kurzem durchgeführte Studie stellte fest, dass Ärzte bei der Behandlung ihrer Patienten bessere Resultate erzielen können, wenn sie ihrer Intuition folgen, um die richtige Entscheidung zu treffen. Die Forscher folgerten daraus: »Intuitive und analytische Entscheidungsprozesse haben unter Umständen ergänzende Wirkungen im Hinblick auf die erwünschten Resultate bei der Unterstützung der Patientenentscheidung« (de Vries et al. 2013). Eine ähnliche Studie fand heraus, dass zum Beispiel Landwirte sich *stärker* auf ihre Intuition verlassen als auf analytische Denkprozesse.

Viele Studien haben sich auf unsere physischen Reaktionen hinsichtlich verschiedener Situationen fokussiert. So wurden Blutdruck, Gehirnwellen, Schweiß sowie Herzfrequenz in Reaktion auf Stimuli, wie zum Beispiel das Betrachten emotional aufgeladener Fotos oder Videoclips, gemessen. In einigen faszinierenden Experimenten zeigte sich, dass das Herz und andere Organe der Teilnehmer auf ein Foto oder Video reagierten, noch bevor ihnen der Stimulus gezeigt wurde. Bei den meisten dieser Experimente handelt es sich um »doppelblinde« Studien, was bedeutet, dass weder die Testpersonen noch die Forscher vorher wissen, welche Art von visueller Darstellung der oder die Betreffende sehen wird. Die Untersuchungen zeigen, dass unsere Körper »wissen«, wann etwas Emotionsgeladenes auf uns zukommt.

Vielleicht haben Sie es selbst schon einmal erlebt, dass Sie morgens wach wurden und aufgeregt oder glücklich waren, ohne dass es einen offensichtlichen Grund dafür gab. Ähnlich verhält es sich, wenn Sie Angstgefühle hatten an einem Tag, an dem später etwas Unvorhersehbares und Unangenehmes passierte. Forschungen haben gezeigt, dass bei der Präsenz von Gewalt oder Gefahr unsere Handflächen zu schwitzen beginnen, *bevor* unser bewusster Verstand die Bedrohung registrieren kann. Das macht Sinn, da die Hände eine große Anzahl sensorisch

neuronaler Verbindungen zum Nervensystem aufweisen. Wissenschaftler glauben, dass wir, wenn wir lernen könnten auf die subtilen Signale unserer Handflächen zu achten – einschließlich des Schwitzens – die Möglichkeit hätten, uns der Gefahr umgehend bewusst zu werden, und sie zu meiden.
Ähnliche Studien haben erbracht, dass unsere Herzfrequenz und unser Blutdruck steigen, wenn Menschen uns negative Gedanken senden, und dass diese Körperfunktionen sich entspannen und normalisieren, wenn andere positiv an uns denken. Es stellt sich heraus, dass man die Liebe, die man sendet, messen kann!

Die Zusammenarbeit zwischen Intuition und den Körpersystemen

Unsere Vorfahren vertrauten ihrer Intuition, um ihre physische Sicherheit zu gewährleisten. Stellen Sie sich das schutzlose Gefühl vor, auf der Suche nach Nahrung durch die Wälder zu streifen, wo Sie sich auf alle Sinne verlassen müssen, um am Leben zu bleiben. Es ist dasselbe angeborene System, das in Freiheit lebende Tiere für ihr Überleben benutzen. Wenn wir auch heutzutage unsere Nahrung aus dem Supermarkt beziehen und in Häusern leben, bedeutet das nicht, dass sich die Instinkte unserer Vorfahren »zurückentwickelt« haben.
Forscher haben die rechte Gehirnhälfte, die in Zusammenhang mit Emotionen und künstlerischer Aktivität steht, als das Zentrum unserer Intuition lokalisiert. Darüber hinaus scheint das vegetative Nervensystem darauf angelegt zu sein, einer potenziellen Gefahr instinktiv auf eine Weise zu begegnen, die man »intuitiv« nennen könnte. Das limbische System des Gehirns – das Zentrum unserer Gefühle – kann die vom autonomen Nervensystem erkannte Gefahr entdecken, bevor sie physisch präsent ist. Auf diese Weise sorgt unsere Intuition (wenn wir auf sie hören) dafür, dass wir in Sicherheit sind.
Bei Stress arbeiten unser Nerven- und Hormonsystem eng zu-

sammen, um Harmonie und Gleichgewicht herzustellen. Diese beiden Systeme sind durch den Hypothalamus verbunden, einer Struktur im limbischen System des Gehirns. Während das limbische System aus vielen verschiedenen Drüsen besteht, sind die Hirnanhangs- und Adrenalindrüsen die wichtigsten, wenn es um Stress und Intuition geht. Wir wollen uns einmal anschauen, wie alle diese Systeme zusammenarbeiten.

Wenn Ihr Nervensystem einen Stressor erkennt, sendet es eine Botschaft an den Hypothalamus, der umgehend Hormone freisetzt, um die Botschaft an die Hirnanhangsdrüse weiterzuleiten. Als Nächstes sendet die Hirnanhangsdrüse Hormone aus, die sich auf die Adrenalindrüsen auswirken. Was wiederum diese Drüsen veranlasst, Hormone freizusetzen, welche die Auswirkungen von Stress reduzieren. Dieses Muster setzt sich fort, bis Ihr Körper überzeugt ist, dass Sie genug stressmindernde Hormone zur Verfügung haben. Woraufhin Ihr Körper sich entspannt und das Nervensystem sich beruhigt.

Wenn der Stress sich jedoch über längere Zeit fortsetzt, kann es passieren, dass der biologische Austausch von neurologischen Botschaften und Hormonen aus dem Gleichgewicht gerät. Wenn der Hypothalamus, die Hirnanhangsdrüse oder die Adrenalindrüsen ausgelaugt sind, führt das zu einer Überanstrengung dieser Kaskade von Ursache und Wirkung. Was wiederum eine Veränderung Ihrer Stressreaktion, Ihres Energielevels und Hormonhaushalts zur Folge hat.

Indem Sie Ihre Drüsen- und Nervensysteme mit der richtigen Ernährung unterstützen, sorgen Sie dafür, dass Ihre Intuition klar und deutlich bleibt. Und umgekehrt reduzieren Sie Ihr Stresslevel, indem Sie auf Ihre Intuition hören, da Ihr Bauchgefühl Sie führen und dafür sorgen wird, sich gar nicht erst in stresserzeugende Situationen zu begeben.

Außerdem kann Ihre Intuition Sie zu einem Stressbewältigungs-Programm führen, das genau auf Ihre Interessen, Ihren Zeitplan und Ihr Budget abgestimmt ist.

Die vier inneren Sinne

Wir benutzen vier Sinne – *Fühlen* (dazu gehören auch Schmecken und Riechen), *Sehen, Hören* und *Denken* –, um uns mit der Welt zu verbinden. Wenn wir etwas Neuem begegnen, blicken wir automatisch nach innen, um zu sehen, wie wir uns in dieser Situation fühlen. Wir hören auf die Geräusche um uns herum, und wir achten auf unsere Gedanken. (Sie haben richtig gelesen: Auch Denken ist ein Sinn, und zwar der, mit dem wir Informationen verarbeiten.) Wir überprüfen die neue Situation auf potenzielle Gefahren.

Dies sind primär-instinktive Reaktionen, die wir von unseren Ahnen geerbt haben, die sich auf ihre Sinne verlassen mussten, um bei der Nahrungssuche in der wilden Natur zu überleben. Wir haben diese Instinkte mit allen fühlenden Wesen gemein.

Wenn es zum Beispiel anfängt zu regnen, sehen, hören und fühlen Sie die Regentropfen, und Sie denken darüber nach, was diese Veränderung des Wetters für Sie bedeutet. Sie können den Regen auch schmecken und riechen, was in die Kategorie des Fühlens fällt. Sie benutzen diese physischen Sinne in Reaktion auf physische Situationen.

Daneben besitzen wir entsprechende *innere* Sinne, die wir benutzen, um *Energie* zu verarbeiten. Wie bereits erwähnt, zeigen Studien, dass unser limbisches System sowie unser Nerven- und Hormonsystem positive und negative Energie wahrnehmen können, bevor unsere physischen Sinne darauf aufmerksam werden. Das ist unser intuitiver Instinkt. Und dies sind die vier inneren Sinne:

- **Hellfühlen**
- **Hellsehen**
- **Hellhören**
- **Hellwissen**

Da Intuition ein normaler Teil des menschlichen Denkens und Entscheidungsfindungsprozesses ist (wie wissenschaftliche Untersuchungen zeigen), hat es den Anschein, als würden die vier inneren Sinne automatisch und unbewusst arbeiten. Die Frage ist, ob wir diese Reaktionen wahrnehmen und ihnen vertrauen. (Wie oft haben Sie schon ein Bauchgefühl verleugnet, nur um später zu bereuen, dass Sie ihm nicht gefolgt sind?)
Mit anderen Worten, Sie *sind bereits* intuitiv, selbst wenn Sie sich dieses intuitiven Prozesses nicht bewusst sind. Doch es bringt große Vorteile mit sich, wenn Sie sich Ihrer Intuition bewusst sind, unter anderem:

- Sie haben mehr Vertrauen in Ihre Entscheidungen
- Sie vertrauen den Antworten, die Sie intuitiv empfangen
- Sie verstehen und schätzen sich selbst

In den folgenden Kapiteln werden wir jeden dieser inneren Sinne erforschen und erfahren, welche Nahrungsmittel zu einer Verbesserung Ihrer intuitiven Fähigkeiten führen.

Kapitel 2
Die Chakras und die vier inneren Sinne

Jeder von uns hat seine eigenen intuitiven Talente. Sie müssen nichts tun, um Ihre Intuition zu aktivieren. Sie ist bereits ein grundlegender Teil von Ihnen. Tatsächlich haben Sie durch Ihre Chakras eine physiologische und energetische Verbindung mit jedem Ihrer inneren Sinne.

Die Chakras

Chakras sind Energiezentren überall in Ihrem Körper, die verschiedene Schwingungen absorbieren und aussenden. Das Wort *Chakra* kommt aus dem Sanskrit, eine der ältesten Sprachen der Welt. Es bedeutet so viel wie »Rad«, da diese Energiezentren wie ein Rad herumwirbeln, ähnlich wie Wasser, das in einen Ausguss fließt und sich dabei dreht.

Genau wie Licht entsprechend der Geschwindigkeit seiner Schwingung verschiedenfarbige Wellenlängen hat, erscheinen auch die wirbelnden Räder der Chakra-Energie in unterschiedlichen Farben. Zum Beispiel ist das Spektrum Rot eine der langsamsten Schwingungen, während Violett eine der schnellsten ist. Wenn Sie Farben an einem Oszillograph befestigen könnten (ein Instrument zur Messung der Frequenz eines elektrischen Signals über einen bestimmten Zeitraum), würden Sie Wellen auf einer Diagramm-Kurve sehen, die den Grad ihrer Geschwindigkeit anzeigen. Rot würde sich durch lange, gleichbleibende Wellen auszeichnen, Violett hingegen durch sehr bewegliche Wellenlinien.

Die Chakras im unteren Teil des Körpers haben die langsamste Schwingung, die mit Farben warmer Energie korrespondieren (Rot, Orange und Gelb). Im oberen Körperbereich entlang des Hormonsystems hat jedes Chakra ein zunehmend schneller wirbelndes Rad. Aus diesem Grund trifft man oberhalb der Taille auf schnell drehende, kühle Farben wie Grün, Blau und Violett.

Die meisten Menschen sind mit den sieben *Hauptchakras* vertraut: *Kronenchakra, Stirnchakra, Kehlchakra, Herzchakra, Nabelchakra, Sakralchakra* und *Wurzelchakra*. Diese Energiezentren verlaufen entlang Ihrer Körpermitte, mit zwei zusätzlichen wichtigen Chakras an der rechten und linken Seite des Kopfes (Ihre *Ohrchakras*).

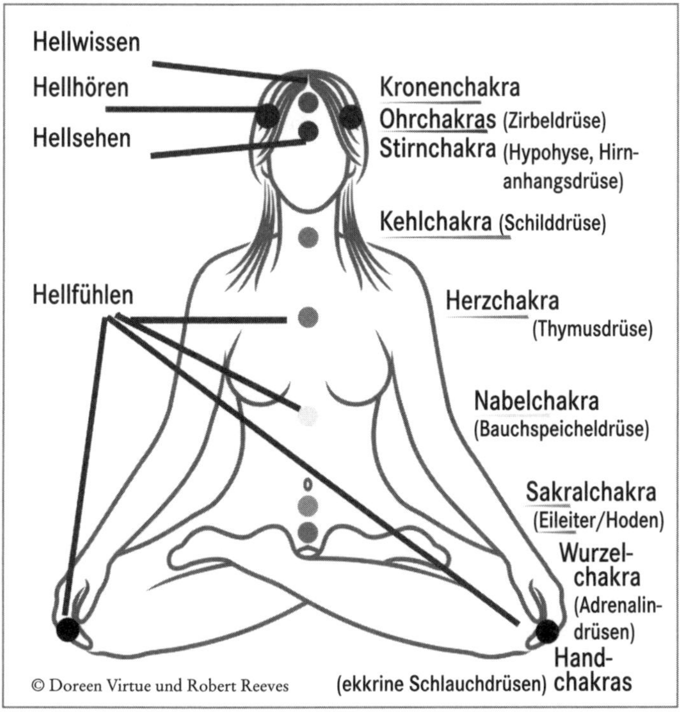

Jedes Chakra hat die Aufgabe, eine spezifische Art von Energie zu verarbeiten. Die psychische Energie assoziiert mit Hellfühlen ist mit Ihrem Herz- und Nabelchakra verbunden; Hellsehen mit Ihrem Stirnchakra; Hellhören mit Ihren Ohrchakras; und Hellwissen mit Ihrem Kronenchakra.

Chakra	Lage im Körper	Assoziierte Themen	Farbe
Kronenchakra	Kopfspitze	Hellwissen; göttliche Führung	Violett
Stirnchakra	Zwischen den Augen	Hellsehen	Dunkelblau
Ohrchakra	Oberhalb der Augenbrauen	Hellhören	Rotviolett
Kehlchakra	Adamsapfel	Kommunikation; die eigene Wahrheit ausdrücken	Hellblau
Herzchakra	Brustmitte	Hellfühlen; Liebe	Smaragdgrün
Nabelchakra	Magenbereich	Hellfühlen; Macht und Kontrolle	Gelb
Sakralchakra	Eine Handbreite unter dem Solarplexus	Physische Wünsche und Verlangen; Süchte	Orange
Wurzelchakra	Basis des Rückgrats	Sorgen um Überleben und leibliches Wohl	Rot

Überlieferte Weisheit und moderne Untersuchungen über außersinnliche Fähigkeiten zeigen, dass der Körper Hunderte dieser Energiezentren besitzt. Tatsächlich strahlt jede Hand durch die Handflächen und Finger ihren eigenen Regenbogen von Chakrafarben aus. (Wie Sie sich vielleicht vorstellen können, sind die Handchakras mit dem Sinn des Hellfühlens verbunden.)

Wenn Ihr Chakrasystem unausgewogen ist, kann Ihr Leben aus dem Gleichgewicht geraten. Alle Chakras sind miteinander ver-

bunden; wenn Sie sich also auf die Klärung der größeren Energiezentren fokussieren, werden damit auch die anderen Chakras gereinigt und wieder ins Gleichgewicht gebracht.
Indem Sie Ihren diversen Chakras optimale Nahrung und Pflege zukommen lassen, können Sie die Kanäle Ihrer inneren Sinne reinigen – und auf diese Weise Ihre *fühlende, sehende, hörende* und *wissende* Intuition verbessern.

Fühlen: Hellfühlende Intuition

Sie können Botschaften durch eine Kombination der vier inneren Sinne empfangen (Hellfühlen, Hellsehen, Hellhören, Hellwissen). In der Regel jedoch ist *einer* dieser Sinne Ihre primäre Art, sich mit der physischen und spirituellen Welt zu verbinden.
Die am weitesten verbreitete Form der Intuition ist *Hellfühlen*, was sowohl Ihre physischen als auch emotionalen Gefühle betrifft. Hier sind ein paar diesbezügliche Beispiele:

- Sie haben das Gefühl, dass eine bestimmte Person Sie anrufen wird, und der oder die Betreffende tut es tatsächlich.
- Ein Gefühl im Bauch veranlasst Sie zu einer Entscheidung, und sie stellt sich als richtig heraus.
- Sie können die Präsenz einer anderen Person in Ihrer Nähe fühlen, selbst wenn Sie niemanden sehen oder hören können.
- Sie riechen das Parfum Ihrer verstorbenen Großmutter, obwohl in dem Moment niemand anwesend ist (ein Zeichen des Himmels).
- Sie lernen einen neuen Menschen kennen und haben sofort ein schlechtes Gefühl ihn oder sie betreffend, das sich als berechtigt erweist.

Hellfühlen, wie alle Formen der Intuition, hat sehr praktische Auswirkungen. Wenn eine »übersinnliche Begabung« auch oft mit einem alternativen Lebensstil verbunden wird, so verlassen sich in Wahrheit alle Menschen, die erfolgreich einen gefährlichen Beruf ausüben (zum Beispiel Polizisten oder Rettungskräfte) auf ihr Bauchgefühl. Unternehmer richten sich nach ihren Gefühlen in Bezug auf potenzielle Geschäftspartner; und Polizisten verlassen sich auf Ihren Überlebensinstinkt. Die intuitiven Fähigkeiten, die wir von unseren Vorfahren geerbt haben, erweisen uns auch in der heutigen Zeit einen ausgezeichneten Dienst.

Es gibt zudem wissenschaftliche Beweise für kinästhetische (auf Fühlen basierende) Intuition. Studien zeigen, dass das Herz- und Nervensystem zwei bis fünf Sekunden früher auf einen Stimulus reagieren, bevor er sich zeigt. Auf die Signale des Körpers zu achten (wie zum Beispiel Herzfrequenz, Muskelanspannung, und so weiter) wird Ihnen helfen, sicher durch Ihr Leben zu navigieren.

Ebenso kann auch unser Körper die Präsenz eines geliebten Menschen spüren, selbst wenn unser bewusster Verstand es nicht kann. Das ist zum Beispiel der Fall bei einer kognitiven Störung, bekannt als *Prosopagnosie* oder »Gesichtsblindheit«, wie es der Psychologe David D. Myers in diesem Auszug aus seinem Buch *Intuition: Its Powers and Perils* beschreibt:

»Patienten mit dieser Störung haben in einem Teil des Gehirns einen Schaden erlitten, der für das Erkennen von Gesichtern zuständig ist. Nach dem Verlust des relevanten Schläfenlappen-Bereichs können Patienten vollständige Empfindung haben, auch wenn ihre Wahrnehmung unvollständig ist. Sie können visuelle Information fühlen – tatsächlich die Merkmale eines Gesichts treffend beschreiben, jedoch nicht in der Lage sein, es zu erkennen. Wenn Ihnen ein unbekanntes Gesicht gezeigt wird, reagieren sie nicht. Zeigt man ihnen jedoch das Gesicht einer geliebten Person, sendet ihr Körper Zeichen des Erkennens. Ihr autonomes Nervensystem reagiert mit messbarer Perspiration und schnellerem Puls. Was der bewusste Verstand nicht begreifen kann, das Herz versteht es.«

Mit anderen Worten, unsere Körper besitzen die Fähigkeit, die Anwesenheit eines lieben Menschen mittels unserer intuitiven Gefühle zu erkennen, auch wenn unser Gehirn unfähig ist, sie wahrzunehmen.
Hellfühlen bedeutet, dass Ihr Körper auf die Energie in seiner Umgebung eingestimmt ist und entsprechend reagiert. Hochschwingende Energie wie beispielsweise Liebe resultiert in einer Entspannung des Körpers. Niedrige Schwingungen wie Angst oder Wut führen zu einer Verspannung des Körpers, gefolgt von einer der drei unterschiedlichen automatischen Reaktionen:

- **Kämpfen** – streiten; für sich selbst einstehen; sich physisch verteidigen.
- **Fliehen** – physisch vor der Situation weglaufen; sich lösen, distanzieren oder trennen.
- **Erstarren** – »wie das Kaninchen vor der Schlange«, wobei Sie sich physisch oder emotional hilflos fühlen und daher vorübergehend vor Angst wie gelähmt sind.

Hellfühlen bezieht den ganzen Körper mit ein, der Schwingungen fühlt und darauf reagiert. Demgemäß basiert es auf mehreren energetischen Punkten (vor allem Nabel-, Herz- und Handchakras). Wir wollen uns nun jedes dieser Zentren genauer anschauen.

Nabelchakra

Unsere Sprache ist voller Hinweise auf die Verbindung zwischen Hellfühlen und den Bereich um den Nabel. Beachten Sie, wie häufig Sie zum Beispiel die folgenden Sätze hören:

- *Ich hatte schon so ein Gefühl im Bauch!*
- *Mein Bauch sagt mir …*
- *Mir dreht sich der Magen um, wenn ich nur daran denke.*
- *Ich bin hungrig nach Veränderung.*
- *Ich habe Schmetterlinge im Bauch.*

Alle diese Hinweise auf den »Bauch« beziehen sich in Wahrheit auf das Nabelchakra im Bereich oberhalb Ihres Bauchnabels. Klassische Chakra-Lehren behaupten, dass der Solarplexus das Energiezentrum ist, das auf Macht- und Kontroll-Themen reagiert. Es reagiert hochsensibel auf jede Schwingung, bei der ein anderer versucht, Sie zu überwältigen oder zu kontrollieren. Wenn Sie die Energie einer Person fühlen, deren Absicht es ist, Sie zu benutzen oder zu misshandeln, verspannen sich Ihre Bauchmuskeln in Vorbereitung auf »Kampf, Flucht oder Erstarren«. Zum Glück reagieren unsere Solarplexus- und Bauchmuskeln auch auf vertrauenswürdige Personen, indem sie sich *ent*spannen.

Hellfühlende Menschen tun ihre innere Führung häufig als »nur ein Gefühl im Bauch« ab. Doch wenn Sie hellfühlend sind, ist Ihr Bauchgefühl so beharrlich und so akkurat, dass Sie ihm unbedingt vertrauen sollten. Ihr innerer Lügendetektor ist zu 200 Prozent zuverlässig, daher vertrauen Sie bitte diesen Gefühlen. Hören Sie auf Ihren Bauch, wenn Sie jemand Neuen kennenlernen oder irgendwo hingehen, wo Sie noch nie waren. Experten glauben, dass wir viele unserer Entscheidungen durch eine Kombination von Intuition und logischem Verstand treffen, indem wir unsere emotionalen und physischen Gefühle berücksichtigen. Diese intuitiven Impulse werden kaum wahrgenommen, bis Sie beschließen, auf Ihr Bauchgefühl zu achten … *der* Schlüssel, um zunehmend intuitiver zu werden.

Herzchakra

Der Rat »Höre auf dein Herz« zeigt, dass es ein Zentrum emotionaler Weisheit ist. Das Herz ist ein »Wahr-Sager«, der uns zuweilen in eine Richtung weist, die unlogisch erscheinen mag, uns in der Regel jedoch zu Glück und Erfüllung führt.
Unsere Ahnen stellten sich vor, dass das Herzchakra in der Mitte der Brust liegt und ein strahlend grünes Leuchten aussendet. Das Herz markiert das erste Chakra (nach oben gehend von den Füßen bis zum Kopf), das sich durch eine schneller bewegende, kühle Farbgebung auszeichnet. Da Grün eine Mischung aus dem Gelb des Nabel- und dem Blau des Kehlchakras ist, bildet das Herzchakra eine Brücke vom unteren zum oberen Teil des Körpers. Außerdem ist es die Verbindung zwischen den niedrigeren und höheren Schwingungen.

– **Das Herz ist der Bereich unseres Körpers, der die stärksten elektromagnetischen Felder (EM) ausstrahlt.** Tatsächlich sind die EM-Felder 60- bis 100-mal stärker als die des Gehirns und können aus der Ferne gemessen werden.
Die Rhythmen unserer elektromagnetischen Felder werden zudem von denen anderer Menschen in der näheren Umgebung beeinflusst. Untersuchungen haben gezeigt, dass bei harmonischen Begegnungen mit anderen Menschen unsere Herzen im gleichen Rhythmus schlagen. Vielleicht ist das der Grund, warum Therapeuten der Traditionellen Chinesischen Medizin lernen, ihr Herz zu beruhigen und zu zentrieren, bevor sie mit Patienten arbeiten.

– **Das Herz hat sein eigenes »Gehirn«.** Neurokardiologen haben festgestellt, dass das Herz sein eigenes Nervensystem hat, das getrennt vom kortikalen Gehirn Informationen aufnimmt und verarbeitet. Untersuchungen haben gezeigt, dass das Herz in manchen Fällen Signale zum Gehirn sendet und auf diese

Weise das Denken beeinflusst. Das leuchtet ein, da Emotionen häufig auf unsere Gedanken abfärben.
Zum Beispiel nahmen bei Experimenten, die Dean Radin von der University of Nevada durchführte, die Teilnehmer im Warteraum eines Arztes Platz, während sie ein Herz- und Blutdruck-Messgerät am Körper trugen. In einem zweiten Raum bat ein Forscher einen anderen Teilnehmer, entweder positiv oder negativ über die Person zu denken, die das Messgerät trug. Weder kannten die beiden Personen sich, noch konnten sie sich sehen. Die Person mit dem Messgerät wusste nichts über dieses Experiment.
Wann immer der Fremde positive Gedanken über die andere Testperson dachte, sanken deren Herzfrequenz und Blutdruck. Sobald negative Gedanken auf die Person mit dem Messgerät gerichtet wurden, stiegen die Herzfrequenz und der Blutdruck bei ihr oder ihm an. *Der Körper reagiert buchstäblich auf gute und schlechte Schwingungen.*

– **Das Herz ist hellfühlend.** Untersuchungen über Reaktionen des Herzens haben gezeigt, dass das Herz reagiert, *bevor* der logische Verstand sich des Stimulus bewusst ist. Zum Beispiel führte Rollin McCraty, Ph.D., am HeartMath Institute in den USA ein Experiment durch, bei dem 26 Personen willkürlich generierte »stille« Fotos (beispielsweise Landschaften) oder »emotionale« Fotos (wie erotische oder gewalttätige Bilder) gezeigt wurden, bei gleichzeitiger Kontrolle ihrer Herzfrequenz. Im Laufe des Experiments veränderten sich die Herzratenvariabilität-Reaktionen auffallend, und zwar 4,75 Sekunden, bevor ihnen emotionale Fotos gezeigt wurden. Was beweist, dass das Herz spüren kann, wenn etwas emotional Aufgeladenes unmittelbar bevorsteht. Es reagiert *vor* dem Anreiz, indem es langsamer oder schneller schlägt.
Bei der Untersuchung stellte sich zudem heraus, dass das Herz identisch auf einen Stimulus reagiert, egal ob er noch bevor-

steht oder deutlich präsent ist. Mit anderen Worten, das Herz zweifelt seine intuitiven Gefühle nicht an – es reagiert auf die gleiche Weise, weil es dem vertraut, von dem es *weiß*, dass es als Nächstes eintritt. Wir alle können von dem positiven Beispiel unseres Herzens lernen!

Die HeartMath-Forscher kamen zu dem Schluss: »Das Herz ist sich unmittelbar der Verarbeitung von Informationen bezüglich eines bevorstehenden emotionalen Anreizes bewusst, Sekunden bevor der Körper den Anreiz tatsächlich erlebt ... das Herz scheint eine direkte Rolle zu spielen beim Wahrnehmen zukünftiger Ereignisse« (McCraty, Atkinson, und Bradley 2004).

– **Das Herz wird von Emotionen geleitet.** Ärzte haben seit Langem erkannt, dass starke Emotionen unsere Physiologie beeinflussen, und heute unterstützen Wissenschaftler dieses Argument. Zum Beispiel ist erwiesen, dass die kardiovaskuläre Gesundheit eines Menschen *tatsächlich* aufgrund eines gebrochenen Herzens leiden kann. Zum ersten Mal in Japan unter dem Begriff *Tako-Tsubo-Kardiomyopathie* identifiziert, wird diese Kondition von westlichen Wissenschaftlern allgemein als »Gebrochenes-Herz-Syndrom« bezeichnet. Die Symptome sind die gleichen wie bei einem Herzinfarkt.

Nach einem Bericht der Harvard Medical School geht dem Syndrom des gebrochenen Herzens extremer Stress voraus, unter anderem Unfälle, Wetterkatastrophen, plötzliche schmerzhafte Ereignisse, intensive Angst, eine schlimme Nachricht, Streitereien, finanzielle Verluste, der Tod eines geliebten Menschen und Krankheit. Dann tritt ein Trauma ein, und der oder die Betreffende ist so verzweifelt, dass Adrenalin und andere Stresshormone den Blutfluss zum Herzen reduzieren, wodurch es vorübergehend vergrößert wird. Wissenschaftler schätzen, dass 2,5 Prozent der Menschen, die wegen eines Herzinfarkts zum Arzt oder in die Notaufnahme gehen, in Wahrheit unter dem Syndrom des gebrochenen Herzens leiden.

Wir sehen also, dass unsere Herzen äußerst sensitiv auf Stress reagieren. Wenn Sie an Schmerzen festhalten, wird Ihr Herzchakra schrumpfen und trüb werden – und ist daher weniger wirksam in seiner Kommunikation mit Ihnen. Wenn Sie sich jedoch die Zeit nehmen, Ihre vergangenen emotionalen Wunden heilen zu lassen (indem Sie alles aufschreiben, trauern, sich von einer Gruppe oder einem Ratgeber oder durch irgendeine andere Methode helfen lassen), dann kann Ihr Herzchakra groß und strahlend sein … und zudem ein effektiver Kommunikator.

Um es noch mal zu wiederholen: Die moderne Wissenschaft bestätigt diese uralte Weisheit. Eine Studie aus dem Jahre 2014 stellte fest, dass Depressionen sich in auffallender Weise auf unsere intuitiven Fähigkeiten auswirken. Just in dem Moment, wenn Sie Ihre intuitive Führung am meisten benötigen, um Sie aus den Fängen der Depression zu befreien, fällt es am schwersten, sie wahrzunehmen. Wissenschaftler sagen, dass Depressionen es schwierig machen, sich zu fokussieren, was unsere Fähigkeit einschränkt, intuitive Information anzuzapfen. Maßnahmen gegen Depressionen wirken sich auch positiv auf Ihr Herz, Ihr Leben … und Ihre Intuition aus.

Handchakras

Wie Sie bisher gesehen haben, weiß der Körper, was auf ihn zukommt, und reagiert mit Vorbereitungen auf Kampf und Flucht angesichts potenzieller Gefahr. Die Hände gehören zu den wichtigsten Fühl-Instrumenten des Körpers.

Wie wir erwähnt haben, sind die Menschen in erster Linie mit den sieben klassischen Chakras vertraut, wobei sich interessanterweise die meisten Chakras in den Händen befinden. Vielleicht haben die Hände angesichts ihrer unverhältnismäßig hohen Anzahl sensorisch-neuraler Verbindungen zum Nervensystem (da sie unsere wichtigsten Sensoren und unsere Verbindungen zur Außenwelt sind) eine besonders wichtige Aufgabe, wenn es ums Fühlen geht, und daher auch viele Chakras.

Die Hände sind extrem Energie-sensitiv und intuitiv. Zum Beispiel erwähnen Physiotherapeuten und Masseure oft das Phänomen der »intuitiven Hand«, bei dem ihre Hände wie Wünschelruten agieren und sich magnetisch zu den Bereichen im Körper ihrer Patienten hingezogen fühlen, wo die Schmerzen sind. Es gibt eine ähnliche Bewegung unter Yoga-Lehrern, die sanft ihre Intuition benutzen, um mit den Händen die Yoga-Positionen ihrer Schüler zu korrigieren.

Die Handflächen zeigen die gleiche »Prä-Stimulus«-Reaktion, die in den zuvor genannten Herz-Studien beschrieben ist. In einem 2003 durchgeführten Experiment wurden 125 Testpersonen Elektroden an den Händen befestigt, die mit einem Monitor verbunden waren, auf dem die Leitfähigkeit der Haut angezeigt wurde. Dann wurde willkürlich ein Geräusch erzeugt, was entweder leise war oder laut und alarmierend. Das Ergebnis war bemerkenswert: Die Handflächen der Teilnehmer zeigten Haut-Leitfähigkeits-Reaktionen *mehr als drei Sekunden vor* dem alarmierenden Geräusch. Die Handflächen wussten, dass etwas Erschreckendes auf sie zukam.

Eine von anderen Wissenschaftlern durchgeführte Folgestudie im Jahre 2005 wiederholte diesen Vorgang. Diese zweite Studie stellte noch präziser fest, dass die Handflächen 3,5 Sekunden früher reagierten, bevor die Testperson ein willkürliches alarmierendes Geräusch hörte.

Auch unsere Hände scheinen ihre eigenen »Gehirne« zu haben! Einige Jahrzehnte früher, bei einem Versuch, Menschen mit schweren Gehirnverletzungen zu heilen, durchtrennten Chirurgen das Bindegewebe zwischen den linken und rechten Gehirnhälften. Diese Patienten wurden zahlreichen Untersuchungen unterzogen, da sie durch den Eingriff zu Personen mit einem gespaltenem Bewusstsein und einer geteilten Wahrnehmung geworden waren.

Eine dieser Untersuchungen zeigte, dass Hände ihr ganz eigenes Bewusstsein haben, wie David G. Myers es in seinem Buch *Intuition* beschreibt:

»In einem frühen Experiment bat der Psychologe Michael Gazzaniga Split-Brain-Patienten, auf einen Punkt zu starren, während er die Worte HE – ART vor ihren Augen aufblitzen ließ. Auf diese Weise erschien HE in ihrem linken Sehbereich (der Bilder an die rechte Gehirnhälfte überträgt) und ART im rechten Sehbereich (der Bilder an die linke Gehirnhälfte überträgt). Als er daraufhin die Patienten fragte, was sie gesehen hatten, erwiderten sie, dass sie ART gesehen hatten und waren äußerst alarmiert zu sehen, dass ihre linken Hände (kontrolliert von der rechten Gehirnhälfte) auf *HE* zeigten. Da jede Gehirnhälfte die Gelegenheit hatte, sich auszudrücken, gab sie nur weiter, was sie gesehen hatte. Die linke Hand wusste intuitiv, was sie verbal nicht weitergeben konnte.
Ähnlich verhielt es sich, wenn das Bild eines Löffels an ihre rechte Gehirnhälfte gesendet wurde. Die Patienten konnten nicht sagen, was sie gesehen hatten. Doch wenn sie gebeten wurde, durch das Abtasten eine Reihe von verborgenen Objekten mit ihrer linken Hand zu identifizieren, was sie gesehen hatten, wählten sie alle auf Anhieb den Löffel. Wenn der Versuchsleiter sagte: ›Richtig!‹, konnte es sein, dass der Patient erwiderte: ›Wie bitte? Richtig? Wie hätte ich wohl das richtige Objekt erkennen können, wenn ich gar nicht wusste, was ich gesehen hatte?‹ Natürlich ist es die linke Gehirnhälfte, die hier zu Wort kam, verwirrt von dem, was die nonverbale rechte Gehirnhälfte im Stillen weiß.
Diese Experimente zeigen, dass die rechte Gehirnhälfte einfache Anforderungen versteht und problemlos Objekte wahrnimmt. Tatsächlich ist die rechte Gehirnhälfte der linken überlegen, wenn es darum geht, Zeichnungen zu kopieren, Gesichter zu erkennen, Unterschiede wahrzunehmen sowie Emotionen zu fühlen und auszudrücken.«

Intuitive Künstler geben ihren Händen »freien Lauf«, um sich kreativ auszudrücken. Das Gleiche gilt für Tennis-Champions und Golfer: sie vertrauen, lassen los und erlauben ihrem Körper, die Kontrolle zu übernehmen.
Für persönliche und heilende Zwecke benutze ich (Doreen) häufig meine Handchakras. Zum Beispiel lasse ich im Rahmen einer persönlichen Beratung meine dominante Hand (die, mit der ich schreibe) zwei oder drei Zentimeter über den Körper eines Klienten gleiten. Auf diese Weise empfange ich eine Menge intuitive Informationen über die Denkmuster und emotionalen Verhaltensweisen des Betreffenden.
Außerdem habe ich festgestellt, dass wir zum Beispiel mit der Hand in Richtung eines Ortes zeigen können, zu dem wir gehen wollen. Unsere Hand wird uns ein Ja- oder Nein-Feedback geben und uns damit wissen lassen, ob diese Unternehmung produktiv sein würde oder reine Zeitverschwendung. Dieses Feedback wird als inneres Wissen wahrgenommen.

Sehen: Hellsichtige Intuition

Hellsehen überträgt die Energie, die Sie fühlen, in visuelle Symbole und Botschaften. Es gibt viele Formen von Hellsehen; sie reichen von der seltenen Erfahrung einer komplett dreidimensionalen Vision, die Sie mit offenen Augen sehen, zu den geläufigeren hellsichtigen Erlebnissen wie zum Beispiel:

- Ein Traum, der sich als prophetisch herausstellt.
- Funkelnde Lichter sehen, ohne dass es eine medizinische oder physische Ursache gibt.
- Aus den Augenwinkeln sehen, wie sich etwas bewegt, obwohl nichts oder niemand da ist.
- Visionen vor Ihrem inneren Auge.

Hellsichtig bedeutet die Fähigkeit, klar zu sehen – das heißt, Ihr innerer Sinn ist visuell. Der Begriff *hellsichtig* ist also nicht unbedingt mit *Hellsehen* oder *Hellseher* gleichzusetzen. Es mag sehr wohl sein, dass ein solcherweise begabter Mensch hellsichtig ist, diese Fähigkeit jedoch nicht unbedingt als seinen oder ihren primären inneren Sinn benutzt.

Hellsehen zu können heißt, dass Ihre physische Sehkraft extrem sensitiv ist und Sie sich bei jedem Aspekt Ihres Lebens auf Ihre Sehfähigkeit verlassen. Sie betreten das Haus eines Menschen und sehen auf den ersten Blick, dass ein Bild an der Wand schief hängt. Sie können die Augen schließen und sich mentale Bilder Ihrer gestrigen Aktivitäten ins Gedächtnis zurückrufen. Darüber hinaus bedeutet es, dass Sie unter Umständen sehr empfindsam auf helles Licht reagieren. Vielleicht fällt es Ihnen schwer, bei vollem Tageslicht ohne Sonnenbrille oder sonstigen Schutz für die Augen draußen zu sein.

Mit der Fähigkeit des Hellsehens empfangen Sie göttliche Botschaften visuell. Wie wir bereits erwähnt haben, kann es sein, dass Sie aus den Augenwinkeln funkelnde Lichter oder Lichtblitze sehen können. Sofern keine medizinischen Ursachen vorliegen, ist das Sehen funkelnder Lichter ein Zeichen für hellsichtige Fähigkeiten.

Was Sie beobachten, ist der Energieaustausch zwischen Ihnen und Ihren Engeln. Indem Sie zunehmend vertrauter werden mit Ihrer Hellsichtigkeit, werden Sie unterschiedliche Farben von Licht wahrnehmen. Weißes Licht ist in der Regel ein Zeichen für die Anwesenheit Ihres persönlichen Schutzengels. Strahlendes, kobaltblaues Licht bedeutet, dass Erzengel Michael bei Ihnen ist. Smaragdgrüne Lichtfunken zeigen die Nähe von Erzengel Raphael an.

Sie müssen diese Visionen nicht unbedingt mit Ihren physischen Augen sehen. Häufig finden sie vor Ihrem inneren Auge statt. Menschen haben oft Probleme mit dem Gedanken, dass sie ihre Engel so sehen müssen, wie sie andere Menschen sehen – als deutliche, undurchsichtige Wesen, die vor ihnen stehen. Doch Sie können auch mit geschlossenen Augen hellsichtig sein.

Stirnchakra

Schon unsere Ahnen waren sich des Energiezentrums zwischen den beiden physischen Augen bewusst und nannten es *Ajna*, oder »Augenbrauenchakra«. Heute kennen wir es unter dem Begriff *Stirnchakra* oder *Drittes Auge*, weil es buchstäblich ein zusätzliches Auge zwischen Ihren beiden physischen ist. Wenn Sie über diesen Bereich meditieren, werden Sie irgendwann ein mentales Bild Ihres eigenen dritten Auges sehen. Es sieht genauso aus wie Ihre beiden »normalen« Augen – außer dass die geringste Spur von Stress oder Angst erkennbar ist. Es ist das dritte Auge Ihres höheren Selbst, das über jedwede Negativität erhaben ist und Sie mit reiner bedingungsloser Liebe ansieht. Energetisch ist Ihr drittes Auge in eine pyramidenförmige Membran eingebettet, die es vor Angst und Stress schützt.

Wie eine Filmkamera, die ständig Bilder aufnimmt, sieht Ihr drittes Auge die *energetische Wahrheit* von allem, was Sie erleben. Es zeichnet die wirklichen Gefühle jedes Menschen in einem »Video« auf, das Sie sich periodisch oder bei Ihrem Lebensrückblick am Ende Ihrer Zeit auf der Erde anschauen können.

Das dritte Auge kann mit dem energetischen Äquivalent einer Objektivabdeckung wie bei einer Kamera verdeckt sein. Sie nehmen visuelle Informationen auf, aber die Abdeckung der Linse wird Sie daran hindern, die Bilder jeden Tag zu sehen. Das passiert, wenn der oder die Betreffende Angst hat vor der Möglichkeit hellsichtiger Visionen. Vielleicht fürchten sie, »die Kontrolle zu verlieren« oder haben Angst davor, ein erschreckendes Szenario zu sehen.

Die Beseitigung der »Linsen-Abdeckung« erfordert, dass Sie die bewusste Entscheidung treffen, hellsichtig zu sehen. Ich (Doreen) habe einen Online-Kurs mit neun Videos entwickelt, um bei diesem Vorgang zu helfen. Der Kurs heißt »Clairvoyance Therapy« (erhältlich über meine Website EarthAngels.com). Dieses Buch gibt Ihnen zudem die notwendigen Anleitungen, damit Sie Ihre gesamten Chakras klären können, einschließlich des Dritten Auges.

Hören: Hellhörige Intuition

Bei unserem nächsten inneren Sinn fokussieren wir uns auf das Hören nach innen.

Wenn Sie einen besonders ausgeprägten Hörsinn haben, dann ist wahrscheinlich Hellhören die Art, wie Sie Ihre Intuition primär wahrnehmen. Ihre intuitiven Botschaften äußern sich vorwiegend in Geräuschen, Lauten und Tönen. Zum Beispiel hören Sie im Radio oder in Ihrem Inneren einen Song und erkennen, dass er bedeutsame Botschaften enthält. Aller Wahrscheinlichkeit nach ergeben die Worte des Songs für Sie einen Sinn; oder die Person, die Sie mit der Musik assoziieren, versucht, Kontakt mit Ihnen aufzunehmen. Oder Sie wachen morgens auf und hören, wie jemand Ihren Namen sagt … aber niemand ist da.

Wenn Sie die Gabe des Hellhörens besitzen, hören Sie Gott und die Engel, wie sie direkt zu Ihnen sprechen, so als würden Sie ein Gespräch mit einem guten Freund führen. Vielleicht befindet sich die Stimme außerhalb Ihres Körpers, dann würden Sie sie als ein Flüstern in Ihrem Ohr wahrnehmen; oder Sie hören sie wie eine Stimme in Ihrem Inneren.

Sie werden wissen, dass es sich nicht um eine akustische Halluzination handelt, da letztere immer negativ sind. Das Gleiche gilt für die Stimme des Egos, die Ihnen einzureden versucht, Sie seien anderen überlegen, oder Sie in Bezug auf eine Methode »berät«, mit der Sie schnell reich werden. Im Gegensatz dazu sind die Botschaften von Gott und den Engeln immer liebevoll und positiv.

Zu Beginn mag sich diese Stimme ähnlich wie Ihre eigene anhören – was das Ego hoch erfreut! Sie sagen sich selbst, dass Sie sich das Ganze nur einbilden, oder dass es einfach Ihre eigenen Gedanken sind. Es ist richtig, Sie hören Ihre eigene Stimme, doch in spiritueller Wahrheit ist es die Stimme, die zu hören Ihnen am angenehmsten ist. Es ist die Stimme, die sich für Sie am angenehmsten anfühlt, und die Frequenz, auf der Gott und die Engel zu Ihnen durchkommen. Indem Ihnen diese Art der Kommunikation immer vertrauter wird und Sie sich immer mehr entspannen, beginnen die himmlischen Kräfte, mit verschiedenen Stimmen und auf unterschiedliche Weise zu Ihnen zu sprechen.

Wenn Sie hellhören können, sind Sie darüber hinaus sensitiv für Geräusche und Laute jeglicher Art. Häufig fühlen Sie sich durch unterschiedliche Arten von Musik beeinflusst, und es ist gut möglich, dass Sie Lärm und laute Geräusche nur schwer ertragen können. Aus diesem Grund meiden Sie laute Orte und hören lieber leisere Musik, anstatt die Lautstärke voll aufzudrehen. Da Laute und Worte Teil Ihrer hellsichtigen Fähigkeit sind, halten Sie sich höchstwahrscheinlich fern von negativen Gesprächen und meiden harsche Ausdrucksweisen. Wenn Sie Zeit mit Personen verbringen, die über andere herziehen, erleben Sie unter Umständen physische Symptome wie beispielsweise Kopfschmerzen.

Würdigen Sie Ihre Sensitivität als das spirituelle Geschenk, das sie in Wahrheit ist, und steuern Sie Ihr Leben in Richtung angenehmerer Töne. Zum Beispiel indem Sie zu Hause sanfte Musik spielen und sich mit Personen umgeben, die eine angenehme Stimme haben und sich respektvoll ausdrücken. Besorgen Sie sich hochqualitative Ohrstöpsel oder Kopfhörer mit Rauschunterdrückung für Momente, in denen Sie von lauten Geräuschen umgeben sind. Entscheidend ist, dass Sie die Kontrolle über Ihre akustische Umgebung übernehmen, damit Sie sich wohler fühlen, und um Ihren empfindsamen inneren und äußeren Gehörsinn zu schützen.

Ohrchakras

Die Energiezentren, die Hellhören ermöglichen und regulieren, sind unter der Bezeichnung *Ohrchakras* bekannt, die zwischen den rechten und linken Ohren und Augenbrauen lokalisiert sind. Von einer rot-violetten Farbe, ermöglichen diese Energiezentren Ihnen, die Stimme Gottes, des Heiligen Geistes, Ihres eigenen höheren Selbst oder jedes Wesens zu hören, das zu hören Sie die Absicht haben.

Die Ohrchakras werden durch niedere Energien blockiert, vor allem in Form von verbalem Missbrauch, mit dem Sie sich selbst niedermachen oder den Sie von anderen gehört haben. Jedes Mal, wenn jemand Sie runterputzt – oder Sie sich selbst schlecht machen – absorbieren die Ohrchakras diese Energie wie ein Schwamm. Außerdem werden sie von negativen Worten und angsteinflößenden Geräuschen beeinflusst. Wenn die Ohrchakras nicht von diesen negativen Botschaften gereinigt werden, reagieren sie wie ein Staubsauger, dessen Filter gewechselt werden muss.

In Teil III werden Sie über Möglichkeiten lesen, wie Sie Ihre Ohrchakras reinigen können. Um dafür zu sorgen, dass sie sauber bleiben, halten Sie sich von Negativität in Bezug auf Geräusche fern, wie zum Beispiel von Nachrichten in den Medien oder Personen, die sich einer brutalen Ausdrucksweise bedienen. Benutzen Sie liebevolle Worte, wenn Sie von sich selbst sprechen – oder zu sich selbst. Sanfte und erhebende Musik und Situationen sind für Sie am besten.

Wissen: Hellwissende Intuition

Hellwissen bedeutet, dass Sie Informationen wie einen direkten Download empfangen. Sie wissen es einfach, ohne zu wissen, *warum*. Hellwissende Menschen werden zuweilen als »neunmalklug« bezeichnet – und in Wahrheit sind sie es auch! Sie haben keine rationale Erklärung, wie sie diese Informationen

erhalten haben, was daran liegt, dass der Himmel sie geschickt hat. Sie erhalten göttliche Führung durch Gedanken, die einfach auf magische Weise plötzlich auftauchen.
Sie sind hellwissend, wenn Sie wissen, wer an der Tür klingelt, bevor Sie aufmachen; oder wer Sie anruft, bevor Sie die Nummer auf dem Display gesehen haben. Wie oft hat man schon hellwissende Menschen Dinge sagen hören wie: »Hmm, wir haben Tante Else schon länger nicht mehr gesehen, stimmt's?« – und am gleichen Tag erscheint sie vor Ihrer Tür.
Typische Beispiele für Hellwissen sind:

- Zu wissen, wie etwas Kompliziertes getan werden muss, ohne vorherige Anweisungen erhalten zu haben.
- Jemand Neuen kennenlernen und sofort etwas über ihn oder sie zu wissen (Informationen, nicht Gefühle).
- Wenn Sie reden oder schreiben, fließt Ihnen Wissen zu … wobei Ihnen diese Fakten vorher nicht bekannt waren.
- Potenziell reich machende Ideen fallen Ihnen ein (auch wenn Sie diese nicht in die Tat umsetzen).

Die Wissenschaft hat sich ausgiebig mit dem Thema Hellwissen beschäftigt. Einer der führenden Forscher auf diesem Gebiet, John Bargh, beschreibt es als *automatisches unbewusstes Wissen*. Und Daniel Kahnemann von der Princeton University bemerkt: »›Intuitives‹ Denken geschieht ähnlich wie Wahrnehmung: schnell und mühelos. Im Gegensatz dazu ist ›absichtliches‹ Denken mit logischem Vorgehen vergleichbar: kritisch und analytisch« (Meyers 2008).
Mit anderen Worten, Hellwissende empfangen ihre Informationen von innen. Wenn Sie sich bei dieser Beschreibung wiederentdecken, ist es wichtig, dass Sie Ihrem inneren Wissen vertrauen. Logischerweise werden Sie (oder andere) manchmal fragen, *wie* Sie zu diesem Wissen gelangen. Vertrauen Sie dem intuitiven Vorgang, den man mit einem Download von In-

formationen vergleichen kann, die plötzlich in Ihrem Geist erscheinen.
Wenn Sie hellwissend sind, müssen Sie sehr genau auf Ihre Gedanken achten … und sie bitte mit anderen teilen. Auf unseren Reisen haben wir so oft schon hellwissende Menschen getroffen, die die Weisheit, die sie empfangen, nicht teilen, da sie davon ausgehen, dass es sich um Allgemeinwissen handelt. Bitte denken Sie daran, dass Ihre Weisheit, die für Sie selbstverständlich ist, für alle anderen von profunder Bedeutung und spirituell lebensverändernd sein kann.

Kronenchakra

Das *Kronenchakra* krönt alle Chakras in unserem Körper. Es ist essenziell, um Gedanken, Informationen und Ideen aus dem Geiste Gottes oder dem kollektiven Unbewussten zu empfangen. Menschen, die extrem hellwissend sind, können diesen Reichtum an Kreativität und Ideen anzapfen, die auf der spirituellen Ebene im Überfluss vorhanden sind. Ein klares Kronenchakra glüht in einem herrlichen, satten Violett, mit eingestreuten Funken von diamantweißem Licht. Kronenchakras, die mit nicht geheilten Emotionen und bitteren Gedanken über die himmlische Führung, Gott oder durch negative religiöse Erfahrungen verstopft sind, sehen so dunkel aus wie der Nachthimmel. Zum Glück reagieren die Chakras schnell auf nährstoffreiche, reinigende Nahrungsmittel und klärende Techniken wie zum Beispiel Entgiftung (in Teil II und III beschrieben).

Um klarere Informationen bitten

Ihre Intuition ist die Art, wie Sie göttliche Botschaften empfangen. Daher ist es wichtig, dass Sie diese Botschaften *klar und deutlich* empfangen! Im Laufe dieses Buches werden wir über Ernährungsweisen und Techniken sprechen, die Ihre natürli-

chen Fähigkeiten verbessern. Ergänzend empfehlen wir Ihnen, darum zu bitten, dass die Informationen klarer zu Ihnen durchdringen.
Wenn Sie mit jemandem reden und der Betreffende zu leise spricht, würden Sie ihn oder sie bitten, lauter zu sprechen. Das Gleiche können Sie in Bezug auf Ihre intuitive Führung tun! Wenn Sie eine Botschaft hören, sie aber zu leise ist, bitten Sie darum, dass sie lauter wird. Wenn Sie eine flüchtige Vision vor Ihrem inneren Auge sehen, bitten Sie darum, das Bild noch einmal zu sehen, aber langsamer.
Viele Menschen vergessen – oder wissen es nicht einmal –, dass sie darum bitten können, ihre intuitiven Botschaften klarer und angenehmer zu machen.

Ihr primärer innerer Sinn

Nachdem wir uns jetzt die vier Formen der Intuition angeschaut haben – Hellfühlen, Hellsehen, Hellhören und Hellwissen – fragen Sie sich vielleicht, welche auf Sie zutrifft. Jeder hat die Kapazität für diese inneren Sinne, da sie Teil unserer Physiologie sind. Das heißt, wir alle können hellsehen, hellhören, hellfühlen und hellwissen. Doch in der Regel ist es so, dass ein oder zwei dieser Sinne stärker ausgeprägt und vielleicht höher entwickelt sind als andere. Auf diese Art »spricht« Ihre Intuition am lautesten zu Ihnen.
Mit Ihrem primären inneren Sinn nehmen Sie sowohl die äußere Welt als auch die innere Welt der Intuition wahr. Eine der folgenden sensorischen Qualitäten geht mit ihm einher:

– **Kinästhetisch (hellfühlen):** Dies bedeutet, dass Sie sich durch Ihre physischen und emotionalen Gefühle mit der Welt verbinden. Sie prüfen, wie Sie sich in Situationen und Beziehungen fühlen, um Ihren nächsten Schritt zu wählen. Wenn Sie jemanden kennenlernen, achten Sie darauf, wie Sie sich in ihrer oder seiner Gegenwart fühlen, um festzustellen, ob Sie mehr Zeit mit diesem Menschen verbringen wollen oder nicht. Sie können fühlen, wenn jemand echt ist oder irgendwie »daneben«. Sie treffen Entscheidungen aufgrund Ihrer Emotionen, und Sie neigen dazu, Ihrem Herzen zu folgen. Sie sind äußerst sensitiv für Energie und können die Emotionen anderer spüren. Wenn Sie nicht vorsichtig sind, kann es passieren, dass Sie sich so sehr in die Probleme anderer Menschen hineinversetzen, als seien es Ihre eigenen. Extrem mitfühlend und empathisch, sind Sie sich ebenso Ihrer physischen Gefühle bewusst. Sie merken, wie Ihr Körper reagiert, und Sie vertrauen diesen Botschaften. Außerdem haben Sie einen ausgeprägten Geruchs- und Geschmackssinn.

– **Visuell (hellsehend):** Ihre Augen sind Ihre Verbindung zur Welt. Schönheit und Ästhetik sind für Sie sehr wichtig. Sie haben ein fotografisches Gedächtnis und lernen am besten, wenn Ihnen Abläufe und Vorgehensweisen gezeigt werden. Sie mögen es nicht, wenn Bilder schief an der Wand hängen, denn Sie legen viel Wert auf visuelles Gleichgewicht und ästhetische Ordnung. Sie haben lebhafte Träume, auch wenn Sie sich nicht daran erinnern können. Wenn es darum geht, die Integrität eines Menschen zu bestimmen, verlassen Sie sich mehr auf das, was er tut, als auf das, was er oder sie sagt. Viele Ihrer intuitiven Botschaften empfangen Sie als Bilder vor Ihrem inneren Auge. Unter Umständen sehen Sie die Vision eines Symbols, ein flüchtiges Bild, oder sogar einen mentalen »Film«. Vielleich sehen Sie auch funkelnde oder blitzende Lichter, während Ihre Augen und Ihr Körper vollkommen gesund sind.

– **Akustisch (hellhören):** Sie treten mit der Welt in Verbindung durch die Worte, die Sie hören. Sie achten mehr auf die Melodie und den Tonfall in der Stimme eines Menschen als auf seine oder ihre Worte. Lieder und Texte, die Sie innerlich hören, sind Ihre primäre Art, göttliche Botschaften zu empfangen. Vielleicht haben Sie auch schon himmlische Musik vernommen oder gehört, wie jemand ihren Namen ruft, ohne dass es irgendeine physische Präsenz als Erklärung für diese Laute gab. Zuweilen hören Sie vielleicht ein helles Klingeln im Ohr, ohne eine medizinische Ursache (das ist der Laut, mit dem der Himmel versucht, Ihre Aufmerksamkeit zu erlangen). Wenn Sie möchten, können Sie auch ein »himmlisches Diktat« durch die Stimme Gottes aufnehmen: Setzen Sie sich einfach an Ihren Schreibtisch, und mittels Computer oder Papier und Stift beginnen Sie, laut oder innerlich Fragen zu stellen. Dann schreiben oder tippen Sie die Antworten, die Sie hören. Die Wahrheit werden Sie jedes Mal auf Anhieb erkennen.

– **Kognitiv (hellwissend):** Sie nehmen alles durch Ihre Gedanken wahr und stellen fest, ob etwas Sinn macht oder Sie etwas daraus lernen können. Wissen ist Ihre Priorität, und Sie lieben es zu lernen. Sie haben ein Gefühl etwas zu wissen, ohne dass es eine logische Erklärung dafür gibt, *warum* Sie es wissen. Wenn jemand Ihnen eine Frage stellt, liefern Sie die Antwort, als würden Sie eine Enzyklopädie channeln. Aus diesem Grund sind Sie vielleicht hier und da als »neunmalklug« bezeichnet worden. Sie sind in der Lage, Dinge zu reparieren, ohne die Anleitungen zu lesen. Sie empfangen fantastische Ideen für Erfindungen, wobei Sie sich häufig »herausreden« und diese Ideen nicht weiter verfolgen, weil Sie sicher sind, dass alle anderen dasselbe wissen wie Sie. Sie denken, dass jeder über dieses Wissen verfügt, doch das ist nicht der Fall.

Um zu entdecken, welches Ihr stärkster innerer Sinn ist, achten Sie auf das, was Ihnen auffällt, wenn Sie einen Menschen das erste Mal begegnen. Sind Sie auf Ihre Gefühle (hellfühlen) fokussiert; betrachten Sie die Augen dieses Menschen, seine oder ihre Kleidung, Haare, und weitere äußerliche Aspekte (hellsehen); achten Sie auf den Klang seiner oder ihrer Stimme (hellhören); oder versuchen Sie zu ermitteln, ob die Person Ihrer Meinung nach interessant ist (hellwissen)? Die Art, wie

Sie Erfahrungen in der physischen Welt verarbeiten, ist genau die Art, wie Sie göttliche Führung empfangen.
Darüber hinaus können Sie Gott und den Engeln eine Frage stellen und darauf achten, was geschieht:

- Wenn Sie *hellfühlend* sind, achten Sie drauf, wie Sie sich fühlen, während Sie Ihrer täglichen Routine nachgehen. Wenn Sie sich unbeschwert und glücklich fühlen, ist das ein Zeichen, dass Sie auf dem richtigen Weg sind. Sollte es irgendein Gefühl des Unbehagens geben, suchen Sie nach einer anderen Möglichkeit, mit der Situation umzugehen.
- Wenn Sie *hellsehend* sind, achten Sie auf Dinge, die Ihnen auffallen. Warum sehen Sie zum Beispiel immer wieder den Namen des gleichen Geschäfts? Vielleicht sollten Sie heute mal dort hingehen.
- Wenn Sie *hellhörend* sind, achten Sie auf das, was Sie hören. Bekommen Sie Teile eines Gespräches zwischen Personen mit, die hinter Ihnen sitzen? Das könnte eine Botschaft für Sie sein.
- Wenn Sie *hellwissend* sind, achten Sie darauf, was Sie über den heutigen Tag denken. Haben Sie irgendwelche inspirierenden Ideen empfangen?

Achten Sie auf alle diese sensorischen Erlebnisse und erlauben Sie Ihrer Intuition, sich voll zu entwickeln, um sie auf neue und aufregende Weise anzuwenden. Wenn Sie gesunde, naturbelassene Nahrungsmittel essen, werden Ihre intuitiven Fähigkeiten ausgeprägter. Anstatt zu versuchen, verwirrende Botschaften zu entziffern, werden Sie Einblicke empfangen, die klar und leicht verständlich sind. Als Erstes werden Sie merken, dass Ihr primärer innerer Sinn akkurater und zuverlässiger wird. Indem Sie sich kontinuierlich gesund ernähren, entwickeln sich auch Ihre sekundären inneren Sinne weiter, was die Botschaften und Führung, die Sie empfangen, noch detaillierter werden lässt. Im nächsten Kapitel werden wir Sie mit der heilenden Wirkung der Nahrung auf Ihre Lebenskraft vertraut machen, und welche Rolle dies für Ihre inneren Sinne spielt.

Kapitel 3
Die Verbindung zwischen Energie und Nahrung

Alles, was Sie zu sich nehmen, wirkt sich nicht nur physisch auf Ihren Körper aus, sondern auch in energetischer Hinsicht. Die Energie unterschiedlicher Nahrungsmittel, wie wir Ihnen auf den Seiten dieses Buches immer wieder zeigen, wirkt sich in hohem Maße darauf aus, wie Sie Ihre Umwelt wahrnehmen und sich mit Ihrer Intuition verbinden können.

Ihr Körper ist für Sie das wichtigste Werkzeug, um an Ihrer Lebensaufgabe zu arbeiten – das Transportmittel, mit dem Sie in der Lage sind, Ihre spirituelle Reise zu vollenden. Daher ist es Teil Ihrer göttlichen Mission, gut auf sich zu achten. Ein Auto braucht Benzin von guter Qualität, um optimal funktionieren zu können. Genauso benötigt Ihr physisches Selbst gesunde, nährstoffreiche, naturbelassene Nahrungsmittel für anhaltende Vitalität.

Wenn wir unser Köpersystem mit Produkten von schlechter Qualität überschwemmen, werden wir nur schlechte Resultate erzielen. Die Engel haben uns gelehrt – und Sie werden es für sich selbst entdecken –, dass hoch-energetische Nahrungsmittel hoch-energetische Resultate zur Folge haben.

Tatsache ist, dass Sie für diese Lebenszeit auf der Erde nur *einen* Körper zur Verfügung haben. Was bedeutet, dass Sie sich liebevoll um Ihr physisches Wohlergehen kümmern sollten. Sie müssen 100 Prozent Ihrer Kraft zur Verfügung haben, damit Sie alle Ihre Träume realisieren können. Genau wie ein Automobil, benötigt auch Ihr Körper die richtige Wartung und Instandhaltung.

Gesunde Ernährung ist also der Stoff, den Ihr Körper braucht, damit er optimal funktionieren kann, anstatt nur zu überleben. Sie möchten keinen Körper, der nur so tut, als würde er leben. Stattdessen wollen Sie einen, der erfüllt ist von Enthusiasmus, Motivation und Inspiration. Also entscheiden Sie sich für wohlschmeckende, frische, leicht verdauliche Nahrungsmittel und Getränke von hoher Energie.

Alles, was Sie konsumieren – egal ob Nahrungsmittel oder Getränke – hat eine direkte Wirkung auf Ihr Chakra-System. Mit einer Ernährung, die hauptsächlich aus viel Fett, Kohlenhydraten und industriell verarbeiteten Lebensmitteln besteht, laufen Sie Gefahr, erschöpft und depressiv zu werden. Dann empfinden Sie die Welt als einen rauen, unbehaglichen Ort, wo nichts zu Ihren Gunsten zu laufen scheint und Sie ständig darum kämpfen müssen, die Dinge irgendwie in den Griff zu bekommen.

Wenn Sie jedoch Ihre Ernährung verändern und mehr hochenergetisches Obst und Gemüse zu sich nehmen, werden Sie bald feststellen, dass sich der Nebel lichtet. Sie werden sich zusehends wohler und positiver fühlen, mit erwartungsvollem Blick auf das, was kommen wird. Sie werden selbstbewusster sein und sich motiviert fühlen, die Erfüllung Ihrer spirituellen Aufgabe aktiv in die Hand zu nehmen.

Tropische Früchte zum Beispiel sind nicht nur wegen ihres köstlichen Geschmacks etwas Wunderbares, sondern auch aufgrund ihrer hohen Energie und Schwingung. Denken Sie daran, wie diese Früchte wachsen, den ganzen Tag lang draußen im tropischen Sonnenlicht. Sie saugen diese hoch-energetische, erhebende, machtvolle Schwingung der Sonne voll ein. Sie transformieren die solare Kraft in wertvolle Nahrung für uns, und indem Sie diese köstliche Mango, Ananas oder Papaya essen, nimmt Ihr Körper diese Schwingung auf. In gewisser Weise sind diese Früchte eine essbare Form von Sonnenschein.

Vor unserem inneren Auge haben wir gesehen, wie das funktioniert: Die Energie der Sonne geht durch die Nahrung in Ihren Körper über. Dann breitet diese Energie sich aus, um jede ein-

zelne Zelle der Chakras Ihres Körpers zu nähren. Nun beginnen Sie, von innen zu leuchten. Jede Ihrer Zellen ist erfrischt und gestärkt durch diesen Energieschub.
Durch eine simple Änderung in Ihrer Ernährung können Sie Ihre Sichtweise auf das Leben komplett verändern. Wir werden Ihnen zeigen, wie Sie durch die Nahrung Ihre naturgegebenen, außersinnlichen Fähigkeiten wecken können. Ihre Intuition ist bereits ein Teil von dem, was und wer Sie sind; sie muss nur noch ans Licht geholt werden.

Ihr Hormonsystem und die Chakras

Wir haben großen Respekt für überlieferte Heilsysteme, einschließlich der alten östlichen Tradition des Ayurveda. Unsere Ahnen lebten in segensreichem Einklang mit der Natur und konnten so ihre Intuition und inneren Sinne voll entwickeln. Diese altehrwürdigen Heiler hinterließen uns »Landkarten« des menschlichen Energie-Systems – die Chakras – lange bevor die Medizin Kernspintomografen entwickelt hatte und bestätigte, dass der menschliche Körper tatsächlich elektrische Impulse benutzt.
Lange vor der Entwicklung dieser Bildgebungsverfahren verhöhnten viele Wissenschaftler die Idee elektrischer Ladungen im Körper. Heute ist erwiesen, dass das Gehirn- und Nervensystem über Synapsen, die Energie transportieren, mit sich selbst »spricht«.
Unsere Ahnen konnten diese Energiefelder im Inneren des Körpers sehen. Sie stellten fest, dass die Energie in den Bereichen der Hormondrüsen – Systeme, die unsere Verbindung mit der Außenwelt regeln – besonders stark ist. Wie bereits an früherer Stelle erwähnt, hilft uns das Hormonsystem, einschließlich Hypothalamus, Nebennieren- und Hirnanhangsdrüse, auf stressige Situationen zu reagieren und uns später von dem Stress zu erholen.

Jedes Chakra ist mit einer entsprechenden Hormondrüse verbunden (und umgekehrt). Die folgende Darstellung zeigt die jeweiligen Entsprechungen:

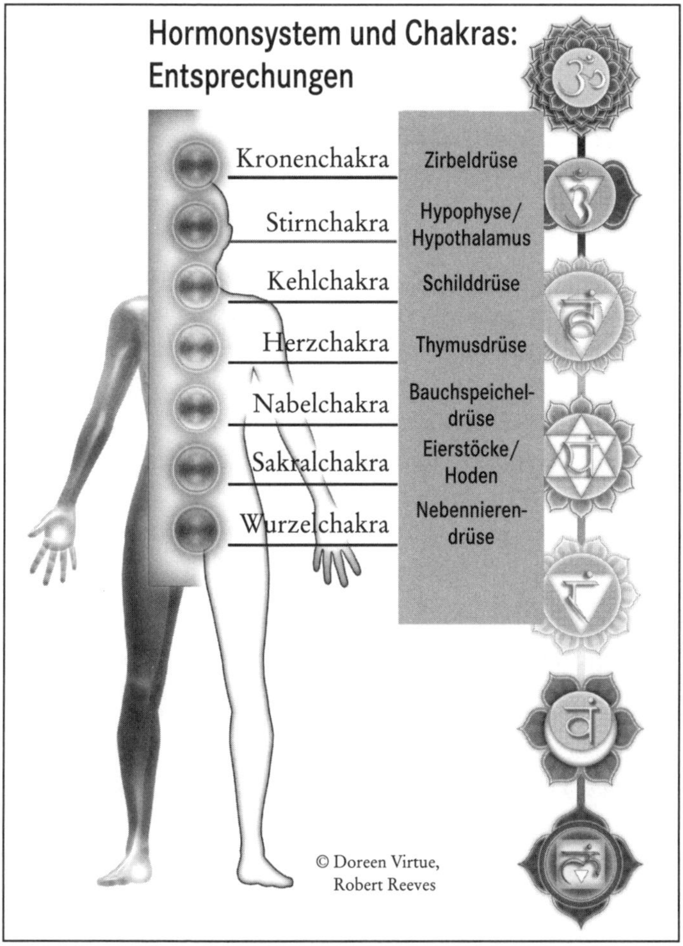

Darüber hinaus geben Ihnen die Chakras und Hormondrüsen Biofeedback darüber, wie Sie Informationen über die Welt verarbeiten. Wenn es zum Beispiel Stress für Sie bedeutet, neue

Menschen kennenzulernen, werden Ihre Chakras sich schließen und verdunkeln, um Sie zu schützen, während Ihre Hormondrüsen Stresshormone in Ihr System fluten. Wenn Sie es jedoch genießen, neue Freundschaften zu schließen, werden Ihre Chakras sich erhellen und ausdehnen, und Ihre Hormondrüsen müssen nicht so schwer arbeiten. Was bedeutet, dass die Reaktion Ihrer Chakras und Hormondrüsen nicht festgelegt ist, sondern sich den Gegebenheiten anpasst.

Zuweilen kann unser Körper spüren, wenn jemand oder etwas negative Absichten hat. Unser altes Höhlenbewohner-Gehirn nimmt diese Energie als Gefahr war und sendet Alarmsignale durch unsere Chakras und Hormondrüsen. Bei anderen Gelegenheiten ist es unsere *Vorstellung* von einer Situation – nicht die tatsächliche Situation – die zu Stressreaktionen im Körper führt.

Was auch immer geschieht, die Chakras und Hormondrüsen sind Sensoren für Energien. Sie sind Antennen, die Sie auf Ihrem Weg durch die Welt führen und warnen. Sie warnen Sie vor Gefahr und geleiten Sie hin zu positiven Situationen.

Das Hormonsystem als Portal zu Ihren inneren Sinnen

Jede mit Ihren Chakras verbundene Hormondrüse entspricht einem anderen Aspekt der Intuition, das heißt einem Ihrer inneren Sinne: Hellfühlen, Hellsehen, Hellhören und Hellwissen.

Hellfühlen

Hellfühlen wird von den endokrinen Drüsen (Hormondrüsen) in unserem Gefühls-Zentrum beeinflusst: Solarplexus und Herz. Außerdem gibt es *exokrine* Drüsen in unserem externen Gefühls-Zentrum: die Hände. (Exokrine Drüsen sind auf den äußeren Oberflächen des Körpers aktiv, während endokrine Drüsen über den Blutkreislauf wirken.)

– Die endokrine Drüse, die dem Solarplexus am nächsten liegt, ist die **Bauchspeicheldrüse** (Pankreas). Sie befindet sich hinter dem Magen und ist sowohl eine endokrine als auch eine exokrine Drüse, die viele verschiedene Funktionen ausübt, unter anderem die Produktion und Sekretion von Verdauungsenzymen sowie die Produktion von Insulin und Glucagon zur Regelung des Blutzuckers. Diese Substanzen spielen sowohl bei der Verdauung als auch bei der Regulierung von Angst-Hormonen eine Rolle. In einer gefährlichen Situation brauchen Sie mehr Blutzucker für zusätzliche Energie, um entweder zu kämpfen oder zu fliehen. Die Regulierung von potenziell stressigen Situationen ist eine der Verbindungen zwischen Bauchspeicheldrüse und dem Solarplexus.
In der Traditionellen Chinesischen Medizin ist eine positive und glückliche Lebensweise der Schlüssel zu einer gesunden Bauchspeicheldrüse, genau wie lebenslanges Lernen, da die Bauchspeicheldrüse mit dem Intellekt verbunden ist. Heiler, die sich auf chinesische Medizin spezialisiert haben, sagen, dass Perfektionismus und emotionale Isolation zu Problemen mit der Bauchspeicheldrüse beitragen können. Diese wichtige Hormondrüse wird in ihrer Funktion beeinträchtigt, wenn man sich ständig Sorgen macht (die Angst, Macht zu verlieren), oder von Perfektionismus besessen ist (die Angst, Kontrolle zu verlieren), beides Eigenschaften, die mit dem Solarplexus in Beziehung stehen. Ähnlich wie im Ayurveda verbindet die chinesische Medizin den Magen, die Milz und die Bauchspeicheldrüse mit dem Element Erde, das uns Kraft und Festigkeit gibt.
Spirituelle Heiler sowie Energieheiler sagen, dass die Bauchspeicheldrüse davon beeinflusst wird, ob das Leben Ihrer Meinung nach »Süße« hat oder nicht. Da diese Drüse eine wichtige Rolle bei der Regulierung des Blutzuckers spielt, ist dieser Gedanke durchaus sinnvoll. Das Gefühl von mangelnder Süße im Leben kann in diesem Bereich zu Problemen führen. Louise Hay, Autorin von *Heile deinen Körper* und Gründerin des Hay

House-Verlages, behauptet, dass Probleme mit der Bauchspeicheldrüse ausgelöst werden von dem Verlangen danach, geliebt zu werden.
Die Verbindung zwischen Pankreas und Süße trifft auch in physischer Hinsicht zu: Eine aus dem Gleichgewicht geratene Bauchspeicheldrüse kann zu einem starken Verlangen nach Zucker und Süßem generell führen. Doch ist industriell hergestellter Zucker eine der schlimmsten Substanzen für Ihre Bauchspeicheldrüse. Mehrere Studien haben tatsächlich einen Zusammenhang zwischen einer vorrangig süßen Ernährungsweise und einer statistisch höheren Wahrscheinlichkeit der Entwicklung von Bauchspeicheldrüsenkrebs entdeckt. Ebenso werden hoch fetthaltige Tierproteine mit dieser Krebsart assoziiert. Wissenschaftler haben festgestellt, dass eine ballaststoffreiche, pflanzenbasierte Ernährung das Risiko für Bauchspeicheldrüsenkrebs maßgeblich *reduziert*.
Wenn Sie Ihre Bauchspeicheldrüse mit den Nährstoffen versorgen, die sie *braucht,* anstatt mit denen, nach denen sie verlangt (Zucker), unterstützen Sie Ihre eigene Gesundheit. Diese Nahrungsmittel nähren gleichzeitig Ihren Solarplexus und neigen dazu, Ihr Selbstvertrauen zu stärken, damit Sie sich nicht so viele Gedanken über Kontrollprobleme machen. Ein gesunder Solarplexus bedeutet darüber hinaus, dass Sie sicherer und erfolgreicher sind, weil Sie Ihrem Bauchgefühl vertrauen.

– Die **Nebennieren-/Adrenalindrüsen** sitzen auf den Nieren, wo sie als Reaktion auf Stress Hormone produzieren, unter anderem Adrenalin, Noradrenalin und Hydrocortison. Außerdem produzieren sie Aldosteron, ein Hormon, das eine Rolle spielt bei der Schaffung eines Gleichgewichts zwischen Blutdruck und dem Salz-Wasser-Verhältnis im Körper.
Da die Adrenalindrüsen als Erstes auf Stress reagieren, werden sie sowohl mit dem Wurzel- oder Basischakra am unteren Ende unserer Wirbelsäule als auch mit dem Sakralchakra in der

Nähe des Magens assoziiert. Unsere Ernährung kann also unsere Nebennieren sowie unser Wurzel- und Sakralchakra unterstützen.

- **Erstens:** Es ist wichtig, in regelmäßigen Intervallen zu essen. Fasten oder Mahlzeiten ausfallen zu lassen, kann die Adrenalindrüsen belasten und dazu führen, dass sie härter arbeiten müssen, um unseren Blutzucker durch die Produktion von zusätzlichem Cortisol im Gleichgewicht zu halten.
- **Zweitens:** Wenn wir gestresst sind oder unser Blutzucker niedrig ist, spüren wir vielleicht ein Verlangen nach industriellem Zucker oder nach Koffein, um auf die Schnelle unsere Energie anzukurbeln. Leider stimulieren Zucker und Koffein die Adrenalin- und auch andere Drüsen und Organe auf künstliche Weise. Wir erleben ein kurzzeitiges Hoch, gefolgt von einem Energie-Crash.

Unsere Adrenalindrüsen funktionieren am besten bei einer ausgewogenen Ernährungsweise mit Vollkorn-Produkten, Gemüse und Obst aus biologischem Anbau, kombiniert mit stressreduzierenden Maßnahmen. Untersuchungen zeigen, dass bei 35 Minuten sanftem oder erholsamem Yoga täglich die Cortisol-Menge, die Ihre Nebennieren produzieren, reduziert werden kann. Was zudem gesundes Abnehmen fördert (Virtue 2015)!

– **Der Thymus** wiederum ist die Drüse, die mit dem Herzchakra in Verbindung steht. Sie befindet sich im oberen Brustbereich und fungiert als Immunsystem-Regulierer, indem sie die weißen Blutzellen und Antikörper lenkt. Genau wie das Herz, ist die Thymusdrüse extrem sensitiv für negative Emotionen. Wenn Sie unter Stress stehen, macht der Thymus Überstunden, um Ihr Immunsystem zu schützen. Doch ein Übermaß an chronischem Stress kann zur Erkrankung dieser Drüse führen.

Ihr Herz und Ihr Thymus funktionieren am besten bei einer gesunden und ausgewogenen Lebensweise. Eine »saubere« Ernährung, frei von chemischen Stoffen und anderen Toxinen, stärkt sowohl das Herz als auch den Thymus. Ebenso ist ausreichende Bewegung, gepaart mit ausreichend Ruheperioden, ein perfektes Rezept für die Gesundheit von Herz und Thymusdrüse. Je mehr Sie sich entspannen können, desto glücklicher werden Sie sein!
Viele Untersuchungen haben gezeigt, dass elektromagnetische Frequenzen (EMF) die Thymuszellen schädigen. Ihrem Thymus und Ihrem Herzen geht es besser, wenn Sie:

- Dafür sorgen, dass Ihr Haus nicht in der Nähe von Starkstromleitungen liegt
- Keine elektronischen Geräte (Fernseher, Radio, digitaler Wecker und Ähnliches) neben Ihrem Bett platzieren
- Sich nicht nahe an den Fernseher setzen, sondern so weit weg wie möglich
- Nur Geräte und Computer mit geringem EMF benutzen
- Ihre Umgebung mit einem EMF-Detektor überwachen (online erhältlich)
- Ihren WLAN-Router ausschalten, wenn er nicht in Gebrauch ist, und nachts, wenn Sie schlafen

Untersuchungen mit Ratten und Kälbern haben gezeigt, dass ein Melatonin-Ergänzungsmittel der Thymusdrüse auffallenden Schutz vor den schädlichen Wirkungen von Mikrowellen-Strahlung bot. (Bei den Ratten betrug die Dosis 2 mg Melatonin pro Kilogramm Körpergewicht, doch sollten Sie auf jeden Fall vorher mit Ihrem Arzt oder Heilpraktiker reden, um herauszufinden, was für Sie das Richtige ist.)
Die intuitiven Reaktionskanäle der Hände sind eine Kombination aus sensorisch-neuronalen Verbindungen mit dem Nervensystem und den ekkrinen Schweißdrüsen. In der Tat schwit-

zen Ihre Handflächen, wenn Sie nervös sind, und das Gleiche gilt, wenn Ihr Körper Sie auf etwas aufmerksam macht, das gleich passieren wird. Die Untersuchungen in Bezug auf Haut-Leitungs-Reaktionen, die mit einem alarmierenden Geräusch einhergingen, veranschaulichen, wie intuitiv die ekkrinen Drüsen sind.

Schwitzen kann darüber hinaus eine Reaktion sein auf das, was Sie essen. Diese Art der Perspiration wird *gustatorisches* oder *Geschmacks-Schwitzen* genannt und kann durch folgende Nahrungsmittel und Getränke hervorgerufen werden:

- Stark gewürzte Speisen
- Koffeinhaltige Getränke, einschließlich Coca Cola, Kaffee und Tee
- Alkoholische Getränke

Dies ist nicht zu verwechseln mit Schwitzen als Form eines Alarmzeichens Ihrer Intuition. Aus diesem Grund ist das Ziel von *Nähre deine Intuition* unter anderem, Ihnen nahezulegen, Nahrungsmittel und Getränke zu reduzieren oder ganz zu meiden, die »falschen Alarm« auslösen könnten. Wenn Sie merken, dass Sie übermäßig schwitzen, sollten Sie vielleicht den Konsum der oben genannten Substanzen einschränken.

Hellsehen, Hellhören und Hellwissen

Diese drei inneren Sinne haben ihren Sitz im Inneren unseres Kopfes und werden ebenso von den drei Teilen des Drüsensystems im Kopf reguliert. Hier ist ein kurzer Umriss über jede dieser Drüsen und inwieweit sie sich auf Ihre Intuition beziehen.

– Die **Zirbeldrüse** hat die Form eines Pinienzapfens oder einer Ananas. In der Antike wurde sie mit einer Art Antenne verglichen, die wichtige Informationen empfängt. Unsere Ahnen waren unbestreitbar weise, denn an dieser Analogie ist *tatsächlich* etwas Wahres dran. Die Zirbeldrüse reguliert visuelle, auditive und intuitive Denkprozesse. Physisch betrachtet, produziert diese Drüse Melatonin, das sich auf unseren Schlafzyklus und unsere Lichtempfindlichkeit auswirkt. Die Zirbeldrüse sitzt gleich neben dem Stirnchakra – auch *Ajna* genannt – zwischen Ihren beiden physischen Augen, die hereinströmende hellsichtige Visionen regulieren.

– Die **Hypophyse (Hirnanhangsdrüse)** befindet sich an der Basis der Wirbelsäule und hat verschiedene Aufgaben, unter anderem die Regulierung der körperlichen und sexuellen Entwicklung und der anderen Hormondrüsen; die Produktion von Melanin (Hautpigmentierung); sowie die Produktion antidiuretischer Hormone, um Dehydration vorzubeugen. Darüber hinaus produziert die Hypophyse das Hormon *Oxytocin*, das Geburtswehen, Stillen und emotionale Verbindungen mit anderen Menschen reguliert. Diese »Meister-Drüse« des Hormonsystems kontrolliert zudem die Schilddrüse. Die Hypophyse ihrerseits wird vom Hypothalamus beaufsichtigt.

– Der **Hypothalamus** ist das Superpower-Regulierungszentrum im Gehirn, das uns mittels eines Prozesses im Gleichgewicht hält, der *Homöostase* (Selbstregulierung) genannt wird. Er ist an Körpertemperatur, Blutdruck, Verdauung und Flüssigkeitshaushalt beteiligt. Darüber hinaus reguliert der Hypothalamus unseren Appetit, Durst, Stimmung und Sexualtrieb. Weil er mit unseren Emotionen zu tun hat, weiß er in jedem Moment um unsere wahren Gefühle.

Wie Ernährung sich auf Ihr Hormonsystem auswirkt

Um seine wichtigen Funktionen optimal erfüllen zu können, ist das Hormonsystem auf Nährstoffe angewiesen. Hier sind einige besonders wichtige Substanzen, sowohl für Ihre Intuition als auch für Ihre generelle physische Gesundheit:

– **Vitamin A**, auch *Karotin* genannt (enthalten in grünem Blattgemüse, orangefarbenem und gelbem Gemüse wie Karotten und Spinat), ist an der Immunfunktion, Sehkraft, Fortpflanzung sowie Zellkommunikation beteiligt.

– **B-Vitamine:**

- *B1* (enthalten in Saaten, Bohnen, Erbsen und Vollkorn) wird vom Körper für die Umwandlung der Nahrung in Energie benutzt, und um die optimale Herz- und Nervenfunktion zu gewährleisten.
- *B5* (enthalten in Brokkoli, Fisch, Krustentieren, Hühnerfleisch, Milch, Joghurt, Hülsenfrüchten, Pilzen, Avocados, Süßkartoffeln und Vollkorn-Produkten) wird für chemische Reaktionen benötigt, die Energie aus Nahrungssynthesen des Hormons Melatonin generieren.
- *B6* (enthalten in Geflügel, Fisch und Innereien; Kartoffeln und anderen stärkehaltigen Gemüsesorten; Obst, außer Zitrusfrüchte) kurbelt Melatonin an und ist involviert beim Metabolismus, bei der Entwicklung des Gehirns in Schwangerschaft und Säuglingsalter, sowie der Immunfunktion.
- *B12* (enthalten in Fisch, angereicherten Getreideflocken, Pflanzenmilch und angereichertem Hefe-Extrakt) trägt dazu bei, die Nerven und Blutzellen des Körpers gesund zu halten. (Veganer müssen ein B12-Nahrungsergänzungsmittel nehmen, da es keine ausreichenden pflanzenbasierten Quellen für dieses Vitamin gibt.)

– **Vitamin C** (enthalten im Fleisch und Saft von Zitrusfrüchten wie Orangen und Pampelmuse, in rotem und grünem Paprika, Kiwis, Brokkoli, Erdbeeren, Kartoffeln und Tomaten) funktioniert als Antioxidans, indem es die Zellen vor Schaden bewahrt. Außerdem verbessert Vitamin C die Absorption von Eisen aus pflanzenbasierten Nahrungsmitteln und hilft dem Immunsystem, richtig zu funktionieren.

– **Vitamin D** (enthalten in fetthaltigen Fischen wie zum Beispiel Lachs, Thunfisch und Makrele; Fischölen; und diversen Pilzen) unterstützt die Kalzium-Absorption im Darm und spielt auch bei diversen anderen Aufgaben im Körper eine Rolle, unter anderem bei der Regulierung von Zellwachstum, neuromuskulärer und Immunfunktion sowie bei der Reduktion von Entzündungen.

– **Jod** (enthalten in Meeresfrüchten und Algen, Preiselbeeren, Joghurt, Dicken Bohnen, Erdbeeren und Kartoffeln) hilft Ihrer Schilddrüse, optimal auf Signale der Hypophyse zu reagieren.

– **Omega-3-Fettsäuren** (enthalten in Lachs, Thunfisch, Leinsamen, Leinöl, Chia-Samen, Sardinen, Nüssen und Nelkengewürz) sind für diverse Körperfunktionen wichtig, einschließlich Muskelaktivität, Blutgerinnung, Verdauung, Fruchtbarkeit sowie Zellteilung und Wachstum.

– **Selen** (enthalten in Meeresfrüchten und Fleisch, Getreideflocken und anderen Getreidearten, Milchprodukten und Paranüssen) übt wichtige Funktionen aus bei Fortpflanzung, Metabolismus der Schilddrüsenhormone, DNA-Synthese sowie Schutz vor oxidativen Schäden und Infektionen.

(Eine Randbemerkung bezüglich Phytoöstrogene: Diese pflanzenbasierten östrogen-ähnlichen Substanzen – enthalten in Soja-

Produkten, Bohnen, Fleisch, Leinsamen, Hülsenfrüchten, Tempe, Sesam und Reis – heften sich an die körpereigenen Östrogen-Rezeptoren und können die gleiche Wirkung haben wie Östrogen. Der Körper stellt ein harmonisches Gleichgewicht von Hormonen her, doch wenn Sie zu viele phytoöstrogenhaltige Nahrungsmittel konsumieren, kann es passieren, dass dieses Gleichgewicht gestört wird und Ihr Hormonsystem durcheinandergerät. Versuchen Sie, sich abwechslungsreich zu ernähren.
Untersuchungen zeigen, dass – abgesehen von Sojaprodukten – alle Phytoöstrogene sowohl für Männer als auch für Frauen ungefährlich sind, mit Ausnahme von Personen, die auf diese Nahrungsmittel allergisch sind. Frauen, in deren persönlicher oder Familiengeschichte Brusterkrankungen aufgetreten sind, wird in der Regel geraten, Sojaprodukte wegen ihres Östrogengehaltes zu meiden. Nach Möglichkeit sollte niemand genmanipuliertes Soja konsumieren, seit eine Studie aus dem Jahre 2015 bestätigt hat, dass Soja krebserregendes Formaldehyd enthält – es sei denn, es ist aus biologischem Anbau und nicht genmanipuliert [Ayyadurai 2015].)
Was diese Nährstoffe gemeinsam haben, ist die Tatsache, dass sie verschiedene Hormone unterstützen, die nötig sind, damit der Körper mit unterschiedlichen Ereignissen und Stressfaktoren umgehen kann. Das Hormonsystem arbeitet mit dem Nervensystem zusammen und ist verantwortlich für die Sekretion von Hormonen via Drüsen, die überall im Körper verteilt sind. Diese Hormone helfen, unseren Körper zu schützen, und regulieren unsere physiologischen Funktionen, einschließlich Herzfrequenz, Verdauung, Stoffwechsel und mehr.
Nachfolgend geben wir Ihnen Empfehlungen für Ihre Ernährung, die Ihr Hormonsystem und Ihre Chakras – und damit Ihre inneren Sinne – gesund und im Gleichgewicht halten, entsprechend den Forschungen von Wissenschaftlern und Ernährungsberatern, die die Beziehung zwischen Ernährung und endokriner Gesundheit untersucht haben.

Ernährung für Hellfühlen

Für die Gesundheit des **Nabelchakras** hilft Ihnen die richtige Ernährung:

- Ihr Selbstvertrauen zu stärken
- Kontrollprobleme zu reduzieren
- Ängste und Sorgen zu verringern
- Perfektionismus zu reduzieren

Für die Gesundheit des **Herzchakras** hilft Ihnen die richtige Ernährung:

- Sich über Ihre Wünsche im Klaren zu sein
- Sich selbst und das Leben zu lieben
- Andere liebevolle Menschen anzuziehen

Für die Gesundheit der **Handchakras** hilft Ihnen die richtige Ernährung:

- Die Gesundheit und Kraft Ihrer Hände beizubehalten. (Wie die anderen Extremitäten, neigen Ihre Hände zu Krämpfe oder fühlen sich ohne die richtigen Nährstoffe kalt an.)
- Die Sensitivität Ihrer Hände in Bezug darauf zu steigern, Botschaften, Informationen und geistige Führung wahrzunehmen.

Um Ihr Nabelchakra (sowie die Adrenalin- und Bauchspeicheldrüse) zu nähren …

Konsumieren Sie:

- Bohnen und Hülsenfrüchte
- Obst, vor allem Zitrusfrüchte
- Algen

Meiden Sie:

- Tierische Fette
- Gebratenes
- Kristallzucker
- Alkohol
- Nikotin und Zigaretten

Um Ihr Herzchakra (und Ihre Thymusdrüse) zu nähren …

Konsumieren Sie:

- Biologisch angebautes Kreuzblütler-Gemüse (Brokkoli, Blumenkohl, Grünkohl)
- Nüsse mit hohem Vitamin E- und Omega-3-Gehalt (Walnüsse)
- Nahrungsmittel reich an Karotin (Kürbis, Karotten, Süßkartoffeln, rote Paprikaschoten, Tomaten, dunkelgrünes Blattgemüse)
- Nahrungsmittel mit hohem Vitamin B6-Gehalt (Sonnenblumenkerne, Pistazien, Thunfisch, Bananen, Avocado, Spinat, Bohnen, Linsen, Spargel, Brokkoli, tropische Früchte, Orangen)
- Zitrusfrüchte für Vitamin C

Meiden Sie:

- Gesättigte Fette
- Zigaretten
- Chemische Zusätze
- Kristallzucker

Um Ihre Handchakras (und ekkrinen Drüsen) zu nähren …

Konsumieren Sie:

- Nahrungsmittel reich an B-Vitaminen (dunkelgrüne Blattgemüse, Mandeln, Linsen, Fisch, Bananen, Kartoffeln, Eigelb, Joghurt, Avocados)
- Nahrungsmittel mit hohem Eisengehalt (Bohnen, Fisch, Fleisch, Spinat, Saaten, Linsen)
- Nahrungsmittel mit hohem Magnesium-Gehalt (dunkelgrüne Blattgemüse, Nüsse, Saaten, Fisch, Bohnen, Linsen, brauner Reis, Avocados, fettreduzierte BIO-Milchprodukte, Bananen)
- Nahrungsmittel mit viel Vitamin C (tropische Früchte, dunkelgrüne Blattgemüse, Kiwis, Brokkoli, Beeren, Zitrusfrüchte)

Meiden Sie:

- Nahrungsmittel, die Lektin enthalten (rohes Gemüse wie zum Beispiel Bohnen und Hülsenfrüchte – lange genug gekocht sind sie kein Problem)
- Nachtschattengewächse (Tomaten, Auberginen, Paprika, Kartoffeln)
- Koffein
- Nahrungsmittel mit chemischen Zusätzen oder genverändert (GVO)
- Milchprodukte
- Alkohol
- Kristallzucker

Nahrung für Hellsehen

Bei der Gesundheit des **Stirnchakras** hilft Ihnen die richtige Ernährung:

- einen ausgewogenen Schlafzyklus herzustellen
- sowohl Ihre physische als auch Ihre spirituelle Sehkraft zu erhalten

Für die Gesundheit Ihres Stirnchakras (sowie Zirbeldrüse, Hypophyse und Hypothalamus) …

Konsumieren Sie:

- Sonnengereiftes Obst (am Baum gereift) – insbesondere Ananas
- Dunkelgrünes Blattgemüse

Meiden Sie:

- Koffein
- Alkohol
- Fluorid (da es die Zirbeldrüse kalzifiziert)

Nahrung für Hellhören

Bei den **Ohrchakras** hilft Ihnen die richtige Ernährung …

- Ihre physische wie auch Ihre spirituelle Hörfähigkeit zu erhalten*

Für die Gesundheit Ihrer Ohrchakras (sowie Zirbeldrüse, Hypophyse und Hypothalamus) …

Konsumieren Sie:

- Nahrungsmittel reich an Omega-3 (Wildlachs, Forelle, Sardinen, Leinsamen oder Leinöl, Nüsse, Brokkoli)
- Folsäurehaltige Nahrungsmittel (grünes Blattgemüse, Spargel, Brokkoli, Zitrusfrüchte, Bohnen, Erbsen, Linsen, Avocados, Rosenkohl, Saaten, Nüsse, Sellerie, Karotten, Kürbis, Mais, Blumenkohl, Reis)
- Nahrungsmittel mit viel Magnesium (Brokkoli, Bananen, Kartoffeln)

Meiden Sie:

- Gebratenes
- Zigarettenrauch
- Laute Geräusche

Nahrung für Hellwissen

Für das **Kronenchakra** hilft Ihnen die richtige Ernährung, um …

- sich zu fokussieren und zu konzentrieren

* Die *National Health Examination and Nutrition Survey* in den USA hat ca. 2500 Personen untersucht, um eine Verbindung zwischen Ernährung und progressivem Hörverlust zu finden. Sie stellten fest, dass Personen, die sich am gesündesten ernährten (Gemüse, Obst, Vollkorn- und andere naturbelassene Produkte) eine auffallend bessere Hörfähigkeit hatten, vor allem im Bereich hoher Frequenzen, verglichen mit denen, die hauptsächlich Junkfood oder industriell verarbeitete (nicht naturbelassene) Nahrungsmittel konsumierten.

- Benommenheit zu vermeiden, bei der Sie sich Ihrer eigenen Gedanken nicht bewusst sind. (Sie sollten nach Möglichkeit Nahrungsmittel vermeiden, die allergische Reaktionen auslösen, da dies zu Benommenheit führen kann. Es ist eine gute Idee, Ihr Blut auf ernährungsbedingte Allergien und Sensitivitäten zu testen, damit Sie sich von diesen Allergenen fernhalten können.)

Für die Gesundheit Ihres Kronenchakras (sowie Zirbeldrüse, Hypophyse und Hypothalamus)...

Konsumieren Sie:

- Jeden Morgen ein Frühstück, für eine bessere Gedächtnisleistung
- Nahrungsmittel reich an Omega-3 (Fisch, Walnüsse, Kürbissamen, Leinsamen)
- Kreuzblütige Gemüsesorten (Grünkohl, Brokkoli, Blumenkohl)
- Nahrungsmittel mit Flavonoid (Blaubeeren, rote Bohnen)

Meiden Sie:

- Koffein
- Kristallzucker
- Alkohol
- Gluten

Die Schwingungen der Nahrung

Jedes Nahrungsmittel hat seine eigene, individuelle Schwingung. Wenn Sie im Lebensmittelladen oder auf dem Markt sind, nehmen Sie diese Energie intuitiv wahr. Denken Sie daran, wie Sie vorgehen, wenn Sie zum Beispiel Äpfel kaufen wollen. Sie schauen sich das Sortiment aufmerksam an, entscheiden sich für einen und legen diesen in Ihren Warenkorb. Dann schauen Sie sich die Äpfel noch mal genau an und entscheiden sich für einen weiteren, sehr spezifischen Apfel. Sie gehen nicht einfach hin

und nehmen ohne hinzusehen den Apfel, der Ihnen als Erstes unter die Finger kommt.
Auf einer intuitiven Ebene kennt unsere Seele das perfekte Nahrungsmittel für uns und weiß, welches am besten mit unserer Lebensweise im Einklang steht. Wenn wir jedoch darauf konditioniert wurden, industriell verarbeitete Nahrungsmittel, künstliche Süßstoffe, Farbstoffe und Zuckerzusätze zu uns zu nehmen, dann können diese künstlichen Produkte uns dazu verführen zu denken, dass wir satt und zufrieden sind. In Wahrheit jedoch füllen sie nur den Raum, der eigentlich für wertvolle, hoch-energetische Nahrungsmittel mit einer hohen Schwingung vorgesehen ist.
Wenn Sie sich mit hoch-energetischen Lebensmitteln ernähren, verändert sich Ihre Sichtweise der Welt und die Art, wie Sie sie wahrnehmen. Sie glauben nicht länger an die »Mangel«-Mentalität. Sie schauen sich weder die zu häufig präsentierten Untergangsszenarien an, noch hören Sie ebenso wenig auf die angstbasierten Berichte in den Medien. Stattdessen lernen Sie, für die positive Lösung solcher Situationen zu *beten*. Betrachten Sie dies als eine Gelegenheit, Ihr Wissen und Ihre Intuition zu benutzen, um Frieden und Gleichgewicht in der Welt zu fördern. Sie sind in der Lage, die Dinge in einem anderen Licht zu sehen – ein Licht, das von nun an aus Ihrem *Inneren* kommt.
Wenn Sie gesunde, naturbelassene Nahrungsmittel essen, fühlen Sie sich positiv und heiter. Wenn Sie andererseits jedoch schwere, ungesunde Dinge konsumieren, wird Ihre Lebenseinstellung dumpf und depressiv. Oft merken Menschen, dass sie jedes Mal, wenn sie ein bestimmtes Produkt essen, sich sofort danach körperlich irgendwie anders fühlen. Dennoch merken sie vielleicht nicht, wie diese Nahrungsmittel ihre Emotionen, Denkprozesse und Intuition verändern.
Wir haben sehr viele Menschen kennengelernt, denen nicht klar ist, auf welche Weise ihre Energie von dem beeinflusst wird, was sie essen oder trinken. Vielleicht gönnen sie sich abends

Junkfood, und wenn sie am nächsten Morgen aufwachen, haben sie Kopfschmerzen und fühlen sich träge – doch sind das in ihren Augen zwei verschiedene Aspekte, die nichts miteinander zu tun haben. Ihnen kam nicht der Gedanke, die Verbindung zwischen dem herzustellen, was sie abends gegessen haben, und dem Gefühl, mit dem sie am nächsten Tag aufgewacht sind. Wir müssen uns immer wieder in Erinnerung rufen, dass unsere Körper sehr empfindsame Gefäße sind.
Uns sind spirituelle Lehrer bekannt – Heiler und hellsehende Therapeuten – die sich weiterhin ungesund ernähren. Wir haben ihnen freundlich erklärt, dass sie wahrscheinlich spüren würden, wie sich ihre Fähigkeiten verbessern, wenn sie die Entscheidung treffen, sich intuitiver und natürlicher zu ernähren. Zunächst behaupteten diese Personen, dass sie ihre Essgewohnheiten nicht ändern müssen, weil die Botschaften, die sie empfangen, schon sehr deutlich sind. Und dagegen hatten wir nichts einzuwenden. Wir konnten sehen, dass die von ihnen geleistete Arbeit wirkungsvoll war und mit Sicherheit heilend. Doch die Botschaften, die wir von den Engeln empfingen, lauteten, dass diese Menschen noch tief greifendere Konversationen und Heilungssitzungen vornehmen könnten, wenn sie einige der von ihnen konsumierten Nahrungsmittel aufgeben und durch gesündere ersetzen würden.
Wir schlugen ihnen diesen Gedanken auf liebevolle Weise vor – ohne Druck auf die Betreffenden auszuüben, sondern indem wir ihnen einfach das entsprechende »Werkzeug« auf den Tisch legten und sie baten, es einfach mal auszuprobieren. Auf einer unbewussten Ebene müssen die Betreffenden ähnliche Botschaften empfangen haben, und bereitwillig befolgten sie unsere Vorschläge. Dabei stellten sie fest, dass die Wirksamkeit einer vorgenommenen Heilung und die Richtigkeit einer Auslegung sprunghaft anstiegen! Sie erreichten eine Ebene, von der sie nicht einmal wussten, dass sie existierte, einfach indem sie ein paar Dinge in ihrer Ernährung änderten.

Jetzt können Sie verstehen, dass das, was Sie konsumieren – Ihre Ernährung – eine direkt Auswirkung darauf hat, wie Sie sich fühlen; auf die subtilen Zeichen, die Sie empfangen; und wie Sie die Welt wahrnehmen – mit anderen Worten, auf Ihre Intuition. Diese beiden Aspekte sind auf göttliche Weise verbunden und beeinflussen einander entsprechend.

Teil II

Rezepte und Empfehlungen, um Ihre Intuition zu nähren

Kapitel 4

Die Leitprinzipien bei der Ernährung

Es gibt keine allgemeingültige Ernährungsweise, die für jeden von uns richtig ist. Wir müssen erkennen, dass wir alle Individuen sind und daher unsere Ernährung für *uns persönlich* richtig sein muss.

Lifestyle-Magazine bringen häufig Artikel über die Ernährungstipps von Prominenten, die uns Kalorie für Kalorie wissen lassen, was unsere Lieblingsstars im Laufe des Tages essen. Wir sehen sowohl ihr Frühstücks-, Lunch- und Dinner-Menu als auch die Snacks zwischendurch. Möglicherweise haben Sie selbst auch schon die eine oder andere dieser Diäten versucht, ohne dass es was gebracht hätte.

Diese Essenspläne mögen richtig sein für die jeweilige Person, doch unter Umständen nicht verträglich für Ihren eigenen Körper. Die Energie, der Stoffwechsel und die physischen Anforderungen, unter denen diese Personen stehen, können sich radikal von Ihren Bedürfnissen und Ihrer Lebensweise unterscheiden.

Bitte quälen Sie sich nicht mit dem Gefühl, versagt zu haben, wenn Sie diese Diäten nicht durchhalten konnten. Die für *Sie* richtige Nahrung ist so einzigartig wie Sie, und das gilt für jeden von uns. Wir empfehlen Ihnen, verschiedene Dinge auszuprobieren, zu experimentieren, und vor allem Ihrer eigenen Intuition und Führung zu vertrauen.

Viele Menschen erleben einen Anstieg Ihrer Energie und eine Verbesserung ihrer spirituellen Fähigkeiten, wenn sie kein Fleisch und andere tierische Produkte mehr essen. Doch manchmal hören Menschen auf die Stimme des Egos, die ihnen weiszumachen versucht, dass Vegetarier zu werden unzumutbare Einschränkungen mit sich bringt und es nichts mehr gibt, was sie essen können.

Ich (Robert) hatte einen Patienten, der sich angeleitet fühlte, Vegetarier zu werden. Wir entwickelten Alternativen für das Mittag- und Abendessen, mit denen er sich wohlfühlte. Er hatte ein sehr positives Gefühl hinsichtlich dieser Veränderung und erklärte, dass seine Entscheidung etwas war, über das er schon länger nachgedacht hatte. Doch plötzlich nahm sein Gesicht einen entsetzten Ausdruck an, und er sagte: »Aber was kann ich denn jetzt zum Frühstück essen?«

Er hielt einen Moment inne, und dann kam ihm die Erkenntnis, dass er zum Frühstück *nie* tierische Produkte aß. Er konnte also weiterhin sein morgendliches Müsli genießen und sich zum Vegetarier entwickeln.

Mich erinnert diese kleine Geschichte eindrucksvoll daran, wie sehr wir darauf konditioniert sind zu denken, dass der Verzicht auf Fleisch ein Problem darstellt. Dabei ist es oft einfacher, als wir denken.

Ihr Ego mag auf dieselbe Weise behaupten, dass Veganer zu sein es Ihnen zu schwer macht, mit lieben Menschen zusammen mittag- oder abendzuessen. Bitte lehnen Sie diese alternativen Ernährungsformen nicht ab, bevor Sie sie nicht selbst ausprobiert haben.

Anstatt diese Ideen zu verwerfen, lassen Sie es auf einen Versuch ankommen und prüfen Sie, wie es Ihnen dabei geht. Wenn Sie sich besser fühlen, entwickeln Sie eine stärkere Verbindung zu Gott und Ihren Engeln; Ihre Intuition nimmt zu; und wenn Sie merken, dass Sie beschwingter und mit neuer Freude durchs Leben gehen, dann ist das ein klares Zeichen, dass diese neue Form des Essens für Sie von Vorteil ist.

Würdigen Sie Ihre Einzigartigkeit

Gesund zu essen bedeutet für jeden etwas anderes, weil jeder Körper auf eine einzigartige, spezielle Weise erschaffen wurde. Ihre diesbezüglichen Bedürfnisse unterscheiden sich von denen jedes anderen zurzeit lebenden Menschen. Manche benötigen größere Mengen Eiweiß. Andere brauchen vielleicht komplexere Kohlenhydrate, um ihre Energie auf einem hohen Level zu halten. Es gibt keine einfachen Ja- oder Nein-Antworten, wenn es um die Nahrung Ihrer Wahl geht, daher fokussieren Sie sich auf die Energie, die sie enthält. Ist die Nahrung frisch und voller Leben, wenn Sie sie konsumieren? Nehmen Sie damit eine positive und erhebende Schwingung zu sich? Oder enthält das, was Sie essen, grundsätzlich kein Leben (mehr)? Wenn die Lebenskraft nicht vorhanden ist, wird die Nahrung Ihnen keine Kraft geben können und ist – offen gesagt – nur ein Haufen nutzloser Kalorien.

Vertrauen Sie Ihrer Intuition, wenn es darum geht, für welche Lebensmittel Sie sich entscheiden, da Ihr höheres Selbst Ihnen immer die Wahrheit sagen wird. Wenn Sie einen Schokoriegel kaufen wollen und hören oder sehen, wie Gott und die Engel sagen, *»Das wird dir in keiner Weise guttun«*, dann vertrauen Sie dieser Botschaft. Hören Sie auf das, was die Engel sagen, weil den himmlischen Wesen stets Ihr Bestes am Herzen liegt.

Auch die Art, *wie* wir unsere Nahrung zubereiten, ist individuell und von Person zu Person verschieden. Für manche Menschen ist eine Rohkost-Diät, die fast ausschließlich aus rohen Früchten und Gemüse besteht, ideal. Andere ziehen leicht gedämpftes Gemüse vor, während wieder andere es genießen, ihr Gemüse im Wok mit wohlschmeckenden Gewürzen wie Tamari oder Mandelbutter kurz anzubraten. Alle diese Möglichkeiten sind richtig und gesund! Wir würden niemals sagen, dass jeder nur Rohkost essen oder alles dämpfen sollte, was er oder sie isst. Stattdessen möchten wir Ihnen Werkzeuge in die Hand geben, damit Sie nach Lust und Laune Ihre eigenen Experimente machen können. Versuchen Sie es ein oder zwei Wochen lang mit einer anderen Ernährungsweise und bewerten Sie das Resultat. Ist Ihre Intuition genauer und klarer geworden? Wenn ja, sollten Sie diese Ernährungsweise beibehalten. Falls Sie sich jedoch irgendwie benebelt fühlen oder weniger Energie haben, ist irgendetwas falsch gelaufen. Dies sind Signale, die Ihnen zeigen, dass Sie von den Dingen, die Sie essen, noch nicht alles bekommen, was Sie brauchen.

Die Wahrheit ist, dass es keine »perfekte« Art des Essens gibt, die für jeden richtig ist. Doch dank unserer jahrelangen persönlichen Erfahrung und der Aussagen von Tausenden unserer Seminarteilnehmer haben wir bestimmte, weitverbreitete Fakten entdeckt, die für die meisten Menschen richtig zu sein scheinen.

Gedanken über die Paleo-Diät: Uralte Ernährungskonzepte

Es gibt einige Aspekte dieser Ernährungsweise, die uns echt gefallen ... und andere, die wir als sensitive Menschen, Vegetarier und Veganer als problematisch empfinden. Die Paleo-Diät basiert auf der paläolithischen (Steinzeit-)Ära, als unsere Vorfahren nur das aßen, was sie entweder jagen oder sammeln konnten. Die Idee hinter dieser Art des Essens ist, dass wir uns im Laufe der letzten paar tausend Jahre genetisch nur sehr wenig entwickelt haben. Jedoch hat die Landwirtschaft im gleichen Zeitraum sprunghaft Fortschritte gemacht.

Heute produzieren wir in großen Mengen Saaten, Getreide und Hülsenfrüchte, die nie Teil der Ernährung unserer Ahnen waren. Dies sind, in Anbetracht unseres genetischen Aufbaus, neue Nahrungsmittel. Theorien behaupten, dass dann, wenn wir Getreide essen – beispielsweise Weizen, Roggen, Gerste und Hafer – oder Linsen und Bohnen, unser Körper nicht weiß, wie er diese Dinge aufschlüsseln und verarbeiten soll. Das kann zu kleinen Entzündungsherden führen, die sich im

Körper entwickeln. Entzündungen jedweder Art verursachen Stress in unserem System und können – egal, ob sie kurz oder lange währen – zu anderen gesundheitlichen Problemen führen. Wenn Sie sich die Ernährungsweise der durchschnittlichen Bevölkerung heutzutage anschauen, so besteht sie in erster Linie aus Getreide. Das nächste Produkt, was übermäßig konsumiert wird, ist Fleisch. Für den Normalverbraucher enthält jede Mahlzeit sowohl Fleischprodukte als auch Gluten.

Wir haben die Engel gefragt, ob dies etwas ist, dessen wir uns bewusster sein sollten. Die Engel bejahten, doch nicht unbedingt, weil es für unseren genetischen Aufbau unzumutbar ist. Stattdessen erinnerten sie uns daran, dass jede Nahrung, die wir im Übermaß zu uns nehmen, zu einem Problem wird. Selbst ein gesundes Produkt wie grünes Blattgemüse kann problematisch sein, wenn es das Einzige ist, was Sie essen. Wenn Sie sich zum Frühstück, Mittag- und Abendessen jeweils einen Teller Grünkohl gönnen, wird Ihr Körper früher oder später anfangen, sich dagegen zu wehren.

Wir haben uns gefragt: Liegt das daran, dass evolutionsbedingt der Körper nicht in der Lage ist, mit unserer veränderten Ernährungsweise umzugehen … oder ist es vielmehr so, dass wir einfach zu einer bestimmten Lebensmittelgruppe tendieren?

Nun, wir machen gerne selbst die Probe aufs Exempel und haben festgestellt, dass wir uns *tatsächlich* besser fühlten, wenn wir weniger Körner aßen. Die Pfunde purzelten, auch wenn wir nicht versucht haben, unsere Kalorien zu zählen. Bei den verlorenen Pfunden handelte es sich zudem nicht um ungesunden Muskelschwund; der Grund waren vielmehr kleine Entzündungen, die sich auflösten, und der Verlust exzessiver Flüssigkeit. Sie würden erstaunt sein zu sehen, wie viel Flüssigkeit Körner produzieren!

Wenn Sie Vegetarier oder Veganer sind, kann es sehr schwierig sein, an der Paleo-Diät festzuhalten. Als Naturheiler habe ich (Robert) immer wieder Klienten gesehen, die mir sagten, dass sie

der neuesten und tollsten Diät folgen. Als dann einige von ihnen die Paleo-Diät erwähnten, begann ich sofort mit entsprechenden Nachforschungen und las viele Artikel zu diesem Thema. Bei Paleo geht es in hohem Maße um Tierproteine, und als jemand, der sich hauptsächlich vegetarisch ernährt, fand ich schon allein den Versuch problematisch, auf diese ganz andere Art zu essen. Ich mag jede Menge Eiweiß, und ich weiß, dass wir es aus Pflanzenquellen beziehen können. Doch einer der von mir geprüften Diätpläne besagte, dass ich – bei meiner speziellen Ernährungsweise – jede Woche ungefähr 36 Eier essen sollte, um genug Eiweiß zu bekommen. Nach meinem Gefühl war das *viel zu viel*!
Gleichwohl ist dies nicht die einzige Prämisse, auf der die Paleo-Diät basiert. Sie müssen nicht Fleisch und Eier konsumieren, um Ihren Eiweißbedarf zu decken. Sie können auch als Vegetarier – oder sogar als Veganer – der Paleo-Diät folgen; doch es braucht einfach mehr Planung.
Bei dieser Ernährungsweise wird uns darüber hinaus empfohlen, sämtliche Milchprodukte zu meiden. Keine andere Spezies auf dem Planeten trinkt die Milch einer anderen Spezies. Wenn wir also Milch trinken, die für neugeborene Kälber, Ziegen oder Schafe vorgesehen ist, hat unser Körper unter Umständen Schwierigkeiten, sie zu verarbeiten. Diese Milch ist unserem System total fremd. Es leuchtet ein, dass wir genetisch nicht so beschaffen sind, die Proteine und Vitamine aufzuschlüsseln und zu verarbeiten, die in einer Nahrung enthalten sind, die für eine andere Gattung bestimmt ist, mit der wir nicht im Entferntesten verwandt sind.
Die Paleo-Diät ist strikt, und wie wir bereits erklärt haben, gibt es dabei einige Faktoren, die uns gefallen, und andere, die uns nicht gefallen. Was wir Ihnen bezüglich dieser Ernährungsform empfehlen können, ist die Aufforderung, ausreichende Mengen Eiweiß zu konsumieren. Wenn Sie genug Eiweiß zu sich nehmen, bekommt Ihr Körper (und Gehirn) den Brennstoff, den es braucht, um erstaunliche Dinge zu leisten.

Wir raten Ihnen, sich nicht bestimmte Etiketten umzuhängen und sich Diätplänen zu verpflichten, die Sie nur schwer einhalten können. Aus diesem Grund glauben wir, dass es gesund ist, viel frisches Obst zu essen; Gemüse, einschließlich grünem Blattgemüse; sowie natürliches Eiweiß aus Pflanzen. Bio-Tofu ist eine wunderbare Protein-Quelle, so lange er biozertifiziert und nicht genetisch verändert ist und es in Ihrer Familie keine Fälle von Brustkrebs oder anderen gesundheitlichen Problemen gibt, die es erforderlich machen, Östrogen-Produkte zu vermeiden. Außerdem können Sie Eiweißpulver aus Reis- oder Erbsenprotein nehmen. Sie lassen sich perfekt absorbieren und führen wesentlich seltener zu Magenproblemen als milchbasiertes Eiweiß. Ihr Bedarf an Eiweiß ist individuell, daher vertrauen Sie Ihrem Körper, Sie zu führen, damit Sie wissen, wie viel für Sie richtig ist.

Schauen Sie sich genau an, was Sie essen

Sie haben vielleicht schon mal von *Anaphylaxie* gehört, eine unmittelbare, lebensbedrohliche allergische Reaktion auf bestimmte Nahrungsmittel. Erdnüsse sind besonders bekannt dafür, doch potenziell kann jedes Nahrungsmittel ein Allergen sein.

Unser Körper hat darüber hinaus noch ein wesentlich subtileres allergisches System. Die entsprechenden Reaktionen treten erst etwas später auf, und das verursachende Nahrungsmittel wird als Auslöser häufig übersehen. Zum Beispiel mag das Glas Milch, das Sie gestern getrunken haben, nicht sofort zu einer Entzündung führen. Stattdessen absorbiert Ihr Körper die Milch und versucht, sie aufzuschlüsseln, wobei er sie nicht als etwas Essbares erkennt. Ihr Körper sieht die Milch als den Feind; und genauso wie er auf Infektionen reagieren würde, entwickelt er eine leichte Entzündung in Ihrem Verdauungssystem. Sie sendet Alarmsignale langsamer aus, als es bei der

Anaphylaxie der Fall ist, und es kann 24 bis 48 Stunden dauern, bis sich Symptome zeigen, beispielsweise Irritationen der Haut, verstopfte Nebenhöhlen, Kopfschmerzen oder andere Zeichen von Verstopfung. Diese Symptome sind alle auf das eine Glas Milch zurückzuführen, das Sie gestern genossen haben, doch weil es länger als einen Tag gedauert hat, erkennen Sie nicht den Zusammenhang. Das ist der Grund, warum wir es als so wichtig erachten, alles niederzuschreiben, was Sie im Laufe des Tages zu sich genommen haben, zum Frühstück, Mittagessen, Abendessen und zwischendurch. Notieren Sie außerdem die Zeit, wann Sie die betreffenden Dinge gegessen haben; womit Sie sich simultan beschäftigt haben; wie Sie sich kurz danach gefühlt haben; und Ihre jeweiligen Energie-Level. Es ist sehr wichtig, auf diese Faktoren zu achten.

Essens-Tagebuch

Mahlzeit	Zeit	Was habe ich gegessen oder getrunken?	Wie habe ich mich gefühlt?	Was habe ich beim Essen getan?
Frühstück	7 Uhr	2 Scheiben weißen Toast mit Marmelade	Aufgebläht	Mich beeilt, rechtzeitig ins Büro zu kommen
Zweites Frühstück				
Mittagessen				
Nach-mittags-Snack				
Abendessen				
Letzter Snack				

Der Zweck dieses täglichen Speiseplans – wie das Beispiel oben – besteht darin, Sie auf Ihre eigenen Angewohnheiten hinzuweisen. Vielleicht werden Sie feststellen, dass Sie immer dann, wenn Sie nicht gut oder lange genug geschlafen haben, am nächsten Tag ein größeres Verlangen nach Kohlenhydraten haben. Oder Sie merken, dass Sie nicht so viel Wasser trinken, wie Sie dachten.

Wir haben darüber hinaus mit vielen Menschen gesprochen, die überzeugt sind, jede Menge frisches Gemüse zu essen. Doch wenn sie ihren täglichen Konsum aufschreiben, stellen sie nach einer Woche fest, dass sie in dieser Zeit frisches Gemüse nur ein- oder zweimal konsumierten! Die Zeit geht schnell vorbei, und wir sind immer so viel beschäftigt mit allen möglichen anderen Dingen. Daher ist es verständlich, dass Ihr Gehirn sich nicht jede Mahlzeit merkt, die Ihnen geschmeckt hat. Aus diesem Grund kann es sehr hilfreich sein, wenn Sie alles schriftlich festhalten. Viele Menschen haben herausgefunden, dass dieses Aufschreiben ihnen hilft, ihre Essgewohnheiten zu verändern. Es leitet sie an, bessere Entscheidungen zu treffen, und resultiert im Verlust des einen oder anderen überflüssigen Pfunds.

Zuweilen können die Veränderungen, die sich einstellen, wenn Sie Ihre Ernährung verändern, eher subtil und nicht sofort sichtbar sein. Unter Umständen übersehen Sie die Veränderungen, wenn Sie sich nicht bewusst darauf fokussieren, sie zu erkennen. Es kann hilfreich und sinnvoll sein, jeden Tag Eintragungen zu machen, während Sie diese Veränderungen vornehmen, damit Sie aus eigener Erfahrung lernen können, was für Sie funktioniert und was nicht.

Stellen Sie sich selbst folgende Fragen:

- Hatte ich heute einen normalen Tag?
- Habe ich irgendetwas Stressiges erlebt?
- Wie waren meine bisherigen Beziehungen?
- Habe ich gut geschlafen?

- Erinnere ich mich an irgendwelche Träume?
- Habe ich heute sinnvolle Arbeit geleistet?
- Habe ich irgendwelche Vitamine oder Kräuter genommen?
- Habe ich irgendein pharmazeutisches Medikament genommen?
- Wie viel Wasser habe ich getrunken?
- Hatte ich heute irgendwelche ausgeprägten Gelüste?

Wir ermutigen Sie, Ihr Augenmerk verstärkt auf diese kleinen Dinge zu richten, die Ihnen zeigen, dass Sie auf dem richtigen Weg sind. Prüfen Sie, ob Ihr Energie-Level und Ihre Stimmung sich verändern und wie viel Arbeit Sie im Laufe des Tages erledigen können. Achten Sie darauf, wie Sie zu Hause oder bei Ihren Freunden mit problematischen Situationen umgehen. All diese Dinge sind Zeichen, wie es auf einer tieferen Ebene um Sie bestellt ist.

Wenn Sie die Nahrungsmittel und Getränke aufschreiben, die Sie konsumiert haben, denken Sie darüber nach, wie Sie sich bezüglich dieser veränderten Essgewohnheiten fühlen und in welcher Weise sich das auf Ihre Einstellung zum Leben und Ihre intuitiven Fähigkeiten ausgewirkt hat. Indem Sie sich des neuen Energie-Levels, der Motivation und Kreativität bewusst werden, erkennen Sie, dass industriell produzierte, künstliche Nahrungsmittel Sie auf energetischer Ebene haben verhungern lassen. Vielleicht fühlten sie sich physisch gesättigt, aber emotional haben diese Nahrungsmittel Sie an dem Frieden und der Liebe gehindert, nach denen Sie sich sehnen.

Bio-Produkte für die Intuition

Leider führt die Massenproduktion dazu, dass sich Nahrungsmittel viel schneller entwickeln, reifen und geerntet werden, als von der Natur vorgesehen. Viele Früchte – einschließlich Papaya und sogar Ananas – sind zum großen Teil genetisch modi-

fiziert. Was bedeutet, dass Unternehmen das genetische Make-up dieser Produkte verändern, damit sie schneller wachsen, resistent sind gegen Schädlinge oder diverse Krankheiten und zudem länger haltbar sind.
Das hört sich zunächst wie eine wundervolle Idee an – bis Sie erkennen, dass dieses Obst und Gemüse nicht länger das ist, was Gott erschaffen hat. Stattdessen sind sie in gewisser Weise von Menschenhand gemachte, Frankenstein-ähnliche Kreationen. Wir glauben, einfach nur eine schöne Papaya zu essen, wenn wir in Wahrheit etwas konsumieren, das mit einer echten Papaya nichts mehr gemein hat. Mithilfe genetischer Modifizierung werden krank machende Pestizide direkt in das Nahrungsmittel eingebaut. Man kann sie weder abwaschen noch abschälen. Noch erschreckender ist die Tatsache, dass es bislang erstaunlich wenig Forschung in Bezug auf genetisch manipulierte Nahrungsmittel gibt, und wir daher nicht wirklich wissen, was langfristig passiert, wenn wir diese Produkte essen.
Die Engel haben uns angeleitet, uns so weit wie möglich von genetisch modifizierten Produkten fernzuhalten. Sie können dieser Führung folgen, indem Sie sich immer für die biozertifizierten Optionen entscheiden. Die Kennzeichnung genetisch veränderter Nahrungsmittel ist von einem Land zum anderen verschieden. In manchen Ländern schreiben die Gesetze vor, dass Unternehmen ihre Kunden informieren müssen. In anderen jedoch gibt es überhaupt keine diesbezüglichen Forderungen, was es dem Verbraucher viel schwerer macht zu wissen, ob seine Nahrung genetisch verändert ist oder nicht. Wenn Sie sich für biozertifizierte Produkte entscheiden, können Sie sicher sein, dass nicht an dem herumgepfuscht wurde, was Sie essen. Naturbelassene Nahrungsmittel sind eine wohltuende Schöpfung von Mutter Natur und Gott, die Ihr Körper lieben und genießen wird.
Wir haben viele Menschen über die hohen Kosten von Bio-Produkten und nahrhaften Lebensmitteln klagen gehört. Manche

sagen, dass sie es sich nicht *leisten* können, gesund zu essen. Unsere Antwort darauf lautet, dass Ernährung eine Investition in Ihre Gesundheit ist, die Ihnen langfristig Geld sparen wird. Und weil hochqualitatives Essen Ihre Intuition und hellsichtigen Fähigkeiten verbessert, werden Sie darüber hinaus inspirierte Ideen empfangen, die wahrscheinlich Ihrem Einkommen zugutekommen werden!
Außerdem gibt es Möglichkeiten, sich auch mit einem knappen Budget gesund zu ernähren, zum Beispiel:

- Züchten Sie Ihr eigenes Bio-Obst und -Gemüse. Selbst in einem Appartement oder einer kleinen Wohnung können Sie dank preiswerter Hydrokultur-Systeme, die Sie online bestellen können, Bio-Tomaten, Salat und andere Produkte züchten.
- Kaufen Sie in Bio-Läden oder auf Bio-Märkten ein.
- Legen Sie zusammen mit anderen einen Biogarten an.
- Lernen Sie, von Grund auf Ihre eigenen Mahlzeiten zuzubereiten, unter Anwendung biologischer Zutaten.
- Abonnieren Sie einen Bio-Lieferdienst (finden Sie im Internet), der seine Produkte in Kisten liefert und im Vergleich zu den meisten Lebensmittelläden kostengünstiger ist.

Frisch und lokal

Viele Früchte haben einen hohen Nährwert, doch am wichtigsten ist, dass sie frisch sind. Die Engel haben uns gelehrt, dass wir nicht länger ein Nahrungsmittel anschauen und sicher sein können, dass es uns eine adäquate Menge an Nährstoffen bietet. Was bedeutet, dass es schwierig ist, zum Beispiel eine Orange zu essen und uns ihres Vitamin-C-Gehalts sicher sein zu können. In der Vergangenheit mag das möglich gewesen sein, doch aufgrund der heutigen Herstellungs- und Lagerungstechniken haben wir keine Ahnung, wann diese Orange tatsächlich vom

Baum gepflückt wurde. Mit jeder Sekunde, die sie länger von ihrer natürlichen Quelle getrennt ist, verliert sie an Nährwert. Bei vielen Lebensmittelläden und großen Supermarktketten kann es sein, dass dieses Obst und Gemüse schon Monate vorher vom Baum gepflückt oder aus der Erde geholt wurde. Jener Apfel, der so frisch und köstlich aussieht, wie er da auf Ihrem Teller liegt, war unter Umständen bereits drei oder vier Monate gelagert, in einem Tiefkühler irgendwo in einem anderen Land. Das Vitamin C dieser Frucht reicht nicht länger aus, um Ihren Körper damit zu versorgen.

Natürlich ist das Konsumieren von *jedweder* Frucht besser als ein Schokoriegel, doch die optimale Wahl sind frisch gepflückte, lokal angebaute und verarbeitete Produkte. Finden Sie einen Bio- oder Bauernmarkt in Ihrer Nähe – suchen Sie im Internet nach dem, der Ihnen am nächsten liegt. Auf diesen Märkten verkaufen die Bauern aus Ihrer Umgebung ihre frischen Produkte – Obst und Gemüse, das sie mit Sorgfalt anbauen und ernten. Sehr oft sind diese Früchte erst ein paar Tage vorher gepflückt worden, manchmal sogar erst am Markttag! Viele Bauern bieten darüber hinaus einen Lieferservice für ihre Produkte an. Zudem sind ihre Preise häufig billiger als im Supermarkt.

In meiner Naturheilpraxis habe ich (Robert) im Laufe der Jahre immer mal wieder Landwirte behandelt, die als Patienten zu mir kamen. Sie sagen mir, dass sie für ihre Produkte nur sehr wenig Geld von den Supermärkten bekommen. Wenn Sie also Ihr Obst und Gemüse auf dem Markt direkt vom Bauern kaufen, unterstützen Sie damit auch diese Menschen. In der Regel werden Sie auf diesen Märkten auch Bio-Produkte finden – ganz frische Nahrungsmittel mit einer wundervollen Energie.

Der andere Vorteil bei der Entscheidung für Bio-Produkte besteht darin, dass sie sich nicht lange halten. Warum ist das eine gute Sache? Nun, wenn Sie Bio kaufen und das Produkt schön, frisch und appetitlich aussieht, bedeutet das in der Regel, dass es das auch *tatsächlich* ist. Sicher besteht die Möglichkeit, dass es eingefroren wurde und erst später im Jahr aufgetaut und angeboten wird, doch ist dies keine weitverbreitete Vorgehensweise. Bitte vertrauen Sie Ihrer Intuition. Ihr eigenes Bauchgefühl wird Sie wissen lassen, welche Nahrungsmittel am besten für Sie sind.

Die Art, wie wir essen

Wenn Sie etwas essen, sollten Sie das aus einem bestimmten Grund tun. Vielen von uns ist eingetrichtert worden, zu schauen, wie spät es ist, und – falls es 12 oder 13 Uhr ist – zu entscheiden, dass es plötzlich Zeit zum Mittagessen ist, was bedeuten muss, dass wir Hunger haben. Nun ist es durchaus gut, im Laufe des Tages immer wieder kleine Mahlzeiten zu sich zu nehmen. Über einen längeren Zeitraum Ihrem Körper keine Nahrung zuzuführen kann zu einer Verlangsamung Ihres Stoffwechsels führen. Wenn dies auch während eines Entgiftungsprozesses förderlich sein kann, ist es keine gute Empfehlung für Ihre tägliche Versorgung.

Wir empfehlen Ihnen, im Laufe des Tages mehrere kleinere Mahlzeiten zu genießen. Gönnen Sie sich ein leckeres Frühstück, Mittag- und Abendessen und zwischendurch ein oder zwei gesunde Snacks, um Hungergefühle im Zaum zu halten. Wir haben festgestellt, dass es für die meisten Menschen am besten ist, alle drei oder vier Stunden eine Kleinigkeit zu essen, anstatt sich auf üppige Mahlzeiten in zeitlich größeren Abständen zu fokussieren, deren Verdauung viel Zeit braucht.

Uns gefällt die Idee, im Laufe des Tages immer wieder mal was Kleines zu uns zu nehmen. Was angenehmerweise dazu führt, dass wir uns leichter, beweglicher fühlen … und intuitiver, offener, heiterer, weil unsere Körper in der Lage sind, das Konsumierte wesentlich leichter zu verarbeiten. Wir haben eine bessere Verbindung zu unseren Engeln und zu Gott, weil wir uns nicht schwer, träge oder aufgebläht fühlen. Der Konsum von hoch-energetischer Nahrung kann diese Verbindung noch zusätzlich verstärken.

Die Art, wie Sie sich ernähren, macht einen großen Unterschied, wenn es um Ihre Intuition geht, da Ihr Essverhalten auch die Art verändern kann, wie Ihr Körper seine Nahrung verarbeitet. Wenn Sie ruhig und entspannt sind, wird alles, was Sie konsumieren, auf langsame Weise verdaut werden. Ihr Körper wird sich die nötige Zeit dafür nehmen, und jedes kleine Molekül der Nährstoffe wird absorbiert. Sie schauen nach draußen und sehen wunderschöne Schmetterlinge und plötzlich erscheinende Regenbögen, weil in diesem Augenblick alles in Ihrer Welt nach Plan verläuft. Alles und jeder ist glücklich … alles ist Liebe … weil das alles ist, was wirklich zählt.

Im Gegensatz dazu führt hastiges und zu schnelles Essen zu einem Welleneffekt dieser gehetzten Energie und Schwingung. Ihr Körper hat das Gefühl, was immer Sie gegessen haben, schnell verdauen zu müssen. Er fühlt sich, als hätte er nicht genügend Zeit, seine wichtige Arbeit in Ruhe zu erledigen. Was häufig dazu führen wird, dass Ihnen übel wird oder Sie sich aufgebläht fühlen.

Stress und Hast helfen uns nicht im Geringsten. In dieser Geisteshaltung erkennen wir in der uns umgebenden Welt immer nur mehr Arbeit, die wir erledigen müssen. Wir sind dann in eine Art zu denken gefangen, die besagt, *Alles, was ich gerade erlebe, wird bis in alle Ewigkeit so weitergehen.*

Wenn Sie Ihr Essen hastig und unter Stress herunterschlingen, dann hat alles, was Sie draußen sehen, die gleiche Energie und Schwingung. Sagen wir, Sie gehen zu Ihrem Briefkasten, um die Post zu holen. Kein Liebesbrief oder Ähnliches ist dabei, sondern nur Rechnungen. Sie treffen sich mit ein paar Freunden, die Sie an die Einladung zu Veranstaltungen erinnern, die Ihnen entfallen sind, und Sie müssen diese Termine irgendwie in Ihren Zeitplan pressen. Einer dieser Termine ist die Geburtstagsparty

Ihrer Freundin, was bedeutet, dass jetzt auch noch Extrakosten für ein Geschenk auf Sie zukommen. Alle diese Dinge entfalten sich so aufgrund der Art, wie Sie Ihre Mahlzeit eingenommen haben – sie wirkt sich unweigerlich auf Ihre Wahrnehmung der Welt aus.

Wenn Sie herumhetzen, sich ständig beeilen und versuchen, die Kinder für die Schule fertig zu machen, und dabei gleichzeitig mal schnell in Ihren Toast beißen und einen Schluck Kaffee hinterherspülen, wird Ihr Körper ganz anders reagieren, als wenn Sie sich entspannt an den Tisch setzen, den warmen Sonnenschein auf Ihrem Gesicht fühlen und es sich mit einem guten Buch und Ihrer Schüssel Bio-Haferflocken bequem machen.

Wenn Ihr Körper das Gefühl hat, sich beeilen zu müssen, beginnt er, das Verfahren abzukürzen und nur das Nötigste zu tun im Hinblick auf seine physikalischen Funktionen, anstatt das Beste, was ihm möglich ist. Er wird ein Gefühl der Dringlichkeit spüren, die Nahrung aufzuschlüsseln und zu verdauen. Aufgrund der schnellen Verarbeitung wird Ihnen nicht alles zugutekommen, was in Bezug auf die Nährwerte der Mahlzeit möglich gewesen wäre. Und nicht nur das, Ihre Intuition schaltet sich ab, weil sich die Priorität Ihres Drüsensystems auf Verdauung fokussiert, die dann Vorrang hat vor allem anderen.

Somit wirkt sich also auch die Energie der Art und Weise, wie wir unser Essen zu uns nehmen, auf unsere Intuition aus. Wenn wir beschließen, auf eine langsame, entspannte, angenehme Weise zu essen, wird die Welt um uns herum viel strahlender.

Gehen Sie Schritt für Schritt vor

Als ich (Robert) begann, das grüne Nahrungsergänzungsmittel Spirulina zu nehmen, schmeckte es mir gar nicht. Allerdings war ich aufgrund des hohen Nährwertes, den diese Meeresalgen haben, hochgradig motiviert, es zu probieren. Ich liebte seine Heilungseigenschaften, über die ich gelesen hatte, doch der Geschmack war anders als alles, was ich je vorher gekostet hatte. Nachdem ich das grüne Pulver mit etwas Saft vermischt und einen Schluck genommen hatte, verzog ich sofort das Gesicht, und ich dachte: *Oh mein Gott, völlig ausgeschlossen, dass ich so was jemals regelmäßig trinke!*

Doch anstatt sofort aufzugeben, meditierte ich über Spirulina. Ich fragte Gott und meine Engel, ob diese Nahrung wirklich einen höheren Zweck für mich erfüllen würde. Sie versicherten mir, dass dem so sei, und erklärten, dass seine smaragdgrüne Farbe eng mit der Schwingung von Erzengel Raphael verbunden ist.

Jetzt wusste ich also, dass ich Spirulina nehmen *musste.* Ich fragte die Engel: »Was kann ich tun, damit es angenehmer schmeckt?« Sie sagten, dass ich mit einer wesentlich kleineren Menge beginnen sollte, als normalerweise empfohlen wird.

Zu dem Zeitpunkt betrug die empfohlene tägliche Menge circa drei Gramm – ungefähr so viel wie ein Teelöffel. Der Geschmack eines gehäuften Teelöffels Spirulina-Pulvers, gemischt mit einem kleinen Glas Saft, war sehr stark und penetrant, und mir war klar, dass ich das nicht vollständig runterkriegen würde. Als ich jedoch nur einen Viertel Teelöffel nahm und mit Saft mischte, stellte ich fest, dass ich das Spirulina kaum mehr schmecken konnte! Das machte ich ungefähr eine Woche lang; dann erhöhte ich die Menge auf einen halben Teelöffel. Auch dieses Mal behielt ich das vier oder fünf Tage bei, bis ich die Menge noch weiter erhöhte.

Heute kann ich ohne Schwierigkeiten auch hohe Mengen Spirulina täglich zu mir nehmen und meiner Gesundheit damit Gutes tun. Es hat ein Weilchen gedauert, doch bin ich sehr froh, Schritt für Schritt vorgegangen zu sein, anstatt es gleich wieder aufzugeben, weil es mir nicht schmeckte. Wenn Sie also unterschiedliche Kräuter, Smoothies und Nahrungsergänzungsmittel ausprobieren, die in Teil III beschrieben sind, und Ihnen der Geschmack nicht auf Anhieb zusagt, denken Sie darüber nach, mit einer kleineren Menge anzufangen und die Dosis allmählich zu steigern.

Wenn Sie sich heute dafür entscheiden, Ihre Gesundheit zu fördern, wird Ihr Körper es Ihnen schon in naher Zukunft danken. Bitte lassen Sie sich nicht entmutigen, indem Sie denken, dass Ihnen große Veränderungen nie gelingen werden. Sie passieren allmählich, einen Schritt nach dem anderen. Vielleicht beginnen Sie, sich für gesunde Snacks zu begeistern, die Sie ohne Einschränkung genießen können (in den nächsten beiden Kapiteln werden Sie ein paar entsprechende Rezepte finden). Dann können Sie anfangen, sich auf das Frühstück zu fokussieren, indem Sie ein paar kleine Veränderungen bei dieser ersten Mahlzeit des Tages vornehmen, um ihren Nährwert zu steigern. Indem Ihr Körper beginnt, Sie für die hoch-energetischen Nahrungsmittel zu belohnen, die Sie zu sich nehmen, können Sie weitere Veränderungen in Angriff nehmen und bei jeder Mahlzeit mehr dieser energiereichen Köstlichkeiten konsumieren.

Dieser Prozess verläuft Schritt für Schritt. (In Teil III werden wir Ihnen zeigen, wie Sie jegliche Hindernisse überwinden können, um Ihre Gesundheit optimal zu fördern.) Behalten Sie dabei in Erinnerung, dass Sie diesen Weg nicht alleine gehen müssen. Sie haben die liebevolle Unterstützung Gottes und Ihrer Engel – und Sie haben uns beide hier, um Ihnen zu helfen, auf dem richtigen Weg zu bleiben.

Kapitel 5
Energiespendende Superfood-Snacks und Suppen, die Ihre Intuition auf Touren zu bringen

Ihr kostbarer Körper besteht aus Billionen Zellen, und jede Einzelne von ihnen benötigt die richtige Ernährung, um einen hohen Grad an Energie und Lebenskraft aufrechtzuerhalten. Aus diesem Grund sollten Sie nur Nahrungsmittel und Getränke zu sich nehmen, die Ihren wahren Absichten entsprechen. Wenn Sie hoch-energetische Produkte konsumieren, werden Ihr Körper und Ihre Zellen diese Energie widerspiegeln. Indem Sie unterschiedliche Dinge essen und trinken, nimmt Ihr Körper die entsprechende Lebenskraft auf, die wahre Essenz dieser Substanzen. Sie wird an Ihre Zellen weitergeleitet und beeinflusst so Ihre Persönlichkeit, Ihre Motivation sowie Ihre schöpferischen Fähigkeiten… und natürlich auch Ihre Intuition.

Das ist der Grund, warum wir hoch-energetische Nahrungsmittel essen: Wir fühlen uns lebendig – und auf angenehme Weise hellwach! Im umgekehrten Fall, wenn wir künstliche Substanzen oder industriell gefertigte Produkte konsumieren, kann es sein, dass wir uns träge, müde und vielleicht sogar depressiv fühlen.

Alle 90 Tage hat Ihr Körper einen komplett neuen Vorrat an roten Blutkörperchen produziert. Was also bedeutet, dass von heute an in 90 Tagen jedes einzelne rote Blutkörperchen in Ihrem Kreislaufsystem anders sein wird. Ihr Körper erschafft sich ständig neu, um auf die Richtung zu reagieren, die Ihr Leben gegenwärtig nimmt. Dies ist ein echter Segen. Es bedeutet, dass Sie heute gesündere Entscheidungen treffen können

als gestern, und morgen hat Ihr Körper bereits damit begonnen, auf diese Entscheidungen zu reagieren.
Anstatt also Junkfood zu essen, sollten Sie es mit den Superfoods in diesem Kapitel versuchen. Sie werden verblüfft sein zu sehen, wie schnell es geht, bis Ihre Intuition deutlich klarer wird.

Grünkohl

An der Spitze der Superfoods, die wir besonders lieben, steht Grünkohl. Dieses fantastische Gemüse ist vollgepackt mit Nährstoffen.
Grünkohl hat relativ wenig Kalorien (ungefähr 36 pro 100 g) und einen hohen Anteil an Ballaststoffen. Die reinigenden Eigenschaften der Ballaststoffe helfen, um …

- … Giftstoffe aus Ihrem Verdauungstrakt zu beseitigen.
- … schädliche Fettzellen einzufangen und aus Ihrem System zu entfernen.
- … den Blutzucker-Level zu regulieren.
- … den Cholesterinspiegel zu senken und auf diese Weise den Druck auf das Herz zu erleichtern.

Die smaragdgrüne Farbe harmoniert mit dem Herzchakra und heilt uns emotional; auf der physischen Ebene beruhigt sie darüber hinaus auch die Herzgegend.
Der Grünkohl selbst ist fettfrei, was seine geringe Kalorienanzahl erklärt. Aber lassen Sie sich nicht täuschen. Denn auch wenn dieses grüne Blattgemüse nur wenige Kalorien aufweist, so enthält es doch auffallend viele Nährstoffe: und zwar mehr als *80 verschiedene* pro Kohlkopf!
Erstaunlich, wie viele Segnungen ein solch einfaches Nahrungsmittel bereithält:

- Pro Kalorie enthält Grünkohl mehr **Eisen** als Rindfleisch. Das Eisen in Grünkohl wird besonders leicht vom Körper aufgenommen. (Ein anderes grünes Blattgemüse – Spina – enthält ebenfalls Eisen, doch weist es hohe Oxalat-Mengen auf. Diese Oxalate binden sich an das Eisen – und ebenso an Kalzium – was es dem Körper erschwert, das Eisen aufzuschlüsseln.)
- Grünkohl hat einen hohen **Vitamin K**-Gehalt, dessen Aufgabe es ist, die Konsistenz Ihres Blutes aufrechtzuhalten, damit es weder zu dick- noch zu dünnflüssig wird; es wird vermutet, dass es beim Kampf gegen diverse Krebsformen helfen kann. Darüber hinaus ist Vitamin K wichtig für die Gesundheit der Knochen, da es die Kalzium-Absorption steigert.
- Grünkohl ist reich an **Vitamin A.** Es trägt dazu bei, Ihr Immunsystem ins Gleichgewicht zu bringen, und hat eine heilende Wirkung auf die Haut. Vitamin A kann Verschleimungen lösen und Probleme mit den Nasennebenhöhlen beseitigen.
- Außerdem enthält Grünkohl große Mengen **Vitamin C**, um Ihr Immunsystem zu stärken und Ihre Energie in Balance zu halten. Außerdem hilft Vitamin C, die Energiereserven Ihres Körpers aufzufüllen.
- Grünkohl hat eine entzündungshemmende Wirkung, da er beruhigende **Omega-3-Fettsäuren** enthält.
- Grünkohl ist eine ausgezeichnete Quelle für **Kalzium** und weist mehr verfügbares Kalzium pro Kalorie auf als Milch.
- Dieses machtvolle grüne Blattgemüse enthält sogar **Eiweiß**, um Sie mit Energie zu versorgen und Ihrem Körper zu helfen, seine sämtlichen Gewebe zu bilden und zu reparieren.

Grünkohl ist ein wunderbar vielfältiges Gemüse. Sie können es als Salat servieren. Sie können es in der Pfanne anbraten. Sie können es in die Suppe geben. Sie können es sogar in Ihre

Smoothies mixen, was eine unserer Lieblingsmethoden ist, um dieses Gemüse zu genießen.

Versuchen Sie bei der Zubereitung von Salaten Grünkohl statt Kopfsalat zu verwenden. Dabei nehmen Sie die weichen Blätter von dem harten Strunk des Kohls und massieren sie sanft. Als ich (Robert) zum ersten Mal den Ausdruck »massierter Grünkohl« auf einer Speisekarte las, empfand ich es als das Komischste, was ich je gehört hatte! Ich wunderte mich: *Was um alles in der Welt bedeutet das?*

Nun, es bedeutet genau das, was es impliziert. Ich habe es selbst versucht. Zu meiner Überraschung machte das Massieren des Grünkohls es viel leichter, die ansonsten harten Blätter zu essen. Sie drücken einfach leicht die kohlartigen Blätter zwischen Ihren Händen, und sie werden weicher. Das Massieren gibt dem Grünkohl eine Textur ähnlich wie Spinat. Sie können die Blätter mit etwas Fett wie beispielsweise frischer Avocado oder mit einem Öl massieren. Sie sind dann wunderbar zart und wohlschmeckend.

Bei meinen Versuchen habe ich festgestellt, dass diese Technik hilft, jegliche Bitterkeit, die ein Grünkohlblatt vielleicht enthält, freizusetzen, was den Kohl etwas süßer und schmackhafter macht. Außerdem lieben wir es, unserem Grünkohlsalat süße Granatapfelkerne hinzuzufügen, da sie reich an natürlichen Vitaminen sind.

Diese hoch-energetische Frucht strahlt einfach vor Freude! Sie können die Kerne in Ihre Smoothies oder Säfte geben und ihnen so eine Dosis Glück verpassen. An späterer Stelle werden wir darüber sprechen, wie Sie grüne Smoothies komponieren können. Doch Sie können schon jetzt beginnen, Ihren Grünkohl mit den folgenden beiden Rezepten zu genießen:

GRÜNKOHLSALAT

Dieser leckere Salat besteht aus massiertem Grünkohl, gepaart mit dem interessanten Geschmack und Biss von Granatapfelkernen. Der Saft der Frucht als Dressing genommen, rundet eine köstliche und erfrischende Mahlzeit ab.

Zutaten:

500 g Grünkohl (ohne Strunk)
½ Avocado
Kerne eines halben Granatapfels
Saft des restlichen Granatapfels
1 Esslöffel Sonnenblumenkerne

Massieren Sie die Blätter des Grünkohls mit der Avocado, damit sie zarter werden. Streuen Sie dann die Granatapfel- und Sonnenblumenkerne darüber und runden Sie den Salat mit dem Saft des restlichen Granatapfels ab.

GRÜNKOHL-CHIPS

Dieser gesunde Snack hat einen angenehmen Biss und ist einfach eine andere köstliche Möglichkeit, nährstoffreichen Grünkohl in Ihren Speiseplan einzubauen:

Zutaten:

1 Kopf Grünkohl
1 Teelöffel keltisches Salz oder Himalaya-Salz
2 Esslöffel Olivenöl
Kräuter und Gewürze nach Geschmack

Ziehen Sie die Blätter des Grünkohls vorsichtig vom Strunk und achten Sie darauf, dass sie möglichst nicht zerreißen. Geben Sie die Blätter und die anderen Zutaten in eine große Schüssel. Massieren Sie den Grünkohl leicht, indem Sie dafür sorgen, dass jedes Blatt mit dem Öl eingerieben wird.

Geben Sie die Blätter auf ein mit Backpapier ausgelegtes Backblech und stellen Sie die Temperatur auf 120 Grad Celsius. Vielleicht möchten Sie die Tür des Backofens offen lassen, damit er nicht zu heiß wird – Ziel ist es, den Grünkohl zu trocknen, nicht ihn zu verbrennen. Nach 15 Minuten drehen Sie die Blätter um und backen sie für weitere 15 Minuten.
Nehmen Sie das Blech aus dem Ofen und lassen es abkühlen. Sie können die Blätter mit Kräutern und Gewürzen Ihrer Wahl würzen, einschließlich Paprika oder Chilipulver. Vielleicht möchten Sie sie sogar in einen selbst gemachten Salsa-Dip tunken!

Sprossen

Wenn Sie an den Lebenszyklus einer Pflanze denken und wie ihr Wachstum beginnt, dann ist der Zeitpunkt, wenn die ersten Sprossen emporschießen, einer der energie-intensivsten Momente. Mutig die Samenhülle zu durchbrechen und einen Weg hinaus in die Welt zu finden, braucht besonders viel Entschlossenheit und Kraft.
Sprossen sind, buchstäblich, Samen, die gerade angefangen haben zu wachsen. Alfalfa-Sprossen sind am bekanntesten, doch es gibt noch viele andere: Mungbohnen-, Kichererbsen- und Brokkoli-Sprossen, um nur ein paar zu nennen. Nährstoffgehalt, Energie und Schwingung sind bei allen Sprossenarten sehr hoch. Wir geben sie mit Vorliebe in unsere Salate und Smoothies.
Sprossen versorgen uns mit der brandneuen Lebenskraft der Pflanze. Wir haben uns gefragt, ob es okay ist, sie zu essen angesichts der Tatsache, dass sie *neu erschaffenes Leben* sind. Als wir die Engel um eine Antwort baten, sagten sie, dass wir Sprossen konsumieren sollen, weil sie so überaus nährstoffreich sind und unsere Energie wunderbar beflügeln. Mutter Natur und Gott sind nicht verärgert darüber, dass wir die Nahrungsquellen ernten, die sie kreiert haben. Vielmehr befürworten sie

die Bereicherung unserer Ernährung durch Sprossen, damit wir die Energie haben, unseren Weg zu Ende zu gehen und unsere Aufgabe zu erfüllen. Wenn wir gestärkt, positiv und in Sicherheit weitergehen können, haben wir das wahre Ziel erreicht, für das alles Leben in der Natur angelegt ist.
Sie können Sprossen auf viele verschiedene Weisen genießen, sogar als Snack für zwischendurch. Zum Beispiel können Sie sie mit ein wenig Hummus mischen und als Cracker- oder Brotaufstrich verwenden. Sprossen sind etwas wundervoll Köstliches. Manche Varianten sind geschmacksintensiver als andere, doch der Geschmack ist nicht so entscheidend wie die Frische und Vitalität der Pflanze.

Wie Sie Ihre eigenen Sprossen pflanzen können

Ihre eigenen Sprossen zu pflanzen ist einfach und macht Spaß. Sie haben verschiedene Möglichkeiten: Kaufen Sie sich einen Sprossenkasten in Ihrem Biomarkt (oder online), oder bauen Sie sich mithilfe eines Glases und eines Stück Musselin- oder Seihtuchs Ihren Sprossenkasten selbst.
Sie können in Ihrem Naturkostladen biologische Sonnenblumenkerne, Kürbiskerne, Mungbohnen, Kichererbsen, Linsen, Quinoa und diverse andere Sorten kaufen; oder alternativ Samen, Getreide oder Hülsenfrüchte, die speziell zum Sprießen abgepackt sind. Im Wesentlichen besteht kein Unterschied zwischen diesen beiden Möglichkeiten, und Sie müssen Ihrer Intuition vertrauen, wenn es darum geht, welche Art am frischesten ist. Davon abgesehen wird Ihr Naturkostladen häufig Variationen anbieten, die Sie woanders nicht bekommen, also schauen Sie genau nach.
Um zu beginnen, geben Sie einige der Samen, Getreide oder Hülsenfrüchte in ein Glas. Füllen Sie es mit Wasser auf, decken Sie es mit dem Deckel oder einem Stück Musselin zu (das Sie mit einem Gummiband befestigen können) und lassen das Ganze 8 bis 12 Stunden stehen. Dann gießen Sie das Wasser

ab, indem Sie das Glas einfach umdrehen (das Tuch oder der Deckel werden die Sprossen zurückhalten). Waschen Sie das Glas, indem Sie es mit frischem Wasser auffüllen, gut schütteln und wieder ausgießen. Wiederholen Sie dies ein paar Mal, bevor Sie das Glas auf eine sonnige Fensterbank stellen. Drehen Sie es noch einmal um, damit auch die letzten Wassertropfen herauslaufen können.

Alle 8 bis 12 Stunden spülen Sie die Sprossen erneut, indem Sie das Glas mit frischem Wasser füllen, schütteln und ausgießen und dabei jedes Mal so viel Wasser wie möglich herauslaufen lassen. Nachdem das Glas mit den Sprossen 3 oder 4 Tage lang auf der Fensterbank die Energie der Sonne getankt hat, erscheinen die ersten Sprossen! Spülen Sie die Sprossen noch einmal besonders gut ab, bevor Sie sie genießen. Den Rest können Sie noch einige Tag im Kühlschrank lagern.

Wenn das Aussprossen Sie inspiriert, warum legen Sie dann nicht gleich mehrere Gläser Sprossen auf einmal an? Auf diese Weise können Sie abwechselnd verschiedene Sprossen essen und haben darüber hinaus einen ständigen Vorrat!

Segensreiche Suppen

Damit Ihre Intuition voll erweckt und aktiviert wird, muss Ihr Körper mit nahrhaftem, hoch-energetischem Essen versorgt werden. Manchmal kann sich das wie ein Kampf anfühlen. Vielleicht haben Sie das Gefühl, immer und immer wieder das Gleiche zu essen – was nicht nur langweilig ist, sondern auch schlecht für Ihren Körper. Wir empfehlen Ihnen einen rotierenden Speiseplan, und das gilt auch für grünes Blattgemüse, denn Ihr Körper verlangt nach einer Palette unterschiedlicher Dinge. Wenn Sie sich ausschließlich auf ein oder zwei Produkte fokussieren, alles andere weglassen, und diese jeden Tag essen, fehlen Ihnen wichtige Nährstoffe, was dazu führen kann, dass Ihr Körper aus dem Gleichgewicht gerät.

Das ist der Moment, in dem Suppen besonders segensreich sind.

Wollen wir ehrlich sein. Wahrscheinich lieben Sie nicht unbedingt *jedes* Gemüse, und das ist völlig okay! Tun Sie einen Moment so, als hätten Sie einen Teller gedämpften Brokkoli vor sich – nicht Ihr Lieblingsgemüse. Sie betrachten ihn und schieben ihn auf dem Teller hin und her in dem Versuch, Ihre Willenskraft zu mobilisieren und einen Bissen zu nehmen. Oder vielleicht – wenn Sie Glück haben – schauen Sie auf den Teller und stellen fest, dass Sie aus Versehen den Brokkoli gegessen haben, ohne es zu merken, stimmt's? Leider geschieht dies eher selten.

In einer Suppe können Sie jede Menge nahrhafte Gemüsesorten verwenden, auch solche, die Sie nicht besonders gerne essen. Tun Sie alles in den Mixer und erfreuen Sie sich der vielen guten Dinge, die Ihre Suppe enthält – ohne irgendeinen unangenehmen Geschmack.

Suppen sind das Einfachste von der Welt

Suppen sind so einfach herzustellen. Sie geben buchstäblich jede Menge unterschiedlicher Gemüsesorten und Kräuter in einen Topf. Fügen Sie etwas Wasser hinzu und lassen das Ganze eine oder zwei Stunden kochen. Wenn das Gemüse zart wird, ist die Suppe fertig.

Wir gehen noch einen Schritt weiter und pürieren unsere Suppen in einem Mixer. Ein Püree wird vom Körper viel leichter aufgenommen. Denken Sie daran, wie oft Sie Ihr Essen kauen, bevor Sie es herunterschlucken. Vielleicht nehmen Sie mal eben schnell einen Bissen und testen es selbst.

Im Durchschnitt kauen die meisten von uns einen Mundvoll Essen weniger als zehn Mal. Naturheilkundliche Richtlinien empfehlen, dass wir *mindestens 30 Mal* kauen sollten, bevor wir einen Bissen herunterschlucken. Versuchen Sie es mal und achten Sie darauf, wie lange es dauert, etwas zu essen. Ihre Kiefer werden wahrscheinlich wund werden, weil sie nicht daran gewöhnt sind, Ihre Muskeln für eine solch lange Periode zu benutzen.

Ihr Essen gut zu kauen sorgt dafür, dass es in die kleinstmöglichen Teile aufgeschlüsselt wird. Wenn Sie es dann herunterschlucken, kann Ihr Körper alle enthaltenen Nährstoffe besser verarbeiten.

Stellen Sie sich eine rohe Karotte vor. Karotten sind ein ziemlich hartes Gemüse, wie wir alle wissen. In der Regel kaut man sie ein paar Mal und schluckt sie dann runter. Jetzt muss Ihr Körper große Teile verarbeiten, die er unmöglich aufschlüsseln kann. Der Körper wird sein Bestes tun, doch wird er nicht in der Lage sein, *alle* guten Nährstoffe der Karotte zu absorbieren. Und nun stellen Sie sich folgendes Szenario vor: Diese Karotte ist im Mixer püriert worden und hat sich zu Brei verwandelt. Sie hat eine Stunde oder länger vor sich hin geköchelt. Jetzt können Sie problemlos alles aufnehmen, was die Karotte Ihnen zu bieten hat. Die kleinen Partikel sorgen dafür, dass Ihr Körper umso mehr Nährstoffe extrahieren kann.

Vielleicht denken Sie: *Wie kann ein Gemüse, das so lange gekocht wurde, noch so hoch-energetisch sein?*

Nun, wenn Sie biologisches Gemüse nehmen, ist die Energie der Zeit und Fürsorge, die es zur Verfügung hatte, um zu wachsen, in der Mahlzeit enthalten. Wir persönlich kochen häufig einen großen Topf mit jeder Menge frischem Gemüse aus dem Biomarkt. Oder wir geben klein geschnittenes Gemüse in einen hochtourigen Mixer für eine natürlich cremige Suppe. Dann lassen wir die Suppe so lange kochen, wie es nötig ist.

Einen Teil der Suppe bewahren wir im Kühlschrank auf, fertig zum Aufwärmen und Essen für die ganze Familie. Den Rest geben wir in einen BPA-freien Behälter und lagern ihn in der Tiefkühltruhe. Sogar nach ein oder zwei Monaten hat die Suppe noch nichts von ihrer hohen Energie verloren und ist wunderbar nährend.

Die Ballaststoffe der vielen köstlichen Gemüse in der Suppe fungieren wie ein Pfeifenreiniger, der Ihren Verdauungstrakt durchputzt. Sie ziehen Teile von Toxinen und alle schlecht verdaulichen Substanzen heraus und spülen sie aus Ihrem Körper. Untersuchungen haben darüber hinaus gezeigt, dass eine ballaststoffreiche Ernährung helfen kann, Cholesterin zu reduzieren. Die Beseitigung dieser Giftstoffe führt zu einem gesteigerten Gefühl von Klarheit.

Wenn Sie etwas essen und sich anschließend träge, müde oder aufgebläht fühlen, ist das darauf zurückzuführen, dass die Mahlzeit zu dicht und schwer war. Ihr Körper wird unter Umständen eine oder zwei weitere Stunden brauchen, um die Nahrung aufzuschlüsseln. In diesem Fall werden Botschaften Ihrer eigenen göttlichen Führung verschwommen und undeutlich. Es ist, als hätten Sie Wattebäusche in den Ohren. Natürlich lassen Ihre Engel Sie nicht im Stich. In Wahrheit weichen sie *nie* von Ihrer Seite. Es ist nur so, dass Ihre Fähigkeit, sie zu hören, nicht länger so gut ist, wie sie sein könnte.

Wenn Sie eine Suppe essen, fühlen Sie sich leicht, gekräftigt und erfrischt. Sie fühlen sich weder aufgebläht noch irgendwie unwohl, da Ihr Körper schon beim ersten Löffel Suppe mit dem Verdauungsprozess beginnt.

Tatsächlich erhielt bei einem Experiment eine Gruppe von Personen einen Teller voller Gemüse und ein Glas Wasser, während eine zweite Gruppe die gleiche Menge Gemüse bekam, allerdings zu einer cremigen Suppe verarbeitet. Interessanterweise fühlte sich die Gruppe, die die Suppe gegessen hatte, gesättigter und berichtet, sie hätten sich länger angenehm voll und satt gefühlt.

Die Forscher kamen zu dem Schluss, dass immer dann, wenn wir unsere Nahrung nicht sehr gut kauen, sie auf den Grund des Magens sinkt und das Wasser obenauf schwimmt. Die Nahrungspartikel gehen zuerst durch, und das Wasser folgt direkt danach. In diesem Fall fühlen wir uns schnell wieder hungrig.

Eine Suppe jedoch füllt den ganzen Magen mit verschiedenen Partikeln, die sich in der Flüssigkeit sammeln.
Ihr Magen erkennt, dass jeder Teil dieser Mahlzeit Kraftstoff ist. Gemüse. Ballaststoffe. Kräuter und Wasser. Das gesamte Verdauungssystem arbeitet, um die Nährstoffe, die Schwingung und die Energie zu absorbieren, die Sie gerade gegessen haben. Gleichzeitig erschließen Sie das ganze Potenzial, das diese biologischen Gemüsesorten Ihnen zu geben haben. Das ist der Grund, warum Sie sich nach dem Genuss einer Suppe länger angenehm voll und gesättigt fühlen.

Rohkost-Suppen

Außerdem bereiten wir gerne sogenannte *Rohkost-Suppen* zu. Dafür geben wir die Zutaten in einen Hochfrequenz-Mixer und zerkleinern sie mithilfe seiner Drehmesser, um sie zu erhitzen. Mithilfe dieser Technik können Sie einen ganzen Kohlkopf, eine oder zwei Tomaten und ein wenig Wasser in den Mixer geben und ihn acht bis zehn Minuten laufen lassen. Das reicht, um die Nahrung zu erhitzen und das Gemüse in eine dampfende köstliche Suppe zu verwandeln.
In Wahrheit ist das Essen dann immer noch »roh«. Es ist nicht »gekocht«, wie bei einer traditionellen Suppe, wo es kurz auf großer Flamme erhitzt und dann stundenlang geköchelt wird. Diese Rohkost-Suppe hat eine völlig andere Energie, da Sie hier zum großen Teil die Frische der hoch-energetischen Zutaten bewahren.
Wir wechseln gerne zwischen den verschiedenen Arten der Suppenzubereitung ab. Manchmal lassen wir uns eine Rohkost-Suppe schmecken, und manchmal eine gekochte. Wenn wir nur wenig Zeit haben, um eine Mahlzeit zuzubereiten, holen wir eine unserer Suppen-Behälter aus der Tiefkühltruhe, erhitzen sie auf dem Ofen, und in 15 bis 20 Minuten genießen wir eine gesunde Suppe, die köstlich schmeckt.

Wasser

Eine Suppe zuzubereiten bedeutet, eine magische Mixtur aus Energie und Nahrung zu zaubern. Der vielfältige Geschmack der diversen Gemüsesorten und Kräuter wird im Wasser freigesetzt und gibt der Brühe ihre heilenden Schwingungen. Das ist der Grund, warum wir es vorziehen, unser Gemüse nicht zu kochen. Wenn Sie das Gemüse abgießen, fließt der beste Teil der Mahlzeit in den Abfluss. Dann können Sie auch gleich das Gemüse entsorgen und die Brühe trinken, da sie wahrscheinlich mehr Nährstoffe enthält!

Nehmen Sie für Ihre Suppe ein Wasser höchster Qualität. Je nachdem, wo auf der Welt Sie sich befinden, ist die Möglichkeit sehr groß, dass Ihr Leitungswasser Fluorid enthält. Viele Untersuchungen haben die negativen Nebenwirkungen von Fluorid gezeigt. Man erzählt uns, dass Fluorid hilft, unsere Zähne zu kräftigen, doch die schockierende Erkenntnis ist, dass es absolut keinen Unterschied macht! Untersuchungen, die den Fluorid-Gehalt im Leitungswasser unterschiedlicher Länder mit denen verglichen haben, die kein Fluorid enthalten, haben bewiesen, dass bei beiden Sorten Leitungswasser die Häufigkeit von Karies gleich ist. Darüber hinaus ist Fluorid eine toxische Chemikalie, die in Zusammenhang mit vielen Erkrankungen und gesundheitlichen Problemen steht, einschließlich bestimmter Arten von Krebs.

Die beste Möglichkeit, Fluorid aus Ihrem Leitungswasser zu beseitigen, ist mittels Umkehrosmose. Dabei handelt es sich um ein Filtersystem, das Sie in Ihrem Zuhause installieren lassen können. Sie können natürlich auch Flaschenwasser kaufen, idealerweise in Glasflaschen, ohne zusätzliches Fluorid.

Wenn Sie eine hochschwingende, die Intuition stärkende Suppe zubereiten wollen, nehmen Sie bitte natürliches Quellwasser oder Wasser, das mittels Umkehrosmose gefiltert wurde. Indem Sie Ihrer Suppe mit frischem Wasser eine nahrhafte Basis geben, verbessern Sie die Qualität des Endprodukts. Wenn Sie etwas verzehren, das einen toxischen Bestandteil enthält, wird das natürlich Ihre außersinnlichen Fähigkeiten dämpfen. Also achten Sie darauf, dass Ihre Suppe frei von Fluorid ist!

Bevor Sie Ihr Gemüse in die Suppe geben, nehmen Sie sich ein wenig Zeit und füllen den Topf mit dem Wasser mit positiver Energie an. Halten Sie Ihre Hände über den Topf und schließen Sie für einen Moment die Augen. Vielleicht empfinden Sie es als angenehm, kurz Ihre Hände aneinander zu reiben und sie auf diese Weise sensitiver zu machen. Als Nächstes visualisieren Sie weißes Licht, das durch Ihre Handflächen fließt und in das Wasser ausstrahlt. Visualisieren Sie jedes einzelne Molekül, wie es auf diese Energie reagiert und seine Schwingung erhöht. Und wenn Sie dann Ihre Suppe genießen, wird die daraus gewonnene Energie noch stärker sein.

Sie können diesen Moment auch dazu benutzen, die Suppe mit einem spezifischen Gebet oder einer Intention zu erfüllen. Wenn Sie Ihre Hellsichtigkeit wecken wollen, stellen Sie sich vor, dass Sie klare Visionen empfangen, während Sie diese Intention in die Suppe leiten.

Wenn Sie eine stärkere Verbindung mit Gott und Ihren Engeln anstreben, stellen Sie sich vor, wie sie neben Ihnen stehen und auf klare Weise mit Ihnen kommunizieren. Wenn Sie mehr Liebe in Ihr Leben bringen oder eine hilfreiche spirituelle Gruppe finden wollen, visualisieren Sie sich in einer rundum ausgewogenen Beziehung mit einem Seelengefährten oder umgeben von gleichgesinnten Freunden.

Wasser ist ein wundervolles Medium für Energie. Es behält eine magische »Erinnerung« an die Schwingung, mit der es erfüllt wurde. Wenn Sie Liebe in Ihr Wasser senden, wird das Wasser in gleicher Weise reagieren. Aus diesem Grund ist es so wichtig, entspannt und offen zu sein bei der Zubereitung Ihres Essens. Wenn Sie eine Suppe (oder eine andere Mahlzeit) in einem aufgeregten, gestressten Zustand zubereiten, überträgt sich dieser Stress auf das Essen. Jedes Mal, wenn Sie die Suppe aus der

Tiefkühltruhe nehmen, spüren Sie diese Schwingung von Stress. Ist es nicht viel besser, beim Kochen entspannt und friedvoll zu sein, sich verbunden und geliebt zu fühlen, sodass Sie jedes Mal, wenn Sie die Suppe essen, diese wundervollen, positiven Dinge fühlen?

Hülsenfrüchte

Sie können Ihrer Suppe weitere Zutaten hinzufügen und so Ihre ganz eigene Version zaubern. Erlauben Sie Ihrer Kreativität, sich frei zu entfalten. Wir lieben es, alles in die Suppe zu geben, was wir vorrätig haben, und das zu benutzen, wozu wir uns angeleitet fühlen. Gespannt schauen wir dann, was dabei herauskommt.
Manchmal fügen wir Hülsenfrüchte hinzu, zum Beispiel Bohnen und Linsen. Es gibt zwei Möglichkeiten, wie Sie dabei vorgehen können:

1. **Kaufen Sie getrocknete Hülsenfrüchte.** Weichen Sie die Bohnen mindestens 24 Stunden lang in einer großen Schüssel Wasser ein, da sie sich mit Flüssigkeit vollsaugen müssen. Ein weiterer wichtiger Grund für diese Einweichzeit ist, dass Bohnen und andere Hülsenfrüchte von Natur aus Spuren von Toxinen enthalten, von der Pflanze produzierte chemische Stoffe, um Schädlinge und Insekten abzuwehren. Wenn Sie große Mengen Hülsenfrüchte konsumieren, sollten Sie möglichst nichts von diesen toxischen Elementen zu sich nehmen. Durch das lange Einweichen in Wasser sorgen Sie dafür, dass die Giftstoffe herausgezogen werden.
Dann spülen Sie die Bohnen oder Linsen gut und geben sie in Ihre Suppe. Lassen Sie das Ganze ein bis eineinhalb Stunden leise köcheln, bis sie schön zart und weich sind.

2. Oft ist es einfacher, **eingelegte Bohnen und Linsen** zu nehmen. Sie können sie aufbewahren und jederzeit, ohne tagelan-

ges Einweichen, zubereiten. Sie nehmen einfach ein paar Dosen aus dem Regal und zaubern sich in Nullkommanichts eine nahrhafte Mahlzeit.
Bei vielen Bohnen- und Linsen-Konserven ist das Wasser gesalzen. Also sollten Sie das Ganze sehr gut spülen. Trinken Sie das Wasser nicht, denn es könnte einige dieser toxischen Bestandteile enthalten, die wir oben erwähnt haben. Nachdem wir die Konserven gründlich gespült haben, fühlen wir uns angeleitet, diese Bohnen in eine Schüssel klares Wasser zu geben, so wie wir es mit getrockneten Bohnen tun würden. In der Regel jedoch haben wir das Gefühl, eine halbe Stunde Einweichzeit reicht – gerade lange genug, um das hinzugefügte Salz oder irgendwelche Giftstoffe herauszuziehen.
Es ist besonders wichtig, sich für Konserven zu entscheiden, deren Innenseiten nicht mit BPA ausgekleidet sind. (Sie werden eine dünne Plastikschicht im Inneren der Dose bemerken, die dafür sorgt, dass die Bohnen nicht mit dem Metall in Berührung kommen.) Wenn die Dose BPA enthält, kann diese Chemikalie das hormonelle Gleichgewicht in Ihrem Körper durcheinanderbringen. Das gilt übrigens nicht nur für Frauen, sondern wirkt sich ebenso stark auf Männer aus.
Daher sollten Sie darauf achten, nur Konserven ohne BPA zu kaufen. Sie bereiten die Suppe zu, um Ihre Schwingung zu erhöhen und Ihre Intuition zu verbessern. Aus diesem Grund werden Sie dafür sorgen wollen, dass jede Mahlzeit so rein ist und von so hoher Energie wie irgend möglich.

* * * * *

Hier sind zwei Suppenrezepte, perfekt für eine leichte Mahlzeit oder einen Imbiss zwischendurch. Sie schneiden einfach die Zutaten klein und geben alles in einen großen Topf – und nach kurzer Zeit haben Sie einen wundervollen Vorrat an köstlicher, nahrhafter Suppe!

GEMÜSESUPPE

Zutaten:

1 Grünkohl
3 Pastinaken
125 g Pilze
5 Karotten
5 Frühlingszwiebeln
5 Sellerie-Stangen
2 Zucchini
4 Grünkohl-Strünke
1 kg gehackte Tomaten (biologische, hoch-qualitative Tomatenkonserven eignen sich vorzüglich)
3 Teelöffel gehackter Knoblauch
5 Teelöffel Petersilie
5 Teelöffel Basilikum
1 ½ Teelöffel Chilipulver
4 vegetarische, salzreduzierte Suppenwürfel

Zerkleinern Sie das Gemüse, geben Sie es mit allen anderen Zutaten in einen großen Topf mit drei Liter Wasser und lassen das Ganze 1 bis 2 Stunden köcheln.

KÜRBISSUPPE

Zutaten:

2 Butternusskürbisse, geschält und gewürfelt
1 l Gemüsefond
½ Teelöffel fein gehackter frischer Ingwer
200 g Sauerrahm (aus Cashewkernen: Rezept auf Seite 120)

Rösten Sie den Kürbis 45 Minuten im Ofen bei 180 Grad Celsius, oder bis er weich ist. Geben Sie den Kürbis und die anderen Zutaten in einen Topf mit 480 ml Wasser und lassen die Suppe 1 bis 2 Stunden köcheln.

Nahrungsmittel/Mahlzeiten mit hoher Schwingung wecken Ihre Intuition. Im Gegensatz dazu verstopfen industrielle Süßstoffe, künstliche Farben und Junkfood generell Ihre Energiezentren und blockieren die Fähigkeit, Botschaften Ihrer Engel zu empfangen, was es sehr schwer macht, die göttliche Führung zu hören! Indem Sie natürliche Produkte essen – vor allem nahrhafte Superfoods und angenehm sättigende Suppen – sorgen Sie dafür, dass die Kanäle Ihrer Intuition klar und offen bleiben.

Kapitel 6
Nahrhafte Nüsse, Samen und Milcharten

Nüsse und Samen sind ein gesunder Snack, da sie Eiweiß, gute Fette und Ballaststoffe enthalten. Jedoch weisen viele auch Enzym-Inhibitoren auf, die eine Extrabelastung für Ihren Körper sein können. Diese Inhibitoren binden sich an Enzyme und blockieren oder verlangsamen deren Aktivität. Wenn Sie große Mengen roher Nüsse essen, kann es sein, dass Sie ein Völlegefühl bekommen, da Ihr Verdauungssystem Schwierigkeiten hat, sie aufzuschlüsseln. Außerdem können sie geringe Mengen Phytinsäure enthalten, die der Körper nicht verarbeiten kann.

Aktivierte Nüsse und Samen

Durch das »Aktivieren« von Nüssen und Saaten setzen Sie Enzym-Inhibitoren frei (und ihren kostbaren Nährwert) und machen es Ihrem Körper leichter, sie aufzuschlüsseln. Sie können alle möglichen Nüsse und Saaten aktivieren, und hier sind unsere geführten Empfehlungen, welche am besten aktiviert werden können:

- Mandeln
- Erdnüsse
- Haselnüsse
- Macadamianüsse
- Walnüsse
- Kürbiskerne
- Sonnenblumenkerne

Der Vorgang ist einfach, und Sie können ihn problemlos zu Hause durchführen. Viele Naturkostläden verkaufen aktivierte Nüsse, die allerdings wesentlich teurer sind.

Geben Sie die Nüsse (oder Kerne) in eine große Schüssel und bedecken Sie sie mit gefiltertem Wasser oder Quellwasser. Als Nächstes fügen Sie einen Teelöffel keltisches oder Himalaya-Salz hinzu. (Das Salz hilft dem Aktivierungs-Prozess, die Enzym-Inhibitoren freizusetzen.) Rühren Sie alles gut um, bis sich das Salz auflöst und alle Nüsse mit Wasser bedeckt sind. Lassen Sie das Ganze zwölf Stunden einweichen. Dann schütten Sie das Wasser ab und spülen die Nüsse mehrmals, bevor Sie sie im Backofen auf niedrigster Hitze so lange trocknen, bis sie wieder knackig sind. Sie können diese gesunde Köstlichkeit als Snack genießen, in Ihren Smoothies und in Salaten.
Achtung: Bitte bedenken Sie, dass Nüsse mit höherem Ölgehalt, wie beispielsweise Macadamia- und Walnüsse, nicht so lange eingeweicht werden müssen.

Cashewkerne

Vielleicht ist Ihnen aufgefallen, dass Cashewkerne nicht auf der »aktivierten« Liste stehen. Es mag Sie überraschen zu hören, dass Cashews gar keine Nüsse sind, sondern in Wahrheit eine Frucht! Sie müssen nicht aktiviert werden, da sie keine Enzym-Inhibitoren enthalten. Daher können Sie das folgende Rezept vergleichsweise schnell zubereiten!

CASHEW-SAUERRAHM

Dieser Nuss-Sauerrahm ist eine wunderbare Creme und eignet sich für fast jedes Gericht. Er passt gut zu den meisten Geschmacksrichtungen und kann sogar als sahniges Salatdressing benutzt werden.

Zutaten:

300 g eingeweichte Cashewkerne (für eine herrlich glatte Creme ca. 5 Stunden einweichen)
2 Esslöffel Kokosnussöl

2 Esslöffel Zitronensaft
2 Teelöffel Salz
120 ml Wasser

Geben Sie alle Zutaten in einen Mixer und fangen mit einer niedrigen Geschwindigkeit an. Je nach Mixer müssen Sie ihn vielleicht hier und da ausschalten, um die Mischung umzurühren. Dann stellen Sie die Geschwindigkeit auf Medium und mischen alles, bis Sie eine cremige, glatte Sauce haben. Sie können den fertigen Rahm in einem Glasbehälter ein paar Tage im Kühlschrank lagern.

Chia-Samen

Chia-Samen, die zu den Pflanzen mit dem höchsten Omega-3-Gehalt gehören, sind eine wundervolle Quelle essenzieller Fettsäuren und Energie – sie geben Ihnen einen wesentlich größeren Energieschub, als es andere Arten von Kohlenhydraten, Zucker oder Koffein jemals können. Traditionell wurden Chia-Samen von den Azteken benutzt, um sich über längere Zeitabschnitte mit Energie zu versorgen.

Wir empfehlen, die Samen kurz einzuweichen. Geben Sie einen Esslöffel Chia in einen Viertelliter Wasser. Lassen Sie die Samen 10 bis 15 Minuten einweichen, und Sie werden sehen, wie sie größer werden und eine gelartige Konsistenz annehmen, der Beweis für die wundervollen essenziellen Fettsäuren, die Ihr Körper sich wünscht. Durch das Einweichen der Chia-Samen sorgen Sie dafür, dass Ihr Körper sie leicht verdauen und absorbieren kann.

Jetzt können Sie die Samen in Ihren Smoothie geben! Mischen Sie das Ganze und Sie werden nicht einmal merken, dass die Samen enthalten sind. Der Smoothie wird sättigend und äußerst nahrhaft sein.

Oder versuchen Sie es mit dieser köstlichen Delikatesse:

LECKERER CHIA-PUDDING

Dies ist eine einfache und köstliche Möglichkeit, mehr Chia-Samen in Ihre Ernährung einzubauen. Der Pudding hat eine wundervolle süße Note, eignet sich also perfekt als Dessert!

Zutaten:
240 ml Kokosnussmilch oder eine andere unserer Nuss- und Samen-Milcharten (siehe nächstes Kapitel)
2 Esslöffel Ahornsirup
1 Teelöffel alkoholfreier, biologischer Vanille-Extrakt
½ Teelöffel Zimt
½ Teelöffel Muskatnuss, gerieben
2 Esslöffel Chia-Samen
1 reife Banane

Dieses Rezept sieht besonders appetitlich aus, wenn Sie den Pudding im Glas servieren. Geben Sie die Nussmilch, Ahornsirup, Vanille-Extrakt, Zimt, Muskat und Chia-Samen in ein Glas. Rühren Sie das Ganze um, bis es gut vermischt ist. Stellen Sie das Glas eine halbe Stunde in den Kühlschrank. Dann mixen Sie das Ganze noch einmal, um die Chia-Samen gut zu verteilen. Stellen Sie den Pudding weitere 4 Stunden in den Kühlschrank. Anschließend pürieren Sie die Banane und mischen sie vorsichtig in den Chia-Pudding.
Sie können den Geschmack dieses einfachen Chia-Puddings verändern, indem Sie eine andere Nussmilch oder Frucht nehmen. Mangos, Erdbeeren, Blaubeeren und Pfirsiche gehören dabei zu unseren Favoriten.

Nuss- und Samen-Milcharten

Wie wir bereits erwähnt haben, war Ihr Körper nie darauf ausgelegt, Milchprodukte zu verarbeiten, die zu Entzündungen und Irritationen in Ihrem Verdauungstrakt führen können. Häufig sind die Reaktionen auf Milchprodukte allmählich und subtil. Die negativen Wirkungen können sich erst 24 bis 48 Stunden nach dem Verzehr von Milchprodukten einstellen, was es schwierig macht, den Grund für Ihr Unwohlsein zu identifizieren.

Pflanzenbasierte Milcharten sind wesentlich nahrhafter für Ihren Körper. (Wir benutzen den Begriff »Milcharten«, um den Unterschied zu herkömmlicher Milch zu betonen.) Sie bieten sowohl wundervolle Vitamine, Mineralstoffe und gesunde Öle als auch Eiweiß und Ballaststoffe. Manchmal kann es unbequem sein, größere Mengen Nüsse und Samen zu essen; das ist der Grund, warum wir es lieben, ihren wunderbaren Nährwert in Form von Nussmilch zu uns zu nehmen. Nuss- und Samenmilch ist recht einfach herzustellen. Mit ein wenig Vorausplanung können Sie frische Milcharten zaubern und sie in Ihren Smoothies, Müslis oder Desserts verwenden.

Es mag verführerisch sein, fertige Nuss- und Samenmilcharten im Laden zu kaufen, da heutzutage viele Naturkostläden diese Produkte anbieten. Doch wie bei allen abgepackten Lebensmitteln können auch diese Produkte Konservierungsstoffe, Emulgatoren und Süßstoffe beinhalten. Wir haben einige bekannte Marken gesehen, deren Produkte schädliche Carrageen-Zusätze enthalten. Carrageen ist ein natürlicher Bestandteil; es hat sich jedoch erwiesen, dass er zu Irritationen und Entzündungen des Magens führen kann. Der Stoff löst eine Reaktion des Immunsystems aus und ist mit Magengeschwüren und sogar Krebs in Verbindung gebracht worden. Da es sich bei Carrageen um ein natürliches Produkt handelt, kann es sogar in biologischen Produkten enthalten sein. Der Zweck des Zusatzstoffes besteht darin, dafür zu sorgen, dass die Nussmilch sich nicht in Wasser und festere Stoffe trennt. Wenn es Ihnen also nichts ausmacht, Ihre Milch in einen Shake zu verwandeln, indem Sie sie kräftig durchschütteln, können Sie damit das Carrageen komplett beseitigen.

Vielfalt ist das wahre Geheimnis für ein glückliches, gesundes Leben, und pflanzenbasierte Milcharten sind keine Ausnahme. Wir ermutigen Sie, die verschiedenen Nuss- und Samenmilcharten abzuwechseln und nicht immer dieselbe zu konsumieren. Jede besitzt ihren einzigartigen Nährwert und ist auf einer energetischen Ebene entsprechend hilfreich. Indem Sie die von Ihnen zubereiteten Milcharten im Turnus wechseln, versorgen Sie sich auf eine perfekt ausgewogene und heilende Weise.
Sie werden sehen, dass wir die meisten unserer Nussmilcharten mit natürlichen Zusatzstoffen süßen – unsere persönliche Vorliebe und nicht unbedingt erforderlich. Wir finden, die zusätzliche Süße verleiht der Milch eine cremigere Substanz und sorgt für ausgezeichnete Smoothies! Medjool-Datteln sind eine fabelhafte, gesunde Quelle für Süße, ebenso Ahornsirup. Bitte kaufen Sie echten, biologischen, Fair-Trade-Ahornsirup (ahornähnlicher Sirup reicht nicht). Es gibt viele andere Sirup-Arten, zum Beispiel Agaven-, Yacón- und Kokosnuss-Sirup. Verglichen mit den anderen, hat Ahornsirup jedoch einen extrem geringen Fructose-Anteil. Was bedeutet, dass Ihr Körper den Zucker langsamer verarbeitet und einem plötzlichen Blutzuckeranstieg vorbeugt. Zudem enthält Ahornsirup sowohl einen gewissen Nährwert als auch Antioxidantien.
Die folgenden Rezepte ergeben ungefähr vier Portionen à 240 ml:

SONNENBLUMENKERN-MILCH

Wir lieben die belebende Energie von Sonnenblumen. Es ist praktisch unmöglich, nicht zu lächeln, wenn man sich ihre großen, glücklichen Gesichter anschaut. Die Sonnenblume erinnert Sie daran, Ihr Licht erstrahlen zu lassen. Sie tröstet Sie damit, dass Sie das Schlimmste hinter sich haben und ab jetzt nur noch positive Dinge auf Sie warten. Diese herrliche Blume gibt Ihnen Kraft, stärkt Ihr Selbstvertrauen und weckt die Freude in Ihrer Seele. Wenn Sie Sonnenblumenkern-Milch zubereiten, ist es, als würden Sie goldenen Sonnenschein trinken!

Diese köstliche Milchart ist reich an Zink für gesunde Haare, Haut und Nägel. Zink bringt Ihr Immunsystem ins Gleichgewicht, heilt Ihr Nervensystem und fördert Entspannung.

Zutaten:
150 g rohe Sonnenblumenkerne (geschält)
1 ¼ Teelöffel keltisches oder Himalaya-Salz
720 ml gefiltertes Wasser oder natürliches Quellwasser, plus 250 ml zum Einweichen
1 Teelöffel alkoholfreier biologischer Vanille-Extrakt (optional)
2 Esslöffel Ahornsirup (optional)

Weichen Sie die Sonnenblumenkerne mit einem Teelöffel Salz in einer großen Schüssel mit frischem Wasser mindestens 12 Stunden ein. Dann gießen Sie das Wasser ab und spülen die Kerne sorgfältig. Geben Sie die Sonnenblumenkerne, 720 ml Wasser und ¼ Teelöffel Salz in Ihren Mixer. Falls Ihr Mixer unterschiedliche Geschwindigkeiten hat, beginnen Sie mit 10 Sekunden auf kleiner Stufe, bevor Sie ihn höher stellen. Mischen Sie das Ganze ungefähr eine Minute, bis alle Kerne aufgebrochen und zu einer cremigen Milch geworden sind. Probieren Sie, ob es Ihnen schmeckt, und fügen Sie nach Belieben Vanille-Extrakt und Ahornsirup hinzu, zum Süßen und um den herben Geschmack der Sonnenblumenkerne auszugleichen.
Füllen Sie Ihre Sonnenblumenkern-Milch in eine Glasflasche oder einen Glasbehälter mit Deckel und stellen Sie sie in den Kühlschrank. Gekühlt ist sie 2 Tage haltbar.

KÜRBISKERN-MILCH

Kürbiskerne sind randvoll mit gesundem Protein. Diese Milch gibt Ihnen Kraft und Mut, vor allem wenn Sie sich mit Herausforderungen konfrontiert sehen. Behalten Sie Ihr Vertrauen und seien Sie versichert, dass alles gut wird. Wenn Sie die pürierten

Kürbiskerne in der Milch belassen, nehmen Sie all das Gute auf, was in diesen kleinen Kraftpaketen steckt, einschließlich Eisen, Zink und Aminosäuren.

Zutaten:
150 g rohe Kürbiskerne (geschält)
1 ¼ Teelöffel keltisches oder Himalaya-Salz
720 ml gefiltertes Wasser oder natürliches Quellwasser, plus eine Schüssel mit Wasser zum Einweichen
1 Teelöffel alkoholfreier biologischer Vanille-Extrakt (optional)
2 Medjool-Datteln, entkernt (optional)

Weichen Sie die Kürbiskerne in einer großen Schüssel mit frischem Wasser ein. Fügen Sie einen Teelöffel Salz hinzu und lassen Sie die Kerne mindestens 6 Stunden einweichen. Dann schütten Sie das Wasser ab und spülen die Kerne sorgfältig. Geben Sie die eingeweichten Kerne, 720 ml Wasser und ¼ Teelöffel Salz in Ihren Mixer. Falls Ihr Mixer unterschiedliche Geschwindigkeiten hat, beginnen Sie auf der untersten Stufe für 10 Sekunden, bevor Sie ihn höher stellen. Mischen Sie das Ganze ungefähr eine Minute lang, bis alle Kerne aufgebrochen und cremig geworden sind. Aufgrund der Pigmentierung der Kürbiskerne wird die fertige Creme eine leicht grüne Farbe haben. Probieren Sie ein wenig, und je nach Bedarf fügen Sie zum Süßen den Vanille-Extrakt und die Datteln hinzu, bevor Sie alles noch einmal mischen. Vanille-Extrakt und Datteln helfen, die Milch ein wenig geschmackvoller zu machen, sind aber optional.
Füllen Sie Ihre Kürbiskern-Milch in eine Glasflasche oder einen Glasbehälter mit Deckel und stellen Sie sie in den Kühlschrank. Gekühlt ist sie 2 Tage haltbar.

HASELNUSS-MILCH

Haselnuss-Milch hat einen butterähnlichen feinen Geschmack, beinahe wie ein Dessert. Der Geschmack erinnert an Schokolade (und passt wunderbar zu Kakao). Haselnüsse haben einen höheren Ölgehalt als andere Nüsse, doch sofern Sie nicht ausschließlich diese Milch-Variante konsumieren, dürfte es zu keinen Problemen kommen. Haselnüsse sind reich an Vitamin E und Antioxidantien; zudem enthalten sie sowohl B-Vitamine als auch Kalzium, Zink und Eisen.
Diese Milch zu trinken ist so, als würden Sie sich selbst eine beruhigende, warme Umarmung schenken. Sie versichert Ihnen, dass alles gut ist. Und selbst wenn Sie vielleicht nicht verstehen, warum die Dinge sind, wie sie gerade sind, ist letzten Endes alles in perfekter, göttlicher Ordnung. Ihre Gebete sind gehört worden, und Gott und die Engel senden Ihnen ihre Liebe.

Zutaten:
150 g rohe Haselnüsse
1 ¼ Teelöffel keltisches oder Himalaya-Salz
480 ml gefiltertes Wasser oder natürliches Quellwasser, plus eine Schüssel Wasser zum Einweichen
1 Teelöffel alkoholfreier, biologischer Vanille-Extrakt
3 Esslöffel Ahornsirup

Weichen Sie die Haselnüsse mit 1 Teelöffel Salz in einer großen Schüssel mit frischem Wasser für mindestens 12 Stunden ein. Dann schütten Sie das Wasser aus und spülen die Nüsse sorgfältig. Geben Sie die gewaschenen Haselnüsse, 480 ml Wasser und ¼ Teelöffel Salz in Ihren Mixer. Diese Milch schmeckt besser mit ein wenig Süße, daher sollten Sie jetzt auch die Vanille und den Ahornsirup hinzufügen. Falls Ihr Mixer verschiedene Stufen hat, beginnen Sie für 10 Sekunden auf der untersten Stufe, bevor Sie ihn höher stellen. Mischen Sie das Ganze ungefähr eine Minute, bis alle Nüsse aufgebrochen und cremig sind.

Füllen Sie Ihre Haselnuss-Milch in eine Glasflasche oder einen Glasbehälter mit Deckel und stellen Sie sie in den Kühlschrank. Gekühlt ist die Milch 2 Tage haltbar.

PARANUSS-MILCH

Die Paranuss ist eine wunderbare Quelle für Selen; außerdem ein wirkungsvolles Antioxidans und als vorbeugendes Mittel bei vielen Krebsarten bekannt. In bestimmten Gegenden auf der Erde (Australien ist ein Beispiel) weist der Boden nur sehr wenig Selen auf. Unser Obst und Gemüse kann nur aus dem Boden Mineralstoffe aufnehmen; wenn also keine vorhanden sind, wird es auch den angebauten Lebensmitteln daran mangeln. Mit diesen südamerikanischen Nüssen können Sie Ihre Nahrung mit Selen anreichern. Paranüsse haben eine hohe Konzentration an Öl, was bedeutet, dass sie schnell ranzig werden können. Bitte kaufen Sie Paranüsse, die noch nicht lange im Regal liegen (je weiter das Verfallsdatum in der Zukunft liegt, desto frischer sind sie) und bewahren Sie sie im Kühlschrank auf.

Wenn Sie das Gefühl haben, sich vorübergehend von allem zurückziehen zu müssen, dann gönnen Sie sich eine Paranuss-Milch. Sie hilft Ihnen, Ihre Sorgen zu vergessen und ein Gefühl inneren Friedens zu finden.

Zutaten:

125 g rohe Paranüsse
1 ¼ Teelöffel keltisches oder Himalaya-Salz
960 ml gefiltertes Wasser oder natürliches Quellwasser, plus eine Schüssel mit Wasser zum Einweichen
2 Teelöffel Zimt (gemahlen)
2 Esslöffel Ahornsirup (optional)

Weichen Sie die Paranüsse mit einem Teelöffel Salz mindestens 5 Stunden in einer Schüssel Wasser ein. Aufgrund ihres hohen Ölgehaltes sollten Sie die Nüsse nicht zu lange einweichen lassen. Dann schütten Sie die Nüsse ab und spülen Sie sie sorgfältig. Geben Sie die eingeweichten Nüsse, 960 ml Wasser, ¼ Teelöffel Salz und Zimt in Ihren Mixer. (Der Zimt verleiht der Milch einen köstlichen Geschmack und hilft außerdem, den Blutzucker zu regulieren.) Wenn Ihr Mixer verschiedene Geschwindigkeitsstufen hat, stellen Sie ihn für 10 Sekunden auf eine niedrige Stufe, bevor sie ihn höher stellen. Mischen Sie das Ganze ungefähr eine Minute, bis alle Nüsse aufgebrochen und cremig sind. Jetzt können Sie nach Belieben ein wenig Ahornsirup hinzufügen, wenn Sie das Gefühl haben, Ihre Nussmilch braucht etwas mehr Süße.

Füllen Sie Ihre Paranuss-Milch in eine Glasflasche oder einen Glasbehälter mit Deckel und stellen Sie sie in den Kühlschrank. Gekühlt ist sie 2 Tage lang haltbar.

CASHEW-MILCH

Cashewkerne ergeben eine cremige, reichhaltige Milch, gleichzeitig köstlich und dekadent. Wenn Cashewkerne auch oft als Nüsse bezeichnet werden, sind sie in Wahrheit Samen. Cashewkerne, wenn auch von hohem Nährwert, sind nicht wie andere Nüsse und Saaten. Man findet nur selten wirklich »rohe« Cashewkerne, denn sie müssen gedämpft werden, um sie aus ihrer toxischen Schale zu lösen. Daher sind die meisten sogenannten rohen Cashewkerne zwar gedünstet, aber nicht geröstet. Aus diesem Grund empfehlen wir Cashew-Milch als gelegentliche Delikatesse und nicht als Grundnahrungsmittel. Cashewkerne eignen sich wunderbar als Basis für Ihren Smoothie und verleihen Müsli und Zerealien eine köstlich cremige Konsistenz.

Cashew-Milch beseitigt Blockaden und sorgt dafür, dass Sie Ihre Intuition wahrnehmen können. Sie öffnet sämtliche Kanäle der Kommunikation und ermöglicht uns, ohne Mühe Einsichten zu erlangen. Sie ist ein wundervolles Getränk, das Sie sich vor dem Meditieren, Schreiben oder Lehren gönnen sollten.

Zutaten:
150 g »rohe« Cashewkerne
1 ¼ Teelöffel keltisches oder Himalaya-Salz
720 ml gefiltertes Wasser oder natürliches Quellwasser, plus eine Schüssel Wasser zum Einweichen

Weichen Sie die Cashewkerne mit einem Teelöffel Salz 5 Stunden lang in einer großen Schüssel frischen Wassers ein. Cashewkerne sind relativ weich und müssen daher nicht so lange eingeweicht werden. Dann schütteln Sie das Wasser ab und waschen die Cashewkerne sorgfältig. Geben Sie die eingeweichten Samen, 720 ml Wasser und ¼ Teelöffel Salz in Ihren Mixer. Mischen Sie das Ganze ungefähr eine Minute, bis alle Samen aufgebrochen sind und eine cremige Substanz entstanden ist.
Schütten Sie Ihre Cashew-Milch in eine Glasflasche oder einen Glasbehälter mit Deckel und stellen Sie sie in den Kühlschrank. Gekühlt ist sie 2 Tage lang haltbar.

MILCH AUS BRAUNEM REIS

Reismilch hat einen Geschmack, an den man sich erst gewöhnen muss. Die meisten im Laden gekauften Reismilch-Arten haben einen ungewöhnlichen Nachgeschmack, der nicht jedem zusagt. Wenn Sie jedoch sensitiv auf Nüsse reagieren, werden Sie diese Alternative vielleicht vorziehen. Reis – eigentlich ein Samen – ist zudem glutenfrei. Wir fügen dieser Milch immer ein wenig Süße hinzu, um sie schmackhafter zu machen.
Milch aus braunem Reis hilft Ihnen, kein Blatt vor den Mund zu nehmen und zu sagen, was Sie denken. Sie gibt Ihnen unerschütterliches Vertrauen in Ihre Bauchgefühle; beschützt Sie vor negativen Energien und stärkt Ihre Aura.

Zutaten:
125 g brauner Reis
480 ml gefiltertes Wasser oder natürliches Quellwasser
Eine Prise keltisches oder Himalaya-Salz
3 Medjool-Datteln (entkernt)
1 Teelöffel Zimt (gemahlen)
1 Teelöffel Ahornsirup

Für die Zubereitung dieser Milchart brauchen Sie gekochten braunen Reis.
(Vielleicht möchten Sie einen Topf braunen Reis für Ihr Abendessen kochen und ein wenig davon für Ihre Reismilch nehmen. 225 g trockener Reis ergibt nach dem Kochen die drei- bis vierfache Menge. Weichen Sie den Reis vor dem Kochen mindestens 12 Stunden in einer Schüssel Wasser mit einem Teelöffel Salz ein; wenn Sie den Reis 24 Stunden einweichen lassen, ist er noch leichter und cremiger. Nach dem Einweichen schütten Sie das Wasser ab und waschen den Reis sorgfältig. Geben Sie den Reis und 480 ml Wasser in einen Topf und bringen ihn zum Kochen, bevor Sie die Hitze reduzieren und ihn zugedeckt eine Weile köcheln lassen. Wenn der Reis schön weich ist – nach ungefähr 20 Minuten – ist er fertig. Stellen Sie ihn beiseite und lassen Sie ihn abkühlen.)
Geben Sie den gekochten Reis, 480 ml Wasser, eine Prise Salz, Datteln, Zimt und Ahornsirup in Ihren Mixer. Mixen Sie das Ganze ca. eine Minute, bis die Masse eine cremig-weiche Konsistenz hat – fertig ist Ihre Reismilch!
Füllen Sie Ihre Reismilch in eine Glasflasche oder einen Glasbehälter mit Deckel und stellen Sie sie in den Kühlschrank. Gekühlt wird sich die Milch 2 Tage halten.

MACADAMIANUSS-MILCH

Macadamianüsse sind sehr ölhaltig, cremig und absolut köstlich! Sie sind eine wunderbare Quelle für Eiweiß, B-Vitamine

und Mangan. Außerdem enthalten sie gesunde Öle, die Herz und Herz-Kreislauf-System nähren.
Diese Milch lenkt Ihren Fokus zurück auf die Liebe. Sie hat eine herzzentrierte Energie, und alles, was der Liebe entspringt, ist von Natur aus heilend. Sie weckt Ihre hellsichtigen Fähigkeiten und hilft Ihnen, sowohl vor Ihrem inneren Auge als auch in der physischen Welt außersinnliche Visionen zu sehen. Diese Energie eignet sich wunderbar, um Liebesbeziehungen, ausgewogene Geschäftsbeziehungen, mitfühlende Therapeuten und vertrauenswürdige Klienten in Ihr Leben zu bringen.

Zutaten:
125 g rohe Macadamianüsse
1 ¼ Teelöffel keltisches oder Himalaya-Salz
720 ml gefiltertes Wasser oder natürliches Quellwasser, plus eine Schüssel Wasser zum Einweichen
1 Teelöffel alkoholfreier, biologischer Vanille-Extrakt (optional)
2 Esslöffel Ahornsirup (optional)

Weichen Sie die Macadamianüsse mit einem Teelöffel Salz für 5 Stunden in einer großen Schüssel Wasser ein. Macadamianüsse sind von Natur aus so weich, dass sie nicht lange gewässert werden müssen. Geben Sie die eingeweichten Macadamianüsse, 720 ml Wasser und ¼ Teelöffel Salz in Ihren Mixer. Mixen Sie das Ganze eine Minute, bis alle Nüsse aufgebrochen sind und eine cremig-flüssige Masse entstanden ist. Dann probieren Sie die Milch, und wenn Sie mögen, können Sie zum Süßen den Vanille-Extrakt und den Ahornsirup hinzufügen.
Füllen Sie Ihre Macadamia-Milch in eine Glasflasche oder einen Glasbehälter mit Deckel und stellen Sie sie in den Kühlschrank. Gekühlt ist die Milch 2 Tage haltbar.

MANDELMILCH

Von allen pflanzenbasierten Milchvarianten ist Mandelmilch die bekannteste. Wenn sie auch in fast jedem Supermarkt angeboten wird, empfehlen wir Ihnen, Ihre eigene Mandelmilch herzustellen, um für die höchste Qualität, den besten Nährwert und die richtige Süße zu sorgen. Diese Milch herzustellen ist so einfach und vielseitig, dass Sie sie in Smoothies, Müsli, Zerealien oder einfach als köstliche Delikatesse genießen können! Mandelmilch reinigt Ihre Hunderten von Chakras und bringt sie ins Gleichgewicht, mit besonderer Aufmerksamkeit auf die sieben Hauptchakras, die entlang Ihrer Körpermitte verlaufen. Was bedeutet, dass sie vielfältige Themen ins Gleichgewicht bringt, die mit diesen Energiezentren verbunden sind, einschließlich Sicherheit, Geld, Kreativität, Ihre Wünsche und Sehnsüchte, Selbstachtung, Selbstvertrauen, Liebe, Kommunikation, Intuition und Ihre Verbindung mit Gott. Wenn Sie diese Milch trinken, tragen Sie dazu bei, Harmonie in allen Bereichen Ihres Lebens wiederherzustellen.

Zutaten:
150 g rohe Mandeln
1 ¼ Teelöffel keltisches oder Himalaya-Salz
720 ml gefiltertes Wasser oder natürliches Quellwasser, plus eine Schüssel Wasser zum Einweichen
1 Teelöffel alkoholfreier, biologischer Vanille-Extrakt (optional)
2 Metjool-Datteln (optional)

Weichen Sie die Mandeln mit 1 Teelöffel Salz mindestens 12 Stunden lang ein. Dann gießen Sie das Wasser ab und waschen die Mandeln gründlich. Geben Sie die eingeweichten Mandeln, 720 ml Wasser und ¼ Teelöffel Salz in Ihren Mixer. Mixen Sie das Ganze ca. eine Minute, bis alle Mandeln aufgebrochen und zu einer cremigen Milch geworden sind. Probieren

Sie ein wenig, und wenn Sie etwas mehr Süße und Geschmack haben möchten, fügen Sie die Vanille sowie die Datteln hinzu und mixen alles noch einmal.
Füllen Sie Ihre Mandelmilch in eine Glasflasche oder einen Glasbehälter mit Deckel und stellen Sie sie in den Kühlschrank. Gekühlt ist die Mandelmilch 2 Tage haltbar.

* * * * *

Das nächste Kapitel fokussiert sich auf weitere Zubereitungen aus dem Mixer, um Sie physisch und spirituell zu nähren.

Kapitel 7
Smoothies und Säfte für Ihre inneren Sinne

Frisches biologisches Obst und Gemüse zeichnet sich von Natur aus durch eine sehr hohe Energie und Schwingung aus. Je mehr Sie davon essen, desto höher ist Ihre Energie, und desto größer Ihre Lebenskraft. Und je höher Ihre Energie ist, desto besser können Sie Ihre natürlichen, gottgegebenen intuitiven Gefühle nutzen. Je mehr biologisches Obst und Gemüse Sie konsumieren, desto leichter fällt es Ihnen, Heilung und sinnvolle Botschaften zu empfangen, die Ihnen helfen, auf göttlich geführte Weise aktiv zu werden, wann immer es nötig ist.

Zuweilen mag es schwierig scheinen, jeden Tag so viel frisches Obst und Gemüse zu essen. Aus diesem Grund sind wir angeleitet worden, natürliche Säfte und Smoothies zu genießen.

Entsaften und Mixen

Es gibt einen Unterschied zwischen Entsaften und Mixen, und wir werden gleich darüber sprechen – doch zuerst wollen wir uns die drei besten Maschinen anschauen, mit denen Sie einen Saft oder Smoothie zubereiten können:

– **Saftzentrifuge.** Dies ist der am weitesten verbreitete Entsafter-Typ auf dem Markt, der sich durch eine sehr hohe Drehgeschwindigkeit auszeichnet. Wenn Sie das Obst oder Gemüse durch einen Trichter in die Maschine geben, zerhackt ein sich schnell drehendes Sieb die Nahrung sehr, sehr fein und entsorgt die festen Bestandteile in einen Behälter, während der Saft durch einen Zapfhahn herausgepresst wird. Dies sind in der Regel die preisgünstigsten Maschinen zum Entsaften und eine

wunderbare Möglichkeit, sich das Entsaften zur Gewohnheit zu machen.
Viele Entsafter haben Öffnungen, die so groß sind, dass zum Beispiel ein ganzer Apfel hineinpasst, was bedeutet, dass Sie Ihr Obst und Gemüse nicht mehr klein schneiden müssen. Wir empfehlen jedoch, die Äpfel durchzuschneiden und die Kerne zu entfernen. Diese Kerne enthalten kleine Mengen *cyanogene Glykoside*, und wie Sie zu Recht vermuten, sind darin auch Spurenelemente von Zyanid enthalten. Der gelegentliche Apfelkern richtet keinen echten Schaden an, doch ist es am besten, unnötige Risiken so weit wie möglich auszuschalten.
Während das schnell drehende Metallnetz im Inneren der Maschine die Faser-Komponenten und den Saft trennt, erzeugt es auch ein wenig Hitze, die – theoretisch – einige der segensreichen Enzyme und Nährstoffe in der Nahrung zerstört. Dennoch ist diese Art des Entsaftens wesentlich besser als gar kein Entsaften. Falls dies für Sie die einzige Möglichkeit ist, mit dem Entsaften zu beginnen, dann greifen Sie zu. Manche Hersteller behaupten, dass ihre Entsafter nur sehr wenig Hitze entwickeln, daher ist es vielleicht tatsächlich kein großes Problem.
Sie können den zurückgebliebenen Faserbrei nehmen und in Ihrem Garten oder in der freien Natur verstreuen, wo er zu Kompost und damit zu einem natürlichen Düngemittel wird. Darüber hinaus können Sie den Faserbrei benutzen, um gesunde Brote und Muffins zu backen.
Diese Art von Entsafter eignet sich wunderbar für die meisten Früchte und Gemüse, vor allem wenn sie fest sind. Wenn Sie jedoch weicheres Obst und grünes Blattgemüse nehmen wollen, werden viele der segensreichen Bestandteile in den Abfallbereich gesiebt. Um ein Höchstmaß an Saft aus weichen Produkten zu gewinnen, versuchen Sie es mit dieser Technik: Legen Sie das weiche Obst oder Gemüse zwischen festeres Gemüse. Rollen Sie zum Beispiel ein Blatt Grünkohl und stecken es zwischen zwei Karotten. Indem Sie diese Kombination sanft

durchpressen, können Sie ein wenig mehr Saft aus diesem Blattgemüse extrahieren.

– **Saftpresse.** Dies ist eine viel langsamere Maschine als die Saftzentrifuge, die nur Sekunden für einen Saft braucht. Die Saftpresse arbeitet mithilfe eines Bohrers. Denken Sie dabei an eine Schraube. Sie geben kleine Stücke Obst oder Gemüse in die dafür vorgesehene Röhre, die häufig ziemlich klein ist – was bedeutet, dass es einige Zeit braucht, bis Sie Ihr Obst und Gemüse so zurechtgeschnitten haben, dass es in die Röhre passt. Während Sie die Stücke durch die Röhre drücken, »beißt« die Saftpresse kleine Stücke ab und schickt sie spiralförmig durch einen engen Tunnel. Wenn die Stücke unten angekommen sind, werden sie gegen ein feines Sieb gepresst, bis auch der letzte Tropfen Saft extrahiert ist. Diese Maschine hat keine sich schnell bewegenden Teile. Ganz wichtig: Sie produziert keine Hitze. Der Saft tropft langsam aus der Maschine, und am anderen Ende werden die trockenen Faserkomponenten der Frucht oder des Gemüses in einen Behälter entsorgt.
Diese Maschine braucht mehr Zeit, doch letzten Endes produziert sie mehr Saft aus dem Obst oder Gemüse. Außerdem ist die Saftpresse ausgezeichnet für Blattgemüse wie zum Beispiel Grünkohl, Spinat und Weizengras und für weiche Sommerfrüchte wie Mango, Pfirsich und Grapefruit. Beim Kaltpressen entsteht keine Hitze, was bedeutet, dass alle Enzyme und Nährstoffe in der Nahrung erhalten bleiben.
Diese Maschinen sind ein wenig teurer und man braucht ein bisschen mehr Geduld, doch da keine Hitze erzeugt wird, hält sich der Saft im Kühlschrank länger. Beim Zentrifugal-Entsafter sollten Sie darauf achten, Ihren Saft innerhalb von drei oder vier Stunden zu konsumieren. Kalt gepresster Saft jedoch bleibt bei entsprechender Kühlung gut 24 Stunden lang frisch. Wir lieben es, unseren Saft sofort nach dem Pressen zu genießen, und wir empfehlen Ihnen, das Gleiche zu tun. Dann können Sie

das nächste Mal, wenn Sie Appetit auf einen Saft haben, gleich ein neues Rezept ausprobieren!

– **Küchenmixer.** Normale Küchenmixer eignen sich in der Regel gut, aber für seidenweiche Smoothies ziehen wir eine hochtourige Maschine wie den Vitamix vor. Diese Maschinen sind recht teuer, aber sehr ergiebig! Die Klingen des Mixers drehen sich so schnell, dass sie die Zellen im Inneren der Nahrung aufbrechen. Was bedeutet, dass die Karotte, die Sie in den Mixer geben (mit ein wenig Flüssigkeit, vielleicht etwas Kokosnusswasser oder biologischem Apfelsaft), pulverisiert wird, sobald Sie die Maschine auf eine hohe Stufe stellen. Sie püriert die Karotte und spaltet dabei die Zellen, sodass die Karotte jetzt den ganzen Nährwert, den sie anzubieten hat, freilegt und Ihr Körper sie schnell und problemlos absorbieren kann.

Der große Unterschied zwischen Entsaften und Mixen besteht darin, dass bei Letzterem alle Faserbestandteile in dem Smoothie enthalten sind. Wenn Sie eine Karotte, etwas Sellerie und ein paar Blätter Grünkohl mit ein wenig Wasser in den Mixer geben und alles mischen, trinken Sie mit dem fertigen Saft jeden Teil dieser Nahrung. Wenn Sie diese Karotte etc. durch den Entsafter laufen lassen, werfen Sie einen nicht geringen Teil davon weg. Durch das Entsaften oder Mixen von Obst und Gemüse nehmen Sie sozusagen die Schwingung und Energie der Natur auf. Im Grunde genommen handelt es sich dabei um flüssigen Sonnenschein. Die so zubereiteten Säfte sind leicht verdaulich und regelrechte Nährstoff-Kraftwerke. Ob Sie nun entsaften oder mixen, in jedem Fall gliedern Sie den Vorgang des Kauens aus. Wenn Sie daran denken, wie oft Sie einen Mundvoll Nahrung kauen, so ist das wahrscheinlich eher wenig. Doch wenn Sie Ihr Obst und Gemüse mixen oder entsaften, zerlegen Sie es bis zu einem Grad in seine Einzelteile, wie Sie es beim Kauen wohl nie tun würden.

Vergessen Sie nicht, dass dieses Obst und Gemüse sein Leben für uns opfert. Wenn wir eine Karotte essen, ein paar Blätter Grünkohl oder ein Stück Brokkoli bedeutet es, dass diese Pflanze nicht länger leben kann. Wir haben sie aus dem Erdboden gezogen. Wir haben den Lebenskreislauf dieser Pflanze beendet. Wenn wir also die Lebenskraft-Energie konsumieren wollen, möchten wir natürlich so viel davon absorbieren, wie es uns möglich ist. Das ist der Grund, warum wir Säfte und Smoothies lieben – weil die Schwingung dieser Pflanze nach wie vor hoch ist. Sie ist ungekocht, naturbelassen und rein.
Mit einem einfachen frisch gepressten Saft oder Smoothie können Sie diese Lebenskraft trinken. Sie können diese Energie und Vitalität absorbieren und sie auf diese Weise in Ihrem Inneren erstrahlen lassen. Jede Einzelne Ihrer Zellen wird in der Lage sein, das zu verarbeiten, was Sie eben konsumiert haben. Ihr Verdauungssystem wird den Saft problemlos und schnell in die hohe Energie verwandeln, nach der Sie gedürstet haben. Da die Zutaten ausschließlich naturbelassen sind, erkennt Ihr Körper sie auf Anhieb.
Wenn Sie regelmäßig Säfte und Smoothies genießen, werden Sie feststellen, dass Sie ein gesteigertes Gefühl innerer Klarheit haben. Diese Getränke klären Ihren Geist und helfen Ihnen, die Einfachheit des Lebens erneut wertzuschätzen. Indem Sie immer wieder anderes Obst und Gemüse verwenden, werden Sie Kombinationen entdecken, die Ihnen mehr zusagen als andere.

Grüne Smoothies, die Ihr Herz öffnen

Jedes Mal, wenn Sie einen Smoothie trinken, tun Sie etwas für Ihre Gesundheit. Doch wenn Sie sich auf schöne, saftige, kraftspendende grüne Gemüse wie zum Beispiel Spinat, Grünkohl, Sellerie, Gurke und Kopfsalat fokussieren, verbinden Sie sich mit der herzheilenden Energie von smaragdgrünem Licht. Und wer ist *außerdem noch* mit smaragdgrüner Energie verbunden?

Kein anderer als der machtvolle himmlische Heiler, Erzengel Raphael!
Die grüne Energie erlaubt unseren Herzen, sich weit zu öffnen und Mitgefühl für die ganze Menschheit zu empfinden. Und wenn wir uns dann die Welt anschauen, sehen wir Gelegenheiten zum Helfen und Heilen. Wir fokussieren uns nicht egoistisch auf unsere persönlichen Vorteile. Stattdessen ist unser hauptsächlicher Fokus auf uns als Teil einer größeren Gemeinschaft gerichtet: *Wie können wir zu Diensten sein? Wie können wir helfen?* Wenn sich unsere Herzen öffnen, erkennen wir, dass es nicht länger nur um uns geht. Es geht darum, uns alle miteinander zu verbinden.
Grüne Smoothies sehen viel »gefährlicher« aus, als sie in Wahrheit sind. Wir empfehlen Ihnen, es selbst einmal zu versuchen. Ein grüner Trunk mag aufgrund seiner Farbe zunächst wenig einladend aussehen, aber er kann köstlich schmecken! Fügen Sie für Ihren nächsten Smoothie Ihrem Lieblingssaft ein paar Blätter Grünkohl, einen grünen Apfel oder eine Kiwi hinzu.
Es gibt mehrere grüne Gemüsearten, die besonders gut geeignet sind, Ihre Intuition zu wecken und Ihr Herz zu öffnen:

Chlorella

Chlorella ist ein Superfood, das Sie in jedem Naturkostladen finden können. Angesichts der Tatsache, dass diese Alge für Ihren Körper ein wenig schwieriger aufzuschlüsseln und zu verdauen ist, schlagen wir vor, Chlorella zu kaufen, bei der die Zellen bereits aufgebrochen sind und die Nährstoffe daher leichter absorbiert werden können.
Chlorella ist ein ausgezeichnetes Mittel, um Ihren Körper von Schwermetallen zu entgiften und sich vor einer Vergiftung durch Quecksilber, Blei, Kadmium, Kupfer, polychlorierte Biphenyle (PCB), Dioxine und Uran zu schützen. Nach der nuklearen Katastrophe in Tschernobyl zum Beispiel wurde

Chlorella benutzt, um den vielen Menschen zu helfen, die der Strahlung ausgesetzt waren.
Chorella trägt dazu bei, negative Einflüsse aus Ihrem Leben zu beseitigen, häufig Personen, die nicht Ihrem höchsten Gut dienen. Wenn es Menschen in Ihrem persönlichen Umfeld gibt, die ständig Drama anzuziehen scheinen, werden Sie dadurch in Ihrer Entwicklung aufgehalten. Diese Menschen haben oft nicht den Wunsch, sich zu ändern. Sie genießen das Drama und blühen dadurch auf.
Der Versuch, den Betreffenden zu helfen, kostet große Mühe. Sie behaupten, sich nach Frieden zu sehnen, sind jedoch nicht bereit, auch nur die kleinsten Änderungsvorschläge anzunehmen. Wenn Sie sich angeleitet fühlen, bieten Sie Ihre Hilfe an und lassen alle Erwartungen bezüglich *ihrer* Entscheidungen los. Diese Personen wissen, wo sie Sie finden können, falls sie Ihre Hilfe brauchen, aber bitte schieben Sie Ihre Freude nicht länger auf, indem Sie Ihre Kräfte durch einen mühseligen Kampf vergeuden.
Wenn Sie Chlorella nehmen, wird Ihr Weg auf eine friedliche und heilende Weise von diesen schädlichen Ablenkungen geheilt. Jeder, der an der Situation beteiligt ist, fühlt sich mit dieser sanften Veränderung wohl.

Grünkohl

Grünkohl ist so wunderbar nahrhaft, dass er – wie wir in Kapitel 5 erwähnt haben – als Superfood bezeichnet wird. Wenn Sie ihn als Saft oder Smoothie zu sich nehmen, profitieren Sie bis zum letzten Tropfen von den Heilungskräften, die dieses grüne Gemüse bereithält. Sie profitieren von den Segnungen, die es physisch und energetisch bietet.
Die den Grünkohl umgebende Energie ist erhebend und öffnet das Herz. Indem Sie Ihre Smoothies mit Grünkohl zubereiten, verabreichen Sie sich damit selbst ein natürliches Multivitamin! Machen Sie den Anfang, indem Sie Ihrem Smoothie eine

kleine Handvoll frischen, biologischen Grünkohl hinzufügen. Im Laufe der Zeit erhöhen Sie dann die Menge nach Belieben. Grünkohl hat zudem eine entgiftende Wirkung; wenn Sie also zu hastig vorgehen, wird diese Reinigung vielleicht schneller eintreten, als Ihnen angenehm ist. Für eine sanfte und dennoch tief greifende Reinigung empfehlen wir Ihnen, mit einer kleinen Menge anzufangen und diese dann langsam zu steigern.

Spirulina

Spirulina ist ein stark wirksames grünes Pulver, das im Naturkostladen erhältlich ist. Wir lieben insbesondere Spirulina aus Hawaii, weil der Ozean dort sehr sauber und voll natürlicher Mineralstoffe ist. Wenn also das Spirulina aus diesem Meerwasser geerntet wird, ist es vollgesogen mit all diesen Mineralstoffen – viel mehr, als wenn es in normalem Salzwasser gewachsen ist. Beide Arten von Spirulina sind segensreich und heilend, doch das hawaiianische Spirulina ist *super-aufgeladen* mit Nährstoffen.

Die smaragdgrüne Farbe steht in Verbindung mit Erzengel Raphael. Wenn Sie Spirulina genießen, geben Sie Ihren Heilungsengeln die Erlaubnis, Ihnen zu helfen. Vergessen Sie nicht, dass Ihre Engel an das Gesetz des freien Willens gebunden sind, was bedeutet, dass Sie Ihnen nur dann beistehen können, wenn Sie um ihre göttliche Hilfe bitten. Ihre Engel *können* intervenieren, wenn Sie zum Beispiel mit Kristallen oder Blumen arbeiten oder bestimmte Nahrungsmittel zu sich nehmen.

Spirulina bringt Ihre Engel näher zu Ihnen und macht es Ihnen dadurch leichter, ihre Botschaften zu hören. Sie werden feststellen, dass Ihre Meditationen tiefer und heilender sind, wenn Sie anfangen, regelmäßig Spirulina zu konsumieren.

Spirulina enthält mehr als 100 verschiedene Nährstoffe, was es zu einem der komplettesten Nahrungsergänzungsmittel macht, die es gibt. Wissenschaftliche Untersuchungen haben gezeigt, dass in der Natur vorkommende Vitamine häufig wesentlich effektiver sind als synthetisch hergestellte. Spirulina wird problemlos von Ihrem Körper absorbiert und versorgt Sie mit B-Vitaminen, Eisen, Fettsäuren *und* Eiweiß. Außerdem enthält es Vitamin A, ein machtvolles Antioxidans, das einer Schädigung Ihrer Zellen vorbeugt.

Sie können Spirulina in Form von Pulver, Tabletten oder sogar Kapseln kaufen. Wir mögen es, unseren Smoothies und Säften einen Löffel Spirulina hinzuzufügen. Selbst wenn Sie nur einen Teelöffel dieser Alge in Ihr Glas frischen, biologischen Apfelsaft geben, werden Sie schnell die Vorteile bemerken. Auf Anhieb werden Sie die grüne Energie spüren.

Weil Spirulina so wundervoll reinigend ist, werden Sie sich vielleicht angeleitet fühlen, mit einer niedrigen Dosis zu beginnen. Machen Sie den Anfang mit einem halben Teelöffel dreimal täglich und steigern Sie die Menge bis zu einem ganzen Teelöffel, was ungefähr 3000 mg entspricht. Die meisten Spirulina-Tabletten enthalten jeweils 500 mg, daher werden Sie vielleicht sechs auf einmal nehmen wollen, falls Sie diese Form wählen.

Smoothie-Superfoods für Ihre Spiritualität

Acai-Beere

Die Acai-Beere ist die Frucht einer Palmenart im Regenwald des Amazonas. Es geht das Gerücht, dass diese Beeren bei Hungersnöten Stämmen im Amazonasgebiet als Nahrung gedient haben. In Brasilien wird die Acai-Beere »Schönheits-Beere« genannt, da sie so viele kräftigende, verjüngende Eigenschaften besitzt. Wenn Sie Acai-Beeren zu sich nehmen, fühlen Sie sich im Herzen jung. Ihre machtvollen antioxidativen Eigenschaften bekämpfen die Auswirkungen des Alterns. Sie hat viele Hundert Mal mehr Antioxidantien, verglichen mit der Mehrheit aller sonstigen Früchte.

Acai-Beeren enthalten eine Kombination von essenziellen Fett-

säuren – Omega-3, Omega-6 und Omega-9 –, die helfen können, Ihre natürliche Schönheit zu betonen. Sie verleiht Ihrem Haar Glanz und Kraft und sorgt dafür, dass Ihre Haut zart und strahlend wird.
Acai-Beeren besitzen die meisten der Nährstoffe, die normalerweise in Obst und Gemüse enthalten sind. Darüber hinaus jedoch enthalten sie viele andere spezielle und einzigartige Pflanzeninhaltsstoffe. Untersuchungen gehen davon aus, dass es zwischen 50 und 75 nicht identifizierte natürliche Bestandteile gibt, die in keiner anderen Nahrung zu finden sind. Diese geheimnisvollen Komponenten könnten verantwortlich sein für die extrem nährende Qualität dieser Frucht.
Die naturheilkundliche Philosophie besagt, dass das Ganze größer ist als die Summe seiner einzelnen Bestandteile. Was im Grunde genommen heißt, dass immer dann, wenn wir das perfekte Design der Natur verändern, indem wir einen oder mehrere der natürlichen Komponenten herausziehen, das Mittel nicht so funktioniert wie erwartet. Das beste Beispiel hierfür ist Aspirin (Acetylsalicylsäure), aus dem Salicin der weißen Birkenrinde gewonnen. Wenn es als ganzheitlicher Extrakt verabreicht wird, heilt dieses Mittel Schmerzen und Entzündungen. Also ging man davon aus, dass die Entfernung eines seiner Komponenten zu einer konzentrierteren Wirkung führen würde. Leider gibt es jedoch keinen Ersatz für Gottes Schöpfung. Die synthetische Version kann Magenprobleme verursachen, wohingegen der komplette Extrakt Magenprobleme *heilen* kann. Wenn wir also auch vielleicht noch nicht alle Bestandteile der Acai-Beere verstehen, können wir darauf vertrauen, dass Gott diese nährstoffreiche Pflanze in vollendeter Harmonie kreiert hat.
Meistens werden Acai-Beeren in gefriergetrocknetem Zustand angeboten und sind als Kapseln oder Pulver zu kaufen. Wenn Sie möchten, fügen Sie Ihrem Lieblings-Smoothie ein bis drei Esslöffel des Pulvers zu. Außerdem gibt es Acai-Beeren als ge-

frorenes Püree oder als fertigen Saft; viele dieser Säfte enthalten jedoch häufig nur eine kleine Menge Acai-Beeren, dafür aber umso mehr Zucker.
Mittels ethischen Erntens bieten diverse Hersteller den Menschen im Amazonasgebiet eine nachhaltige Zukunft. Früher gab es für jede Tonne Acai-Pulver bis zu 20 Tonnen weggeworfener Kerne. Anstatt sie wegzuwerfen, werden die Kerne heute von den Einheimischen als Feuerholz benutzt. Diese Alternative zu Nutzholz beugt zudem der Abholzung des Regenwaldes im Amazonas vor.
Die violette Farbe der Beere leitet eine starke und beschützende Energie weiter. Die Acai-Beere ist mit Erzengel Michael verbunden, der seinerseits mit Mut, Stärke und Reinigung assoziiert ist. So schützt die Beere Sie bei Konfrontationen und vor außersinnlichen Attacken. Mithilfe von Erzengel Michael hilft die Beere Ihnen, Ihre wahre Lebensaufgabe zu entdecken. Wenn Sie sich fragen, welche Aufgabe Ihnen auf dieser Welt bestimmt ist, nehmen Sie ein wenig Acai-Beeren zu sich. Diese kleinen, machtvollen Beeren werfen ein Licht auf neue Gelegenheiten.
Acai-Beeren helfen überdies, Ihre negativen Gedanken zu klären und sie in Liebe zu verwandeln. Wenn Sie sich auf die Liebe fokussieren, erkennen Sie, dass alles möglich ist, und beginnen, Wunder in Ihr Leben zu ziehen. Acai-Beeren ermutigen Sie, niemals aufzugeben, da das Wunder vielleicht schon an der nächsten Ecke auf Sie wartet. Bleiben Sie dran und seien Sie versichert, dass Sie vor Negativität geschützt sind, während Sie furchtlos weitergehen. Acai-Beeren harmonieren mit dem Stirnchakra und verfeinern Ihre Gabe der Hellsichtigkeit.
Wenn Sie Acai-Beeren nehmen, werden Sie lernen, dass eine Meinungsänderung nichts Schlechtes bedeuten muss. Vielleicht haben Sie sich in der Vergangenheit zu etwas verpflichtet, mittlerweile jedoch Ihre Passion dafür verloren. Wenn Sie vergeblich versucht haben, den ursprünglichen Funken neu zu ent-

zünden, ist es vielleicht an der Zeit, weiterzugehen, und die Acai-Beeren werden diesen Übergang leichter machen.

Camu-Camu

Die Camu-Camu ist eine andere kleine Frucht, die im Amazonas-Regenwald heimisch ist und seit jeher von den Menschen in Peru benutzt wird. Sie weist von allen Früchten eine der höchsten Konzentrationen an natürlichem Vitamin C auf. Nur ein Teelöffel Camu-Camu-Pulver gibt Ihnen jede Menge Vitamin C – mehr noch als 10 Orangen! Außerdem ist sie randvoll mit vielen anderen Vitaminen und Mineralstoffen, um den Körper gesund zu erhalten.

Traditionell wurde Camu-Camu verzehrt, um das Immunsystem zu stärken und Virusinfektionen zu bekämpfen. Das an sich wäre schon eine perfekte Anwendung, bedenkt man die hohe Konzentration von Vitamin C. Darüber hinaus ist diese Frucht angewandt worden, um das Nervensystem zu stärken und die geistige Leistungsfähigkeit zu verbessern.

Nehmen Sie einen Teelöffel Camu-Camu-Pulver täglich. Sie können das Pulver einfach in einem Glas Wasser auflösen oder es in Ihren Smoothie geben. Camu-Camu schmeckt leicht säuerlich, daher achten Sie darauf, dass es zu der Geschmacksrichtung Ihres Saftes passt, bevor das Ganze eventuell fürchterlich sauer schmeckt!

Camu-Camu kann vor allem für hochsensitive Menschen wunderbar hilfreich sein. Wenn Sie emphatisch sind – die Emotionen und den Schmerz anderer fühlen – hilft diese Beere Ihnen zu identifizieren, was Ihr »Problem« ist, und welches das anderer Menschen. Wenn Sie sich eingeschüchtert und nervös fühlen im Umgang mit größeren Gruppen von Menschen, sollten Sie sich vielleicht eine Dosis Camu-Camu gönnen. Sie schirmt Ihre Aura ab und verleiht Ihnen ein Gefühl der Sicherheit. Die Beere scheint eine Art Seifenblase um Sie herum zu bilden, bei der andere nicht länger in Ihr persönliches Feld eindringen können. Camu-Camu kann hilfreich sein, bevor Sie eine spirituelle Expo oder Festival besuchen. Wenn dies auch perfekte Orte sind, um wundervolle Seelen, neue Therapien und herrliche Kristalle kennenzulernen, werden auch eifersüchtige und konkurrierende Personen präsent sein. Sensitiv für diese unangenehmen Schwingungen zu sein, kann Ihr Erlebnis trüben. Die aurische Abschirmung dank Camu-Camu hilft Ihnen, in Sicherheit zu bleiben, indem sie außersinnliche Attacken abwehrt.

Dank seiner Heilungseigenschaften hilft Camu-Camu Ihnen außerdem, den perfekten Heiler oder Lehrer zu finden. Sie werden sich synchronistischer Begegnungen erfreuen, die Sie zu den Personen führen, die Ihnen zum gegenwärtigen Zeitpunkt helfen werden.

Kokosnuss-Wasser

Das Wasser der Kokosnuss ist die nahrhafte Flüssigkeit im Inneren einer jungen Kokosnuss. Dieses Wasser ist eine natürliche Quelle von Elektrolyten, die helfen, den Körper zu hydrieren. Wenn Ihr Elektrolyte-Gleichgewicht gestört ist, kann es sein, dass Sie dehydriert sind, obwohl Sie acht Glas Wasser täglich trinken! Elektrolyte gehen während physischer Kraftanstrengung und in Zeiten von Stress verloren.

Ich (Robert) habe die Wichtigkeit von Elektrolyten selbst erlebt. Ich liebe es, ins Fitnesscenter zu gehen und an Gruppenkursen teilzunehmen. Wenn ich mit anderen in einem Spin- oder Aerobic-Kurs bin, fordere ich mich selbst mehr heraus, als wenn ich allein trainiere. Ich habe dann das Gefühl, als müsste ich mit dem Rest der Teilnehmer mithalten – oder mich noch mehr anstrengen als die anderen. Vor ein paar Jahren fühlte ich mich nach einigen meiner Workouts total entkräftet und irgendwie »daneben«.

Ich bekam immer öfter Muskelkrämpfe und landete schließlich in der Notaufnahme eines Krankenhauses! Die Ärzte machten alle möglichen Tests und suchten nach Zeichen für eine Entzündung oder irgendeine andere Erklärung für meinen Zustand. Sie konnten nichts finden, also schickten sie mich wieder nach Hause.

Ein paar Wochen später passierte das Gleiche: Unglücklicherweise musste ich aufgrund unkontrollierbarer und sehr schmerzhafter Muskelkrämpfe wieder in die Notaufnahme. Auch dieses Mal wurde nichts gefunden, was diese Art von Reaktion hätte erklären können, außer dass meine Elektrolyte ein bisschen aus dem Gleichgewicht waren.

Das war tatsächlich alles, was ich hören musste! Sofort stellte ich meinen eigenen Behandlungsplan zusammen, um sicherzugehen, dass die Krämpfe nicht wiederkommen. Wenn Sie schweißtreibende Übungen machen, verlieren Sie Elektrolyte, daher sind sie auch in den meisten Sportdrinks enthalten (zusammen mit künstlichen Süßstoffen, künstlichen Farben, und wer weiß was noch für Toxinen!). Also fing ich an, meine Smoothies mit Kokosnuss-Wasser zuzubereiten. Es war nur eine kleine Änderung, und zunächst hatte ich Zweifel, ob sie das Problem lösen würde. Doch heute trinke ich jeden Tag ein Glas Kokosnuss-Wasser (entweder allein oder als Teil meines Smoothies), und hatte seither nie wieder diese Muskelkrämpfe! Das ist jetzt fast zwei Jahre her, und heute kann ich sogar noch härter trainieren als früher. Hinterher fühle ich mich nicht erschöpft, sondern voller Energie!

Energetisch betrachtet, ermöglicht das Wasser der Kokosnuss allen Komponenten Ihres Körpers, miteinander zu kommunizieren. Es hilft großartig, wenn Sie sich festgefahren fühlen oder es Ihnen an Motivation mangelt. Die Kokosnuss zeigt Ihnen, dass Ihr Körper in der Lage ist, alle Ihre Wünsche zu erfüllen; er braucht nur ein bisschen Feintuning. Mithilfe Ihrer Hellsichtigkeit können Sie klar erkennen, wie das Kokosnuss-Wasser Ihrem physischen Selbst eine positive, elektrische Ladung verpasst. Es inspiriert Ihre Zellen, ihr höchstes Potenzial zu erreichen, was wiederum *Ihnen* erlaubt, Aufgaben schnell und ohne Stress zu erledigen.

Goji-Beeren

Goji-Beeren finden in der Traditionellen Chinesischen Medizin seit Tausenden von Jahren Anwendung. Man sagt, dass sie die Lebenskraft jedes Menschen steigern, der sie konsumiert. Diese nahrhaften Beeren fördern Langlebigkeit. Es gibt Geschichten von Mönchen, die sowohl Goji-Beeren als auch andere stärkende Kräuter konsumierten und weit über 100 Jahre alt wurden. Goji-Beeren enthalten 18 Aminosäuren, einschließlich 8 essenzieller Aminosäuren – das sind solche, die unser Körper nicht produzieren kann.

Sie können die getrockneten Beeren als kleine Zwischenmahlzeit essen oder sie Ihrer eigenen Energiesnack-Mischung hinzufügen. Bitte vergessen Sie nicht, dass die Herkunft der Beeren von großer Bedeutung ist. Wenn Sie Superfoods konsumieren, um Ihre Intuition zu verbessern und eine engere Verbindung zu Gott und Ihren Engeln aufzubauen, sollten Sie die besten Produkte nehmen, die Sie finden können. Die meisten Goji-Beeren kommen aus China, dessen biologischer Zertifikations-Prozess sich sehr von dem im Westen unterscheidet. Zertifizierte biologische Produkte aus China können dennoch toxische Chemikalien enthalten. Der Ort, die Wasserqualität und die Beschaffenheit des Bodens werden häufig nicht berücksichtigt und können jede Menge schädlicher Komponenten enthalten. Bitte kaufen Sie ausschließlich zertifiziert-biologische Goji-Beeren, deren Herkunft den im Westen üblichen Maßstäben für biologische Produkte entspricht.

Goji-Beeren geben Ihnen mehr Energie. Sie helfen Ihnen, sich gestärkt und motiviert zu fühlen. Einerseits regen diese Beeren Sie an, geben Ihnen ein Gefühl gesteigerter Tatkraft … und andererseits ermutigen sie Sie, sich Zeit zu nehmen und entspannt zu arbeiten. Denken Sie an hoch-produktive buddhistische Mönche: Sie sind emsig und arbeitsam, gestatten sich jedoch nicht, nervös, gestresst oder hektisch zu werden. Und genau auf diese Weise ermutigen die Goji-Beeren *Sie*, Ihre Arbeit zu tun.

Darüber hinaus helfen sie Ihnen, Ihre eigenen energetischen Heilungsfähigkeiten zu aktivieren. Wir alle sind gesegnet mit der Gabe, heilende Schwingungen auszusenden. Ob Sie dies durch Gebete tun oder auf andere Weise, in jedem Fall können diese segensreichen Beeren Ihre gottgegebenen Talente stärken.

Maca-Wurzel

Maca ist ein Superfood der Inkas, das in einer Höhe von 3000 bis 5000 Meter über dem Meeresspiegel wächst. Seine Fähigkeit, in einer derart extremen Umwelt zu gedeihen, zeigt, dass es voller widerstandsfähiger, heilender Eigenschaften steckt. Die Maca-Wurzel hilft Ihrem Körper, physischen und mentalen Stress zu bewältigen. Sie enthält zahlreiche Komponenten, die ein Gefühl des Wohlbefindens und der Ruhe fördern. Maca erlaubt Ihrem Körper und Geist, sich Ihrer jeweiligen Situation anzupassen, indem es Ihnen größere Energie und Klarheit schenkt.

Maca zeichnet sich durch eine einzigartige Ansammlung von Pflanzenbestandteilen aus, die Ihren Hypothalamus und Ihre Hypophyse (Hirnanhangsdrüse) stimulieren – was eine ausgleichende Wirkung auf Ihren Stoffwechsel und Ihr Hormonsystem haben kann. Traditionell ist die Maca-Wurzel angewandt worden, um die Wechseljahre zu erleichtern, das Immunsystem zu stärken und Vitalität zu fördern.

Maca hilft Ihnen, negative Energien zu beseitigen und reinigt Sie sowohl auf der emotionalen als auch energetischen Ebene. An Unversöhnlichkeit, Wut und Verbitterung festzuhalten, dient niemandem. Diese niederen Emotionen schaden Ihnen nur. Mit der Hilfe von Maca können Sie diese Gefühle bewusst loslassen … im Austausch für Trost und inneren Frieden. Sie werden feststellen, dass negative Energie (in jeder Form) den Raum einnimmt, der besser durch Liebe erfüllt sein sollte. Die Maca-Wurzel hilft Ihnen, darauf zu vertrauen, dass alles gut ist. Nehmen Sie einen bis vier Teelöffel täglich, vermischt mit Wasser oder Saft. Es gibt zwei Sorten von Maca zu kaufen: *Roh* und in Form von *Gelatine*. Viele Menschen berichten, dass geliertes (gekochtes) Maca leichter verträglich für ihren Magen ist. Es ist besser verdaulich, weil die langkettigen Stärken bereits aufgeschlüsselt sind. In Peru wurde die Maca seit jeher gekocht, bevor man sie konsumierte.

Macchia

Macchia ist ein anders starkes Antioxidans, dieses Mal aus Süd-Chile. Traditionell wurde der Saft der Beeren benutzt, um Kraft und Ausdauer zu gewinnen. Als stärkende Medizin nehmen Sie einen Teelöffel Macchia-Pulver, gemischt mit Wasser oder Saft. Die positive Wirkung der Pflanze bei der Bekämpfung freier Radikaler verlangsamt den Alterungsprozess, unterstützt Ihr Herz-Kreislauf-System und sorgt dafür, dass Sie generell gesund bleiben.

Macchia gibt Ihnen das Gefühl, dass alles möglich ist. Egal, was andere Leute sagen: In Ihnen liegt die Kraft, Erstaunliches zu leisten. Geben Sie sich selbst die Erlaubnis, Ihren Träumen zu folgen, und seien Sie gewiss, dass es nur eine Frage der Zeit ist, bevor Sie sie realisieren.

* * * * *

Während wir Sie in diesem Kapitel mit diversen Smoothie-Superfoods vertraut gemacht haben, ist Ihnen vielleicht aufgefallen, dass viele davon antioxidative Eigenschaften besitzen. Es ist daher nicht überraschend, dass Sie durch den Genuss vieler frischer, naturbelassener Nahrungsmittel eine Menge segensreicher Antioxidantien konsumieren!

Jeder Nährstoff hat seine eigene Schwingung. Wenn Sie *mehr* Antioxidantien aufnehmen, können Sie intuitiv davon ausgehen, dass Sie noch besser vor verletzenden Energien geschützt sind. Was Ihnen erlaubt, offen zu sein für Ihre gottgegebenen Fähigkeiten, unbeeinflusst von Negativität.

Nahrhafte Ergänzungen für Ihre Smoothies

Um Ihren Smoothies eine extra Dosis Nährwert und eine »dekadente« Note zu verleihen, fügen Sie einen Teelöffel biologischer Nussbutter hinzu. Wenn möglich, nehmen Sie rohe Nussbutter, wobei *geröstete* Nussbutter ab und an eine köstliche Delikatesse sein kann.

Nehmen Sie eine unserer Nuss-Milcharten aus dem vorangegangenen Kapitel anstatt Apfelsaft, Kokosnuss-Wasser oder Wasser als nahrhafte Basis für Ihr Smoothie-Rezept. Sie werden all die wundervoll heilenden Eigenschaften genießen, und das Ganze schmeckt auch noch köstlich! Außerdem können Sie eine kleine Handvoll Nüsse in Ihren Smoothie geben, und vorausgesetzt, Ihr Mixer ist stark genug, wird er sie pulverisieren und somit flüssig machen.

Spirituelle Chakras-Smoothies

Wir haben heilende Smoothies zusammengestellt, die sich auf jeweils eines der sieben Hauptchakras fokussieren, plus den Ohr- und Handchakras. Diese spirituellen Smoothies sind einfach zuzubereiten und schmecken wunderbar! Wenn Sie diese Köstlichkeiten trinken, werden die Energien der unterschiedlichen Zutaten Ihnen helfen, Ihre intuitiven Gaben zu wecken. Diese Smoothies basieren in der Mehrzahl auf Früchten, da frisches Obst eine sehr hohe Schwingung hat. Natürlich können Sie gerne mehr Gemüse-Komponenten hinzufügen; bedenken Sie lediglich, dass dies sowohl den Geschmack als auch die Farbe Ihres Smoothies verändern wird. Wir lieben grüne Smoothies und ermutigen Sie gerne, jedem dieser Rezepte nach Belieben Grünkohl, Spinat, Römersalat, Mangold und andere grüne Blattgemüse hinzuzufügen.

Vertrauen Sie Ihrer eigenen Intuition, wenn es um diese spirituellen Smoothies geht, und fühlen Sie sich frei, die Mengen oder Zutaten so anzugleichen, wie es Ihnen am angenehmsten ist. Es spielt keine Rolle, ob Sie eine Zutat entfernen oder eine neue hinzufügen; wichtig ist, dass Sie diese extrem nahrhaften und aufbauenden Getränke *genießen*!

Geben Sie einfach alle Zutaten zusammen in einen Mixer. Wenn Ihr Gerät verschiedene Geschwindigkeitsstufen hat, fangen Sie für einige Sekunden mit einer niedrigen Stufe an und schalten Sie sie dann hoch. Mixen Sie das Ganze ungefähr eine Minute lang, damit Ihr Smoothie eine samtige Textur bekommt. Wenn Sie merken, dass das Resultat nicht so samtweich ist, wie Sie es gerne hätten, sollten Sie vielleicht überlegen, ob Sie sich einen stärkeren Mixer anschaffen.

KRONENCHAKRA

10 Fäden Safran (in einer Tasse kochendem Wasser 10 Minuten einweichen)
30 g rohe Macadamianüsse
38 g rohe Sonnenblumenkerne (geschält)
1 Banane
1 Birne (Gehäuse entfernen)
720 ml biologischer Apfelsaft

STIRNCHAKRA

100 g Blaubeeren
1 Esslöffel Acai-Pulver (in 60 ml gefiltertem Wasser 10 Minuten einweichen)
200 g Ananas
720 ml Kokosnuss-Wasser

OHRCHAKRA

Samen eines Granatapfels
50 g Weintrauben
480 ml biologischer Apfelsaft

KEHLCHAKRA

240 ml gekühlter Thymiantee (siehe nächstes Kapitel für weitere Informationen über Tee)
480 ml Cashew-Milch (siehe Rezept auf Seite 129 f.)
50 g Blaubeeren

HERZCHAKRA

200 g Grünkohl (ohne Strunk)
1 Teelöffel Spirulina
150 g in Scheiben geschnittene Salatgurke
1 Selleriestange
960 ml biologischer Apfelsaft

NABELCHAKRA
½ Zitrone (mit Schale)
200 g Ananas
75 g Mango
720 ml Kokosnuss-Wasser

SAKRALCHAKRA
1 Orange
1 Stück Gelbwurz (ca. 3 cm)
75 g Cantaloupe-Melone
75 g Papaya
1 Karotte
480 ml Wasser

WURZELCHAKRA
200 g Erdbeeren
65 g Himbeeren
38 g frische Rote Beete (geschält)
75 g Wassermelone
960 ml Kokosnuss-Wasser

HANDCHAKRA
1 Stück frischer Ingwer (ca. 3 Zentimeter)
2 Zweige frische Pfefferminze
75 g Mango
100 g Grünkohl
720 ml Kokosnuss-Wasser

Betrachten Sie diese Säfte und Smoothies als Ihre Medizin. Sie sind Ihr Nahrungsergänzungsmittel, Ihre Multivitamine – diese Getränke werden Ihnen als Lebenselixier und Heilmittel dienen. Und wenn Sie Ihre Ernährung durch zusätzliche Vitamine und Mineralstoffe bereichern wollen, finden Sie im Anhang zu diesem Buch sowohl die physischen als auch spirituellen

Eigenschaften nährstoffreicher Nahrungsergänzungsmittel allgemein.

Wenn Sie zu einer dynamischen Ernährungsweise übergehen, wird Ihre Energie erhöht. Ihre Intuition schaltet sich wieder ein, da die lebensbejahende Schwingung der Natur die segensreiche Nebenwirkung hat, Ihr Leben auf eine höhere Ebene zu bringen.

Im nächsten Kapitel werden wir Ihnen die heilende Kraft von Tees und Kräutern näherbringen.

Kapitel 8
Kräutertees und Aufgüsse zur Förderung Ihrer Intuition

Jahrhundertelang haben Menschen in Ihre Teetassen geschaut, um in den Teeblättern Antworten auf ihre Fragen zu finden. Diese Aufgüsse besaßen seit jeher eine spirituelle Energie. Wenn Sie sich die Zeit nehmen, um eine beruhigende Tasse Kräutertee zuzubereiten, geben Sie sich damit die Erlaubnis, nach innen zu gehen. Ihre Gedanken werden sanfter, und Sie beginnen, die Stimme Ihrer Intuition zu hören.

Im Bereich Kräutermedizin sind Aufgüsse machtvolle Heilungstees, mit denen Sie eine Vielzahl von Erkrankungen behandeln können. Sie werden seit Langem als unkomplizierte Rezepte benutzt, die Patienten selbst zu Hause zubereiten können. Eine gute Tasse Pfefferminztee kann bei einer Magenverstimmung Wunder wirken, und Kamillentee hat die Fähigkeit, Sie zu entspannen und Angst und Stress zu reduzieren.

Die Kunst der Teezubereitung

In unserem gegenwärtigen, auf Bequemlichkeit fokussierten Zeitalter greifen viele Menschen einfach nach einem Teebeutel und stecken ihn in eine Tasse heißes Wasser. Dieser Instant-Tee ist in Wahrheit nichts anderes als aromatisiertes Wasser. Wenn Sie all die spirituellen Segnungen spüren wollen, die ein heilender Aufguss anzubieten hat, müssen Sie sich die *Zeit* nehmen, ihn zuzubereiten.

Tee wird am besten in einem geschlossenen Gefäß zubereitet – entweder eine Teekanne oder eine Tasse mit Untertasse, die als Deckel dienen kann. Wenn Sie Ihren Tee auf diese Weise zelebrieren, sorgen Sie dafür, dass die köstlichen aromatischen Qua-

litäten nicht entweichen. Sie wissen, dass Pfefferminztee einen angenehmen Duft verbreitet? Nun, das gilt auch für die meisten anderen Heilungsöle, deren Aroma – wenn der Tee nicht zugedeckt wird – in die Atmosphäre entweicht. Wenn Sie den Tee in einer Teekanne oder Tasse mit Deckel aufgießen, zirkuliert der Dampf in dem Gefäß und kann nicht entweichen.
Die meisten Kräutertees sollten Sie mindestens 5 Minuten in kochendem Wasser ziehen lassen. Sie können Ihren Tee auch länger ziehen lassen, was den Aufguss noch kräftiger macht. In der Regel nimmt man einen Teelöffel Kräuter auf einen Viertel Liter Wasser, plus einen extra Teelöffel »für die Kanne«. Wenn Ihre Teekanne zum Beispiel ½ Liter Wasser fasst, würden Sie drei Teelöffel Kräuter hinzufügen.
Kaufen Sie lose, biologische Kräuter, um Ihre eigene magische Mischung herzustellen, die Ihrem Geschmack und Ihren Bedürfnissen angepasst ist. Am besten lagern Sie sie in einem luftdichten Behälter und achten darauf, dass sie nicht direktem Sonnenlicht ausgesetzt sind. Auf diese Weise behalten sie ihre Wirksamkeit. Bei der Zubereitung Ihres Aufgusses für Ihre persönlichen Bedürfnisse überlegen Sie, welche der folgenden Kräuter für Sie am besten wäre:

Spirituelle Eigenschaften verschiedener Tees

Brennnesseltee ist wunderbar, wenn Sie sich ausgebrannt und erschöpft fühlen. Brennnessel ergibt einen sehr nahrhaften Aufguss, der Ihren Körper physisch unterstützt. Sie bietet energetischen Schutz und gibt Ihnen Zeit, Ihre Batterien wieder aufzuladen. Dank dieses körperlichen und geistigen Neustarts erfahren Sie neue Möglichkeiten, mit Situationen umzugehen. Lernen Sie die Lektionen, die Ihre gegenwärtige Situation für Sie bereithält, und Sie müssen sie nicht wiederholen.

Fencheltee (Samen) kann Ihnen helfen, das Verlangen nach Süßem zu reduzieren. Auf energetischer Ebene gibt Fenchel

Ihnen einen ermunternden »Klaps auf den Rücken«. Sie, als Heiler oder Leser, fokussieren sich vielleicht darauf, anderen zu helfen, anstatt sich die Zeit zu gönnen, etwas für sich selbst zu tun. Wenn Sie diesen Aufguss trinken, erinnern Sie sich wieder daran, dass es okay ist, gelegentlich eine Ruhepause einzulegen. Sie können sich entspannen, einen Tag freinehmen und einfach das Leben genießen.

Hibiskustee ergibt einen wundervollen, rubinroten Aufguss. Er ermöglicht Ihnen, Ihre sensitive Seite zu akzeptieren. Machen Sie sich bewusst, dass sensitiv zu sein keine Schwäche ist, sondern ein Gewinn! Indem Sie die subtilen Energien in Ihrer Umgebung wahrnehmen, werden Sie viel schneller wissen, wann es an der Zeit ist, den nächsten Schritt zu setzen. Der Hibiskus bringt Sie und Ihre Lieben zusammen. Er heilt Wunden aus der Vergangenheit und fördert die Bereitschaft zu vergeben.

Ingwertee hilft Ihnen, Wut und Frustration loszulassen. Außerdem hilft dieser Tee Ihnen, Bitterkeit und Eifersucht loszulassen, und schenkt Ihnen ein Gefühl der Zufriedenheit und innerer Balance.

Kamillentee hilft, Fülle anzuziehen. Sie entspannen sich, was Ihnen erlaubt, aufnahmebereit zu werden. Das Universum und Gott haben immer nur Ihr Bestes im Sinn. Bestimmte Situationen können aus ein oder zwei Gründen problematisch erscheinen: Sie versuchen, in eine andere Richtung zu gehen als die, in die Sie geführt werden; oder Sie sind nicht bereit, auf Ihrem Weg Hilfe und Unterstützung anzunehmen. Wenn Sie Kamillentee trinken, entspannen Sie sich und lassen die heilende Liebe Gottes und Ihrer Engel in Ihre Seele.

Lavendeltee entspannt Ihren Geist und bringt die Stimme des Egos zum Verstummen. Lavendeltee ist besonders gut vor einer

Meditation, da er mit dem Stirnchakra korrespondiert – Ihrem Zentrum der Hellsichtigkeit, das außersinnliche Visionen und intuitive Einsichten ermöglicht. Lavendeltee ermöglicht ein tieferes spirituelles Verständnis. Dieses Heilkraut steht mit Erzengel Michael in Verbindung, der Ihnen hilft, jegliche Ängste zu beseitigen, die Sie daran hindern könnten, Ihre spirituellen Gaben voll anzunehmen.

Pfefferminztee hilft, Sie zu motivieren und zu inspirieren und bringt Ihnen neue kreative Ideen, wie Sie Ihre Träume wahr machen können. Er reinigt das Sakral- und Nabelchakra und bringt Sie wieder ins Gleichgewicht, was Ihnen Selbstvertrauen und Selbstachtung verleiht.

Ringelblumentee hat eine enge Verbindung zu Erzengel Raphael. Was bedeutet, dass der Tee sowohl Heilung bringen als auch die Ihnen innewohnenden Heilungsfähigkeiten aktivieren wird. Wenn Sie Ringelblumentee trinken, werden Sie zu einem machtvollen Heiler. Dieser Tee heilt Ihre Aura und verleiht energetischen Schutz.

Rosenblütentee öffnet Ihr Herz. Er zieht Mitgefühl, Verständnis, Heilung und natürlich Liebe an. Wenn Sie diesen Tee trinken, werden Sie sich intensiv Ihrer Ausdrucksweise bewusst. Jedes Wort, das Sie sagen, wird von der Essenz der Liebe erfüllt sein, und jede Kommunikation ist erhebend und auf Heilung fokussiert. Sie werden merken, dass Sie keine Zeit für Geschwätz oder Negativität haben. Stattdessen werden Sie zu einer Inspiration für die Menschen in Ihrer Umgebung – die sich wundern, warum Sie so zufrieden sind und genau wie Sie diesen Weg der inneren Ruhe gehen wollen.

Rosmarin ist vielleicht kein Kraut, bei dem Sie an Tee denken. Und es schmeckt tatsächlich genauso, wie Sie es sich vorstellen, doch die Energie ist wundervoll. Rosmarin hat eine Affinität für den Kopfbereich. Er bringt unerwünschte Gedanken zum Verschwinden; beseitigt negatives Denken, um eine positive Einstellung zu ermöglichen; und hilft bei Fragen der Konzentration. Rosmarin steht in Verbindung mit dem Stirnchakra und löst jede Art von Druck, den Sie im Zusammenhang mit Ihrem spirituellen Weg fühlen. Geben Sie sich die Erlaubnis, diese wundervolle Reise zu genießen, ohne sich irgendwelche unnötigen Deadlines aufzuerlegen.

Safrantee hört sich luxuriös und irgendwie königlich an. Safran ist das teuerste und exklusivste Gewürzkraut der Welt. Zum Glück brauchen Sie nur eine winzige Menge, um einen sehr wirkungsvollen Tee zuzubereiten. Nehmen Sie fünf bis zehn hochqualitative Safranfäden (Teile der Griffel einer Blüte) für eine Tasse kochendes Wasser. Lassen Sie den Aufguss mindestens zehn Minuten ziehen, damit der Safran sich vollständig im Wasser entfalten kann. Forschungsstudien haben gezeigt, dass Safran hilft, die Symptome von prämenstruellen Symptomen (PMS) und Gefühle der Depression zu reduzieren. Spirituell wird Safran mit Erzengel Raziel assoziiert – dem Engel, der als spiritueller Lehrer bekannt ist – und entschlüsselt die Geheimnisse des Universums, was Ihnen erlaubt, profunde esoterische Konzepte zu verstehen. Safran weckt und reinigt Ihre Energiezentren und verbindet Sie mit Gott.

Thymian ist ein weiteres Heilkraut, bei dem Ihnen wahrscheinlich noch nie der Gedanke an Tee gekommen ist. Dieser Aufguss öffnet Ihre Zentren der Kommunikation und steht in Verbindung mit dem Kehlchakra. Thymiantee hilft Ihnen, zielgerichtet und mit Leidenschaft zu sprechen. Wenn es Ihnen schwerfällt, sich auszudrücken, sollten Sie es mal mit Thymiantee versuchen.

Zitronengras (Lemongrass) wehrt Ablenkungen und Verzögerungen ab. Wenn Sie damit zu kämpfen haben, eine Sache zu Ende zu bringen und jede Menge Ausreden finden, es nicht zu tun, dann brauchen Sie Zitronengras-Tee! Er bringt Ihnen klare Zielvorgaben, damit Sie sich an die Arbeit machen können. Darüber hinaus zeigt Zitronengras-Tee Ihnen die vielfältigen Segnungen, die diese Aufgabe sowohl Ihnen als auch anderen bringen wird. Zitronengras schärft Ihren Fokus und hält andere Personen davon ab, Sie bei Ihrer wichtigen Arbeit zu stören.

Wie Sie pflanzliche Heilmittel herstellen können

Als sensitiver und spiritueller Mensch brauchen Sie wahrscheinlich keine hoch dosierten Kräutermittel, da Ihr Körper sehr empfänglich ist für die heilenden Bestandteile der Pflanze und sofort beginnen wird, sie zu nutzen. Wenn andere vielleicht drei oder vier Wochen brauchen, um eine Veränderung festzustellen, sehen Sie bereits nach wenigen Tagen eine Verbesserung. Sie verstehen, dass das, was Sie zu sich nehmen, Ihre gesamte Energie verändert. Sie haben gemerkt, dass Ihnen bestimmte Nahrungsmittel oder Getränke nicht guttun, weil sie Ihrem sensiblen Körper nicht bekommen. Bevor Sie also zu hohen Dosierungen greifen, achten Sie auf das, was Ihre Intuition Ihnen diesbezüglich sagt.

Pflanzliche Heilmittel gibt es in vielen verschiedenen Formen, unter anderem als Tabletten, Kapseln, Tee, Flüssigextrakte und Tinkturen. Welche Form Sie auch wählen, bitte achten Sie darauf, dass die Heilmittel aus einer zuverlässigen Quelle kommen, also von einem soliden Hersteller, biologisch und nachhaltig oder wild geerntet. Das bringt Ihnen sowohl optimale Resultate als auch die höchstmögliche Energie.

Jede Form von Kräuterzubereitung wird einen heilenden Einfluss haben, doch eine Flüssigkeit ist besonders wirkungsvoll.

Wenn Sie eine Tinktur nehmen, vermittelt sie Ihnen die volle Energie und Schwingung der Pflanze. Geben Sie die angemessene Dosis in ein Glas Wasser. Auf diese Weise ist sowohl der Geschmack als auch der Alkohol, der vielleicht bei der Herstellung des Extraktes benutzt wird, verdünnt. Wir raten Ihnen, Kräutertinkturen nicht unverdünnt einzunehmen; eine Ausnahme ist Gymnema.
Wenn Sie irgendwelche anderen Medikamente nehmen oder bereits vorhandene gesundheitliche Probleme haben, fragen Sie bitte immer zuerst Ihren Arzt oder Therapeuten, bevor Sie mit der Einnahme eines pflanzlichen Heilmittels beginnen.

Kräuter für die Gesundheit des Drüsensystems

Bacopa *(Bacopa monnieri)* hilft Ihnen, mit Stress umzugehen und Ihre Gedanken zu organisieren. Ich (Robert) stelle mir dieses Kraut als das perfekte pflanzliche Heilmittel für Steuerberater und Buchhalter vor. Visualisieren Sie sich selbst mit Bergen von Aufgaben vor sich, die Sie erledigen müssen und von denen jede intensive Konzentration erfordert. Sie müssen alles bis zu einem bestimmten Zeitpunkt fertig bekommen, möchten sich dabei jedoch nicht bis zur Erschöpfung verausgaben.
In diesem Fall ist Bacopa besonders hilfreich, indem es Fokus, Klarheit und Erinnerungsvermögen fördert. Bacopa ist zudem das perfekte Heilkraut bei Prüfungen! Es mindert die Angst und schützt vor Erschöpfung. Darüber hinaus scheint Bacopa auch eine schilddrüsenheilende Funktion zu haben und die Produktion von Schilddrüsenhormonen anzuregen.
Nehmen Sie zweimal täglich 30 Tropfen der Tinktur, um Ihre Schilddrüse zu unterstützen und Ihr intellektuelles Potenzial zu steigern.

Blasentang *(Fucus vesiculosus)*, besser bekannt als Seetang, ist ein besonders wichtiges Heilkraut für die Schilddrüse. Er ist randvoll mit Mineralstoffen, vor allem Jod, das die Schilddrüsenfunktion anregt. Was wiederum Ihren Stoffwechsel antreibt und Ihnen beim Abnehmen helfen kann.

Bockshornklee *(Trigonella foenum-graecum)* ist ein nährstoffreiches und reinigendes Kraut. Es hilft, den Blutzucker zu reduzieren, was eine positive Wirkung auf die Bauchspeicheldrüse haben kann. Außerdem regt es den Milchfluss bei stillenden Müttern an, was auf einen möglichen Einfluss auf die Hirnanhangsdrüse hinweist.
Nehmen Sie 15 Tropfen der Tinktur dreimal täglich kurz vor den Mahlzeiten.

Coleus *(Coleus forskohlii)* ist ein wichtiges Kraut zur Erleichterung des Stoffwechsel-Syndroms – charakterisiert durch Müdigkeit, Gewichtszunahme und Blutzucker-Schwankungen. Es regt die Schilddrüse an und beschleunigt den Stoffwechsel. Darüber hinaus arbeitet es in Harmonie mit Hypothalamus, Hypophyse und den Adrenalindrüsen.
Coleus stimuliert viele Ihrer Hormondrüsen, weshalb es eine solch tief greifende Wirkung auf müde, übergewichtige, geschwächte Personen hat. Man nimmt an, dass dieses Kraut gespeicherte Fettzellen freisetzt, damit der Körper sie als Energie nutzen kann. Fett ist eine reichere Energiequelle als Kohlenhydrate oder Eiweiß; wenn also gespeicherte Fettzellen als Treibstoff verbrannt werden, fühlen Sie sich mit neuer Energie aufgeladen und motiviert.
Versuchen Sie es mit 20 Tropfen dreimal täglich, um Ihrem Körper den Neustart zu ermöglichen, den er vielleicht braucht.

Echinacea *(Echinacea spp.)* wird in der Regel zur Behandlung von Erkältungen und Grippe benutzt. Da dieses Kraut jedoch ein besonders wirkungsvolles, immunstärkendes Mittel ist, sollte es am besten in den sehr frühen Stadien einer Erkältung genommen werden oder wenn andere in Ihrem Umfeld erkältet sind.

Echinacea regt die Produktion weißer Blutkörperchen an, die für Ihre Immunabwehr verantwortlich sind. Wahrscheinlich ist seine Wirkung darauf zurückzuführen, dass es die Thymusdrüse anregt, die alle Immunreaktionen kontrolliert.
Es gibt mehrere unterschiedliche Arten von Echinacea, und jede scheint immunstärkende Eigenschaften zu besitzen. Am effektivsten sind *Echinacea angustifolia* und *Echinacea purpurea.* Manche Produkte enthalten eine andere Form, *Echinacea pallida*, was weniger ausgeprägte Eigenschaften hat als die beiden vorgenannten.

Falsches Einhorn *(Chamaelirium luteum)* hat einen so magischen Namen, dass es einfach ebenso magische Eigenschaften besitzen *muss*! Tatsächlich ist es ein hoch wirksames Kraut zur Steigerung der Fruchtbarkeit, welches das Östrogen-Level reguliert sowie Hypothalamus, Hirnanhangsdrüse und Eierstockdrüsen ins Gleichgewicht bringt. Ich (Robert) habe gesehen, wie die Falsche-Einhorn-Wurzel wahre Wunder im Leben von Patienten bewirkt hat. Paare, die jahrelang versucht hatten, ein Baby zu bekommen, erwarteten bei regelmäßiger Einnahme dieses Heilkrauts in kurzer Zeit ein Kind.
Es gab eine Zeit, da war die Wurzel des Falschen Einhorns aufgrund der Übererntung in freier Natur vom Aussterben bedroht. Versuche, das Kraut zu kultivieren, erwiesen sich als schwierig und werden erst seit Kurzem erfolgreich durchgeführt. Aus diesem Grund ist die Wurzel verhältnismäßig teuer. Bitte achten Sie darauf, dieses Heilkraut von Herstellern zu kaufen, die bekannt sind für fairen und nachhaltigen Anbau.
Nehmen Sie zweimal täglich 8 Tropfen der Tinktur, um Ihre Fruchtbarkeit zu steigern.

Gotu Kola *(Centella asiatica)* nährt das Nervensystem, und man sagt, dass es die Zirbeldrüse anregt. Traditionell ist Gotu Kola als Verjüngungsmittel angewandt worden, um den Geist

zu aktivieren. Es hat eine nährende Qualität, die einem vernebelten und unklaren Geist neue Energie bringt, Ihre Nerven entspannt und Ihnen hilft, besser mit Stress fertig zu werden. Gotu Kola übt möglicherweise auch eine positive Wirkung auf die Hirnanhangsdrüse aus.
Es gibt überlieferte Geschichten von Menschen, die dieses Kraut täglich genommen haben und angeblich älter als 200 Jahre wurden. Manche der Informationen über Gotu Kola können irreführend sein, da es früher in der Regel als *Brahmi* bezeichnet wurde, genauso wie das Kraut Bacopa. Da diese beiden Pflanzen unter dem gleichen Namen bekannt waren, kann es sein, dass ältere Referenzen widersprüchlich sind.
Nehmen Sie 20 Tropfen der Tinktur zwei- oder dreimal täglich, um Klarheit und Vitalität zu gewinnen.

Gymnema *(Gymnema sylvestre)* reguliert den Blutzucker und heilt die Bauchspeicheldrüse. Die flüssige Tinktur blockiert die Rezeptoren auf Ihrer Zunge für Süßes und verändert so die Art, wie Ihnen süße Nahrungsmittel schmecken. Die Wirkung tritt sofort ein, und nach ein paar Wochen werden Sie merken, dass sich Ihr Appetit auf bestimmte Nahrungsmittel und Getränke automatisch verändert.
Wissenschaftliche Untersuchungen mit Gymnema deuten darauf hin, dass es unter Umständen die Bauchspeicheldrüse (Pankreas) heilen und wiederherstellen kann. Sie haben Patienten mit einer schlecht funktionierenden Bauchspeicheldrüse (was zu hohen Blutzuckerwerten führt) getestet und festgestellt, dass Gymnema die Pankreas anregt, ihre Funktion wieder aufzunehmen. Auch Insulin reduziert Ihren Blutzuckerwert, ohne allerdings die Bauchspeicheldrüse zu heilen. Seine heilende Fähigkeit ist es, was dieses Heilkraut so besonders macht.
Geben Sie 10 Tropfen der Tinktur dreimal täglich vor dem Essen direkt auf die Zunge.

Johanniskraut *(Hypericum perforatum)* ist seit Langem bekannt als ein Kraut, das depressive Gedanken vertreibt und Ihnen hilft, wieder Freude zu finden. Wenn Sie Johanniskraut nehmen, fühlt es sich an, als hätte sich eine Wolke in Ihrem Inneren aufgelöst. Die Dinge werden klarer, und Sie fangen wieder an zu lächeln.

Dieses Heilkraut unterstützt Ihren Körper bei der Produktion von Serotonin. Der Körper produziert dieses Wohlfühlhormon selbst; doch in Zeiten der Depression kann es passieren, dass er nicht genug Serotonin freisetzt. Johanniskraut erlaubt Ihrem Körper, mehr Segen aus dem bereits vorhandenen Serotonin zu gewinnen, während es gleichzeitig hilft, mehr davon zu produzieren. Anschließend verwandelt sich das Serotonin in Melatonin, das Hormon, das nötig ist, um Ihren Schlaf-Wach-Rhythmus auszugleichen und mit veränderten Zeitzonen umzugehen. Diese Verwandlung findet in der Zirbeldrüse statt. Ausreichend Serotonin im Körper zu haben bedeutet, das Sie genug Melatonin für einen gesunden Schlaf-Wach-Rhythmus zur Verfügung haben. Zuweilen wird gesagt, dass die Melatonin-Produktion vom Mondlicht angeregt wird. Also können Ihnen 15 Minuten im Mondlicht vielleicht auch helfen.

Wenn Sie vor dem Schlafengehen 20 Tropfen Johanniskraut-Tinktur nehmen, geben Sie damit Ihrem Körper Treibstoff für Ihre Zirbeldrüse, während Sie gleichzeitig den Hypothalamus und die Adrenalindrüsen ins Gleichgewicht bringen.

(Bitte achten Sie darauf, dass Johanniskraut auch die Leber anregt und daher Wechselwirkungen mit anderen Medikationen auftreten können.)

Mönchspfeffer *(Vitex agnus-castus)* wird in der Regel Frauen empfohlen, um die weiblichen Hormone ins Gleichgewicht zu bringen. Es wird sowohl für prämenstruelle Symptome (PMS) als auch eine Reihe anderer menstruationsbezogener Probleme verschrieben. Davon abgesehen, wirkt es sich auch bei Män-

nern positiv aus. Es kann ein feuriges Temperament beruhigen, indem es die Hormone justiert. Zudem reguliert der Mönchspfeffer den Hypothalamus und die Eierstöcke, was das allgemeine Gleichgewicht fördert.
Mönchspfeffer hilft, die Hypophyse ins Gleichgewicht zu bringen, und kann eine positive Wirkung erzielen, wenn die Hypophysenhormone (FSH) zu schwach oder zu stark sind. Es eignet sich wunderbar für stillende Mütter, weil es der Hypophyse hilft, Prolaktin zu produzieren, was den Milchfluss anregt. Jedoch *verlangsamt* es auch bei Bedarf die Produktion von Prolaktin. Das ist das Schöne an Kräuterheilmitteln: Die dem Kraut innewohnende Intelligenz kann bestimmen, welche seiner Aktionen für Sie in diesem Moment optimal ist.
Nehmen Sie zweimal täglich 20 Tropfen der Tinktur, um Ihre Hormone ins Gleichgewicht zu bringen und den Menstruationszyklus zu regulieren.

Oregano *(Origanum vulgare)* ist ein äußerst wirkungsvolles Antimikrobiotikum. Manche Forscher glauben, die Zirbeldrüse könne mit Kalzium verstopft werden, was Ihre spirituellen Fähigkeiten blockiert. Die Theorie geht davon aus, dass Nanobakterien (extrem kleine bakterielle Organismen) sich in der Zirbeldrüse festsetzen und sich mit einer Schicht aus Kalzium schützen. Normale antibiotische Behandlungen können die harte Kalziumschale nicht durchbrechen – ganz anders jedoch Oregano-Öl. Es dringt in die Kalziumhüllen ein, löst sie auf und beseitigt die Bakterien.
So wie bei allen konzentrierten Ölen müssen Sie vorsichtig sein bei der Dosierung. Personen über 18 Jahren können unter Umständen Kapseln mit Oregano-Öl aus dem Handel nehmen. Alternativ können Sie ein paar Tropfen in einen Diffuser geben und auf diese Weise das Aroma im ganzen Haus verteilen.

Pfingstrose *(Paeonia lactiflora)* hilft, die richtige Balance zwischen dem Luteinisierenden und dem Follikelstimulierenden Hormon herzustellen – zwei Hormone, die von der Hirnanhangsdrüse produziert werden. Pfingstrose normalisiert das Östrogen-Level, indem sie dazu beiträgt, die Hirnanhangsdrüse zu regulieren.
Wenn Pfingstrose mit Süßholz kombiniert wird, führt dies zu einem synergetischen Effekt. Forschungen haben gezeigt, dass diese beiden Pflanzen – wenn sie zusammen genommen werden – eine stark ausgleichende Wirkung auf Hypothalamus, Hirnanhangsdrüse und Eierstöcke haben. Dies ist vor allem beim polyzystischen Eierstock-Syndrom (PCOD) oder in Fällen segensreich, wo Frauen einen zu hohen Anteil an männlichen Hormonen aufweisen.
Wenn Sie 15 Tropfen der Tinktur zweimal täglich nehmen, helfen Sie, Ihre Hormone ins Gleichgewicht zu bringen.

Rehmannia *(Rehmannia glutinosa)* reduziert Entzündungen und stellt Energie wieder her, indem es die Adrenalindrüsen auf eine nährende und heilende Weise anregt. Rehmannia ist eines von nur einer Handvoll Kräutern (Süßholz ist ein anderes), das die Adrenalindrüsen repariert. Außerdem hilft Rehmannia Ihnen, besser mit Stress fertig zu werden und neue Wege zu finden, mit Ihrer gegenwärtigen Situation umzugehen.

Sägepalme *(Serenoa repens)* ist ein männliches Tonikum, das die Prostata und Hoden ins Gleichgewicht bringt. Es wird häufig bei gutartiger Prostatahyperplasie (BPH) angewandt, kann jedoch auch Männern allgemein Heilung bringen. Es wird vermutet, dass es die Adrenalindrüsen beeinflusst und Gefühle von Energie und Motivation fördert.
Alle Formen von Sägepalme zeichnen sich durch eine nährende Wirkung aus, doch liposterole Extrakte (also jene, die Fettsäuren enthalten) haben unter Umständen eine stärkere Wirkung.

Nehmen Sie 10 Tropfen der Tinktur dreimal täglich, um männliche Hormone ins Gleichgewicht zu bringen.

Sibirischer Ginseng *(Eleutherococcus senticosus)* ist ausgezeichnet für Personen, die müde und erschöpft sind. Wenn Sie das Gefühl haben, mit Ihrer Kraft am Ende zu sein, kann Ihnen dieses Kraut helfen. Es bietet Ihnen eine natürliche Energiequelle und hilft Ihnen, mit jeder Art von Stress fertig zu werden. Ein Teil der Wirkungsweise von sibirischem Ginseng mag auf seinen positiven Einfluss auf die Adrenalindrüsen zurückzuführen sein. Darüber hinaus hilft es der Schilddrüse und kann sich bis zu einem gewissen Grad positiv auf die Bauchspeicheldrüse auswirken, indem es den Blutzuckerspiegel ins Gleichgewicht bringt.
Nehmen Sie 30 Tropfen der Tinktur zweimal täglich, um die natürlichen Energiereserven Ihres Körpers wiederherzustellen.

Stechwinde *(Smilax spp.)* ist ein reinigendes Kraut, das eher eine Affinität zu Männern hat. Es beseitig Toxine und stimuliert männliche Hormone. Aufgrund dieser Wirkung hat es unter Umständen Einfluss auf die Hoden.

Süßholz *(Glycyrrhiza glabra)* ist eines von einer Handvoll Kräuterheilmitteln, die einen angenehmen Geschmack haben. Es enthält *Glycyrrhizin*, das 50- bis 100-mal süßer ist als Glukose.
Süßholz ist ein machtvolles Kraut mit vielen beachtenswerten Eigenschaften; unter anderem hat es eine entzündungshemmende Wirkung, gibt neue Energie, bringt die Hormone ins Gleichgewicht, reduziert Stress und ist schleimlösend. Das ist oft der Grund, warum Menschen sich selbst Süßholz verschreiben. Berücksichtigt werden sollte jedoch, dass dieses Kraut auch eine steroidale Wirkung hat. Es kann den Cortison-Level in Ihrem Körper erhöhen, was im Bedarfsfall sehr heilend

sein kann, doch unter Umständen zu Problemen führt, wenn Sie Süßholz regelmäßig über einen längeren Zeitraum nehmen (länger als drei Monate). In hoher Dosierung erhöht es möglicherweise den Blutdruck, daher sollten Personen mit hohem Blutdruck besser auf Süßholz verzichten.
Süßholz bringt den Hypothalamus, die Hypophyse und Adrenalindrüsen ins Gleichgewicht. Es stellt Ihre Adrenalinfunktion wieder her und eignet sich ausgezeichnet in Fällen von Erschöpfung und Müdigkeit. Es verlangsamt den Zusammenbruch der Adrenalin-Hormone, was bedeutet, dass Sie über länger anhaltende Energie verfügen. Was Ihrem Körper genug Zeit gibt, sich auf natürliche Weise zu reparieren und wiederherzustellen.
Genießen Sie 15 leckere Tropfen Süßholz-Tinktur zwei bis dreimal täglich.

Traubensilberkerze *(Cimicifuga racemosa)* ist ein Östrogenregulierendes Kraut, das außerdem hilft, Hirnanhangsdrüse (Hypophyse), Hypothalamus und Eierstöcke zu regulieren. Es unterbindet die Produktion des Luteinisierenden Hormons (LH), das vom Hypothalamus freigesetzt wird. Man nimmt an, dass Wellen von LH verantwortlich sind für Hitzewellen. Das ist der Grund, warum Traubensilberkerze häufig bei Frauen in den Wechseljahren Anwendung findet.
In der Vergangenheit wurde die Sorge erörtert, dass Traubensilberkerze Leberstörungen verursachen und mit der Entstehung von Krebs in Verbindung gebracht werden könnte. Eine der ersten Studien zu diesem Thema, die diese Bedenken hervorgehoben hat, wurde später diskreditiert. Das getestete Produkt, so stellte sich heraus, enthielt gar keine Traubensilberkerze, sondern wurde durch ein Mittel ersetzt, das als krebsverursachend bekannt war.
Seither wurden mehrere Untersuchungen durchgeführt, um die Traubensilberkerze und ihre Sicherheit richtig einzuschätzen.

Manche Forscher untersuchten die Behandlung von Traubensilberkerze bei Frauen mit östrogen-abhängigem Krebs, wie zum Beispiel Brust- oder Gebärmutterkrebs. Die Studie zeigte, dass dieses Heilkraut das Wachstum des Tumors *nicht* förderte, was es potenziell wirksam für Frauen machte, bei denen aufgrund ihrer Krebserkrankung eine Hormontherapie nicht infrage kam.
Forscher glauben, dass Traubensilberkerze je nach Dosierung die Östrogen-Produktion regulieren kann. Wenn Sie eine kleine Menge des Heilkrautes nehmen, wird es eine regulierende Wirkung haben, bei hohen Mengen jedoch den Körper mit Östrogen überschwemmen.
Nehmen Sie zweimal täglich 20 Tropfen der Tinktur, um die Hormone Ihres Körpers zu regulieren und ins Gleichgewicht zu bringen.

Wolfstrapp *(Lycopus spp.)* wird bei einer zu hohen Produktion von Schilddrüsenhormonen angewandt. Er reduziert die Schilddrüsenfunktion, indem er die Produktion von schilddrüsenstimulierenden Hormonen verlangsamt.
Nehmen Sie 25 Tropfen der Tinktur drei- bis viermal täglich, um sich gegen Infektionen zu schützen; oder 10 Tropfen zweimal täglich für eine sanfte Reinigung und Regulierung des Immunsystems.
Versuchen Sie es mit 20 Tropfen der Tinktur zweimal täglich, um Ihrer Schilddrüse die Nahrung zu geben, die sie braucht.
Falls Sie eine überaktive Schilddrüse haben, ist es immer empfehlenswert, sich von einem erfahrenen Spezialisten behandeln zu lassen.

Zitronenmelisse *(Melissa officinalis)* ist ein beruhigendes und entspannendes Kraut. Es lindert Angstzustände und verscheucht depressive Gedanken. Außerdem heilt es Magenstörungen, was es zu einem perfekten Mittel macht bei Nervosität,

Ängstlichkeit und dem unangenehmen Gefühl von Schmetterlingen im Bauch.
Nehmen Sie 12 Tropfen der Tinktur dreimal täglich. Vielleicht werden Sie feststellen, dass die Zugabe von 4 Tropfen der Tinktur in Ihre Wasserflasche Ihnen helfen kann, den Tag über ruhig und gelassen zu bleiben.
Zitronenmelisse hat die Gabe, die Hormonproduktion Ihrer Schilddrüse etwas zu verlangsamen und kann daher bei einer Überfunktion sinnvoll sein. Falls Sie eine überaktive Schilddrüse haben, ist es immer am besten, die Behandlung mit einem erfahrenen Spezialisten zu koordinieren.

Kräuter zur Unterstützung Ihrer Handchakras

Es gibt diverse Kräuterheilmittel, die Ihre ekkrinen Drüsen (sie regulieren die Körpertemperatur) und Handchakras unterstützen können, vor allem wenn Sie zu kalten Händen neigen. Machen Sie sich keine Sorgen, diese Kräuter zu nehmen bedeutet nicht, dass Sie plötzlich in Schweiß ausbrechen. Die Weisheit der Natur verbindet sich mit Ihrem Körper und bestimmt, welche Heilung Sie in dem jeweiligen Moment benötigen. Wenn Ihre Schweißdrüsen blockiert sind oder zu langsam arbeiten, können diese Kräuter helfen, ihre Funktion zu stimulieren. Wenn sie einwandfrei funktionieren, nähren und unterstützen die Kräuter sie.
Um die bestmögliche Wirkung zu erzielen, sollten diese Heilkräuter in Form eines heißen Tees genommen werden. Sie in einer Teekanne ziehen zu lassen sorgt dafür, dass ihre medizinischen Qualitäten sich mit dem heißen Wasser verbinden. Lassen Sie Ihren Aufguss zehn Minuten ziehen, bevor Sie es sich mit Ihrer Lieblingstasse gemütlich machen und den Tee genießen. Trinken Sie ihn schluckweise, da sich auf diese Weise die heilende Energie der Kräuter in Ihrem ganzen Körper wohlig ausbreiten kann. Vergessen Sie nicht, Ihren Tee in einem Gefäß mit Deckel zuzubereiten; wenn Sie nur einen Teebeutel in einer

offenen Tasse nehmen, kann es sein, dass ein Teil der therapeutischen Wirkung durch den Dampf verloren geht.

Cayennepfeffer *(Capsicum annuum)* ist ein sehr starkes, wärmendes Kraut. Es regt Ihren Stoffwechsel an, was hilfreich ist, falls Sie abnehmen wollen. Wenn Sie etwas essen, das Chili enthält, werden Sie anschließend ein Gefühl gesteigerter Wärme empfinden. Vielleicht treten kurzfristige Rötungen auf, da der Cayennepfeffer Ihren Kreislauf beschleunigt. Die Wärme dieses Krauts öffnet Ihre Schweißdrüsen und Sie fangen an zu schwitzen.
Sie brauchen nur eine winzige Menge Cayennepfeffer, um seine Hitze zu fühlen. Fügen Sie dem kochenden Wasser eine kleine Prise hinzu und lassen den Aufguss ziehen. Bevor Sie den ersten Schluck trinken, probieren Sie ein wenig, um sicherzugehen, dass der Tee nicht zu stark ist; gegebenenfalls können Sie ihn mit ein wenig mehr Wasser verdünnen.

Ginkgo *(Ginkgo biloba)* ist ein weiteres Kraut, das über den Blutkreislauf die Schweißbildung fördern kann, allerdings auf eine nicht-wärmende Art. Ginkgo ist eines der wenigen Heilkräuter, das den sogenannten Anti-Plättchenaktivierenden Faktor (anti-PAF) besitzt. Was bedeutet, dass Ginkgo Ihr Blut daran hindert, zu dickflüssig zu werden, und so dafür sorgt, dass es ungehindert fließen kann. Diese Eigenschaft mag einer der Gründe sein, warum sich dank Ginkgo Ihr Blut in allen Geweben ausbreitet. Wenn Sie Durchblutungsstörungen haben, werden nicht alle Gewebe gleich gut genährt.
Falls Sie zum Beispiel ständig kalte Hände haben, ist dies ein Zeichen für einen schwachen Kreislauf. Ihr Körper fokussiert sich mehr auf die wichtigen Organe und schenkt Ihren Extremitäten weniger Aufmerksamkeit. Dann kann es passieren, dass Ihre Schweißdrüsen träge und blockiert werden. Ginkgo kann helfen, den Kreislauf zu stärken und sowohl gesundes Schwit-

zen fördern als auch eine größere Sensitivität der Chakras in Ihren Handflächen.

Holunder *(Sambucus nigra)* gibt es in zwei Formen: die Beeren und die Blüten. Holunderblüten sind ein ausgezeichnetes antivirales Heilmittel. Diverse wissenschaftliche Untersuchungen haben gezeigt, dass Holunderblüten-Extrakt in der Lage ist, die Replikation vieler Viren zu blockieren. Um ein optimales Resultat zu erzielen, empfehlen wir Ihnen, Kapseln mit Holunderbeeren-Pulver oder Tabletten zu nehmen, da die flüssigen Extrakte ihre antiviralen Eigenschaften bald verlieren. Hier jedoch sind wir mehr an den Holunderblüten interessiert, da sie die Schweißbildung fördern.
Der Holunderstrauch hat eine lange Geschichte, die bis in die Mystik des Altertums zurückreicht. Sogar Bauern bezeichneten den Geist des Strauchs als die »Holunder-Mutter«. Dieses Kraut hat eine machtvolle Energie, die Ihre Intuition weckt und Ihre Chakras öffnet. Holunderblüten haben eine Verbindung zum Kopfbereich und eignen sich ausgezeichnet für Personen, die ständig unter Erkältungen, einer laufenden Nase oder Heuschnupfen leiden.

Ingwer *(Zingiber officinale)* ist ein wärmendes Kraut, das Ihren Kreislauf anregt. Indem Ihr Blut sich durch die oberen Schichten Ihrer Haus ausbreitet, reinigt und öffnet es die ekkrinen Schweißdrüsen. Der Ingwer trägt die Nährstoffe mit sich, die Ihrem Körper zur Verfügung stehen. Stellen Sie sich Ingwer als einen Kurier vor, der Ihre Vitamine und Mineralstoffe an die Orte bringt, wo sie am meisten gebraucht werden.
Zusammen mit diesen Nährstoffen fließt auch Ihre Energie auf demselben Weg. Nach der Traditionellen Chinesischen Medizin folgen Blut und Lebensenergie einander. Wenn also Ihr Kreislauf angeregt wird, gilt das Gleiche für Ihre Energie, und damit für Ihre Intuition.

Pfefferminze *(Mentha x piperita)* hilft, die ekkrinen Schweißdrüsen anzuregen und Magenbeschwerden zu beruhigen. Vielleicht haben Sie schon einmal gemerkt, dass Ihre Hände sich wärmer anfühlen, wenn Sie eine Tasse Pfefferminztee getrunken haben. Das ist vielleicht nicht immer der Fall, doch wenn es passiert, ist dies ein Zeichen dafür, dass die Energie in Ihren Handchakras geweckt worden ist. Ihre Hände sind jetzt sensitiver für Energie, und Sie können sie als natürliches Weissagungsinstrument benutzen.
Wenn Sie jemandem zum ersten Mal begegnen und die Hand schütteln, vertrauen Sie dem Eindruck, den Sie empfangen. Wenn Sie ein Nahrungsmittel in die Hand nehmen und Zweifel haben, ob es gut für Sie ist, vertrauen Sie diesem Gefühl. Pfefferminztee wird Ihnen helfen, mehr Vertrauen in diese intuitiven Botschaften zu haben.

Schafgarbe *(Achillea millefolium)* besitzt eine Affinität zu Ihrem Kreislaufsystem, doch in einer anderen Weise als die mehr wärmenden Kräuter. Schafgarbe bringt Ihren Kreislauf ins Gleichgewicht und wurde seit jeher benutzt, um den Blutdruck zu regulieren. (Bitte holen Sie sich bei Kreislaufproblemen stets Rat bei einem erfahrenen Arzt oder Heiler.) Da die Schafgarbe Ihrem Körper hilft, sich zu entspannen, erweitern sich Ihre Blutgefäße. Diese Heilungseigenschaft erstreckt sich auch auf Ihre Schweißdrüsen. Schafgarbe veranlasst Ihren Körper zu schwitzen, indem sie jegliche Anspannung in Ihrem Kreislaufsystem beseitigt.

S.H.P. ist eine beliebte und sehr wirkungsvolle Kräutertee-Kombination, die seit Jahrzehnten benutzt wird, um Schwitzen zu fördern. S.H.P. ist die Abkürzung für **S**chafgarbe, **H**olunder und **P**fefferminz. Diese drei Kräuter arbeiten synergetisch, um die Atemwege zu reinigen. Sie nähren die ekkrinen Drüsen und bringen ihre Funktion ins Gleichgewicht.

Dieser Tee wird darüber hinaus auch häufig bei Fieber angewandt. Es mag sich wie ein Widerspruch anhören, einen heißen Tee zu trinken, wenn Sie bereits eine erhöhte Körpertemperatur haben. Jedoch fördert diese Kombination das Schwitzen, was das Feuer bricht und Ihrem Körper hilft, abzukühlen.

Kräuterheilmittel für ein gesundes Herz

Kräuterheilmittel haben sowohl eine physische als auch eine energetische Eigenschaft. Diese gesunden Herzens-Kräuter nähren und schützen Ihr physisches Herz, regen Ihr Herzchakra an und heilen Sie auch emotional.
Wenn Sie Kräuter für Ihre kardiovaskuläre Gesundheit nehmen, ist es wichtig, dies unter ärztlicher Aufsicht zu tun. Der Versuch, Ihren Blutdruck alleine zu regulieren, kann gefährlich sein. Sprechen Sie vorher mit Ihrem lizenzierten Naturheiler oder Arzt.

Astragalus *(Astragalus membranaceus)* ist ein tonisierendes Kraut, das Ihrem Herzen guttut. Es kann den Blutdruck ins Gleichgewicht bringen und Ihnen helfen, besser mit Stress fertig zu werden.
Astragalus ist ein wundervolles Kraut zur Regulierung des Körpers. Es korrigiert gestörte Gleichgewichte und hilft Ihnen, alle Arten von Hindernissen zu überwinden.
Nehmen Sie 25 Tropfen der Tinktur zweimal täglich als stärkendes Heilmittel.

Coleus *(Coleus forskohlii)* kann Ihnen helfen, den Blutdruck zu regulieren und das Herz zu schützen. Es unterstützt gesundes Abnehmen, vor allem in Zusammenhang mit dem *metabolischen Syndrom*. Personen mit diesem Syndrom sind übergewichtig, meistens in der Körpermitte, und haben Probleme mit dem Blutdruck und Blutzucker – allesamt Faktoren, die das Herz zusätzlich belasten können. Coleus hilft Ihnen, Gewicht

zu verlieren und Ihren Stoffwechsel wieder auf Trab zu bringen, derweil es dafür sorgt, dass Ihr Herz gesund bleibt.
Nehmen Sie zweimal täglich 20 Tropfen der Tinktur.

Koreanischer Ginseng *(Panax ginseng)* ist ein tonisierendes Kraut, das großen Respekt verdient. Es stimuliert und weckt den ganzen Körper. Anders als bei der Anregung durch Koffein heilt der koreanische Ginseng und gibt neue Kraft.
In letzter Zeit ist eine größere Nachfrage nach Ginseng-Produkten zu beobachten, weil die Menschen spüren, dass es die sportliche Leistungsfähigkeit steigert. Ginseng mag in dieser Hinsicht tatsächlich hilfreich sein; jedoch gehen die Fähigkeiten dieses Krauts wesentlich tiefer, als nur dafür zu sorgen, dass Sie schneller rennen können.
Koreanischer Ginseng nährt das Herz und beseitigt Gefühle von Schwäche. Er gibt Ihnen die Möglichkeit, auf eine gesunde Weise mit stressigen Situationen umzugehen und besitzt zudem die Fähigkeit, die geistige Klarheit sowie das Erinnerungsvermögen zu verbessern. Eine Dosis, unmittelbar vor einem Examen oder einer Prüfung eingenommen, kann Ihnen helfen, sich an mehr Informationen zu erinnern – ein Effekt, der sogar noch gesteigert wird, wenn Sie koreanischen Ginseng mit Ginkgo kombinieren.
Nehmen Sie 12 Tropfen der Tinktur zweimal täglich, um Ihren Körper und Ihr Herz neu zu beleben.

Rotwurzel-Salbei *(Salvia miltiorrhiza)* hat eine starke Verbindung mit dem Herzen. Er reguliert den Blutdruck und verhindert, dass Ihr Blut zu dickflüssig wird. Rotwurzel-Salbei schützt das Herz und hat die Fähigkeit, Herzrasen zu mindern. Dieses Kraut kann hilfreich sein, wenn Menschen eine feurige Energie um sich haben und wütend oder aggressiv erscheinen. Ein gerötetes Gesicht aufgrund von Wut oder hohem Blutdruck kann ein Zeichen sein, dass dieses Heilkraut benötigt wird.

Nehmen Sie 20 Tropfen der Tinktur zwei- oder dreimal täglich, um das innere Feuer zu beruhigen.

Weißdorn *(Crataegus monogyna)* ist eines meiner (Roberts) liebsten herzheilenden Kräuter. Ich benutze es sowohl für das physische als auch für das emotionale Herz.
Auf der physischen Ebene schützt Weißdorn den Herzmuskel. Er nährt dieses kostbare Organ und hilft, es zu stärken und zu regulieren. Ein gebrochenes Herz findet emotional und energetisch durch dieses Kraut Heilung. Ich habe es benutzt, um Trauer zu heilen; schwierige Beziehungen; sowie das Gefühl, von Freunden, der Familie oder Partnern ausgenutzt zu werden. Weißdorn zeichnet sich durch eine liebevolle Energie aus, wie ein tröstender Freund, der Sie unterstützt.
Nehmen Sie 5 Tropfen der Tinktur, um Ihre Emotionen genesen zu lassen.

* * * * *

Um die Hormondrüsen zu heilen und zu stärken und auf diese Weise Ihre Chakras zu wecken, versuchen Sie, mehr Frieden und Ruhe in Ihr Leben zu bringen. Kräuterheilmittel können helfen, diese Hormondrüsen zu nähren, doch wenn der Stress weiterhin besteht, bieten sie nur eine temporäre Lösung. Meditieren Sie regelmäßig, verbringen Sie Zeit in der Natur, und entdecken Sie Möglichkeiten, die Schönheit jedes neuen Tages zu genießen.
In Teil III werden wir ein paar Methoden besprechen, wie Sie Ihre Energie klären und Ihre Lebensweise so einrichten können, dass sie intuitiven Einsichten förderlich ist.

Teil III

Heilung auf körperlicher und energetischer Ebene

Kapitel 9
Entgiften hilft, Ihre Intuition zu klären

Entgiften ist etwas, das uns ganz besonders am Herzen liegt. Wir haben nicht nur gesehen, wie es unser eigenes Leben positiv verändert hat, sondern haben Tausenden von Menschen auf der ganzen Welt gezeigt, wie sie Ihre Ernährungsweise »reinigen« können. Wenn Sie toxische Emotionen und schädliche Beziehungen loslassen ... und sich wahrhaft von allem Negativen in Ihrem Leben entgiften ... passiert etwas Außergewöhnliches. Plötzlich schaltet sich Ihr innerer Lügendetektor wieder ein. Die Stimme Ihres höheren Selbst ist die grundlegende, die Sie hören und der Sie folgen. Vorher war diese Stimme (die schon immer da war) unklar, verschwommen und Ihre Kommunikation mit dem Göttlichen durch Giftstoffe blockiert. Durch eine Entgiftung sind Sie in der Lage, sich zu reinigen und diese wundervolle Energie und Verbindung wiederzuentdecken, die seit jeher ein entscheidender Aspekt Ihres Wesens war.

Entgiften bedeutet für unterschiedliche Menschen unterschiedliche Dinge. Für die meisten bedeutet Entgiften, praktisch alle Nahrungsmittel aufzugeben, eine Art Fasten oder Saftkur zu machen und dann allmählich wieder normale Essgewohnheiten anzunehmen.

Wir persönlich verstehen Entgiften als eine Überholung unserer Essgewohnheiten und Lebensweise. Was bedeutet, sich jeden Aspekt unseres Lebens anzuschauen, nicht nur das, was wir essen. Wir fühlen, dass die Toxine von Stress, Sorgen, Angst, Unversöhnlichkeit und nicht verarbeiteter Trauer genauso schädlich für Ihren Körper sind wie die chemischen Giftstoffe, die in Alkohol, Zucker, industriell verarbeiteten Lebensmitteln und künstlichen Süßstoffen enthalten sind. Zudem würdigen wir unsere sensitive Natur und wissen, dass harsche Entgiftungsmethoden bei uns nicht funktionieren.

Entgiften ist ein extrem machtvoller und lebensverändernder Schritt, den zu nehmen Sie sich vielleicht angeleitet fühlen. Es ist gut möglich, dass – wenn Sie dieses Buch lesen – Gott und Ihre Engel Sie bereits sanft angestoßen haben, gesunde Veränderungen vorzunehmen, die Ihre Intuition stärken und verbessern werden.

Entgiften ist nicht so schwierig, wie Sie es sich vielleicht vorstellen. Nach unserer eigenen persönlichen Erfahrung haben wir uns ohne die geringsten Nebenwirkungen von Substanzen wie Kaffee und Koffein entgiftet. Was daran liegt, dass die Engel bei jedem Schritt mit uns zusammengearbeitet haben, um diesen Übergang problemlos und angenehm zu gestalten.

Gott und die Engel wissen, dass, wenn Sie sich unwohl fühlen, Kopfschmerzen haben und Ihre Stimmung in den Keller sinkt, während Sie ungesunde Nahrungsmittel aufgeben, ein größeres Risiko besteht, dass Sie umgehend in Ihre alten Essgewohnheiten zurückfallen. Doch wenn Sie stattdessen diese Sachen mit nur sehr wenigen oder gar keinen Nebenwirkungen aus Ihrer Ernährung und Ihrem Leben entfernen, dann wird es Ihnen ohne Schwierigkeiten gelingen. Sie werden Ihre Lebensweise von Grund auf verändern und sich über die wundervollen Segnungen freuen, die diese Transformation mit sich bringt.

Während Sie sich entgiften, denken Sie bitte daran, mit Gott und Ihren Engeln zusammenzuarbeiten. Reden Sie sich nicht ein, dass Sie es ganz alleine schaffen müssen. Entgiften ist Teamarbeit, und wenn Ihr Team liebevoller Helfer bei Ihnen ist und Sie freundlich drängt, diesen Prozess erfolgreich zu Ende zu bringen, ist die Wahrscheinlichkeit viel größer, dass Sie alle Ihre Ziele erreichen.

Wenn Sie mit der Entgiftung beginnen, vertrauen Sie Ihrer inneren Führung hinsichtlich dessen, was als Erstes losgelassen werden muss. Die Engel sagen, dass es nicht darum geht, Dinge

zu eliminieren und das Angenehme aufzugeben. Stattdessen geben sie Ihnen das, wofür Sie gebetet haben: Hohe Energie und ein klares, waches Gefühl der Intuition. Das ist es, was Sie in Wahrheit erreichen wollen.
Die Engel können sehen, dass einige Nahrungsmittel und Substanzen, vielleicht auch Verhaltensweisen, zwischen Ihnen und der Erreichung Ihrer Ziele stehen. Wenn toxische Nahrungsmittel Teil Ihrer Ernährung sind, befinden Sie sich ständig in einer Art Nebel. Ihnen entgehen oder Sie ignorieren all diese herrlichen Wunder, die vor Ihren Augen passieren. Wenn Sie entfernen, was immer Sie blockiert – das können unter anderem Zucker, Weizen oder Milchprodukte sein – wird Sie nichts mehr hindern. Alles, was Ihr Herz begehrt, wird direkt vor Ihnen liegen.
Durch eine Entgiftung gewinnt man nicht nur neue Klarheit, sondern ein höheres Maß an Energie – und zwar *echte* Energie. Sie haben nicht das Gefühl, Koffein oder andere Substanzen zu benötigen, um Ihren Tag zu überstehen. Sie haben nicht das Gefühl, dass Ihre Energie zu bestimmten Zeiten hoch ist und dann schnell wieder absinkt. Stattdessen fühlen Sie sich den ganzen Tag lang voller Energie. Sie schwimmen auf der Energiewelle des Lebens *an sich*, denn das ist es, was Sie umgibt.
Hören Sie nicht auf die Stimme des Egos, die Ihnen einreden will, eine Entgiftung sei viel zu anstrengend. Achten Sie nicht darauf, wenn sie Ihnen sagt, dass Sie schreckliche Kopfschmerzen oder unerträgliche Entzugssymptome erleben werden. In Wirklichkeit ist es so, dass Sie ungeahnte Freude und ein starkes Gefühl der Verbindung mit den Wesen der Liebe fühlen werden, die Sie umgeben.
Um Ihren Entgiftungsprozess zu beginnen und Ihre intuitiven Gaben zu wecken, setzen Sie sich hin und bitten die Engel um ein Zeichen. Bitten Sie den Himmel, Sie ganz klar wissen zu lassen, auf was Sie sich jetzt fokussieren müssen, indem Sie sagen:

»Lieber Gott und liebe Engel, bitte zeigt mir, welche Veränderungen ich nach eurem Wunsch jetzt vornehmen soll. Bitte gebt mir Zeichen in der physischen Welt, die ich problemlos erkennen und verstehen kann. Ich bitte euch, mich zu unterstützen, indem ihr mir diesen Übergang angenehm macht. Bitte führt mich zu gesunden Entscheidungen und hoch-energetischen Mahlzeiten, während ihr mir gleichzeitig helft, Verlockungen zu widerstehen. Ich bin willens, alles loszulassen, was nicht länger meinem Höchsten und Besten dient. Danke.«

Dann überlegen Sie die Schritte, die Sie nehmen müssen, um diese schädlichen Angewohnheiten aus Ihrem Leben zu entfernen.

Entgiftung von ungesunden Nahrungsmitteln

Es gibt bestimmte Nahrungsmittel, die anscheinend eine stärkere Wirkung auf unsere Intuition haben als andere. Vier davon sind *Gluten*, *Zucker*, *Milchprodukte* und *schädliche Fette*.

– **Gluten** ist in mehreren unterschiedlichen Getreidearten enthalten, unter anderem in Weizen, Roggen und Gerste. Auch Hafer weist Spuren von Gluten auf; was jedoch nicht bedeutet, dass Sie ganz auf Hafer verzichten müssen. Manche Gluten-sensitive Menschen können das Gluten in Haferprodukten vertragen, daher ist es nicht etwas, das sofort eliminiert werden muss wie zum Beispiel Weizen, Roggen und Gerste. Doch selbst wenn Sie nicht Gluten-intolerant sind, kann es sein, dass Ihr Körper empfindsam auf diesen Stoff reagiert. Wenn Sie sehr viel Weizen, Roggen und Gerste (was in den meisten Brotsorten, Gebäcken, Kuchen und Nudeln enthalten ist) konsumieren, verwandelt sich das Gluten auf einer energetischen Ebene in eine Art Klebstoff. Dieser Klebstoff macht sich an der Innenseite Ihres dritten Auges fest, dem Zentrum für Hellsichtigkeit und außersinnliches Sehen. Gluten schafft diese gummi-ähnliche Konsistenz, die es Ihnen schwerer macht, die Wahrheit und Ihre Engel zu sehen und auf einer spirituellen Ebene den Kontakt zu ihnen aufzunehmen. Besser ist es, wenn Sie biologischen, nicht genmanipulierten Reis (vorzugsweise braunen Reis oder wilden Reis), Mais oder Quinoa essen, um Ihr Bedürfnis nach glutenfreien Getreiden zu befriedigen.

– Große Mengen **Zucker** führen zur Bildung von Kristallen in Ihrer Aura. Doch anders als heilende Kristalle, die Ihnen Energie senden, *ziehen* diese Kristalle Energie aus Ihrem Körper. Kopfschmerzen und ein allgemeines Gefühl von Müdigkeit oder Schwäche können die Folge sein. Diese Zuckerkristalle nehmen Ihnen Ihre Motivation. Und wenn Gott und Ihre Engel Ihnen wichtige Botschaften zukommen lassen, ist nicht mehr genug Energie da, um die notwendigen Veränderungen vorzunehmen.

– **Milchprodukte**, besonders in konzentrierter Form wie zum Beispiel Käse, können eine Art nebligen Film über dem Bereich Ihres dritten Auges bilden. Milchprodukte bedecken Ihre gesamte Aura mit dieser schleim-ähnlichen Schicht und hindern Sie daran, Gott und Ihre Engel zu hören und sich auf spiritueller Ebene mit ihnen zu verbinden. Milchprodukte hindern Sie zudem daran, tiefer zu meditieren. Ihre Manifestationsbemühungen werden immer schwerfälliger, da Sie wahrscheinlich Schwierigkeiten haben, sich auf Ihre Ziele und Absichten zu fokussieren. Egal ob es sich um Milch von der Kuh, Ziege oder anderen Tieren handelt, konnten wir keinen grundlegenden Unterschied zwischen den jeweiligen Produkten feststellen. Wir ziehen ohne Frage Milch-Alternativen vor, unter anderem Mandelmilch, Sojamilch, Reismilch oder andere naturbelassene, pflanzenbasierte Getränke.

– **Schädliche Fette** schwimmen durch Ihre Aura und kleben sich an alle Chakras, ähnlich wie Cholesterin. Der Konsum großer Mengen schädlicher Fette, oder sehr süße und fetthaltige Snacks, wird Ihre Energiezentren verstopfen und blockieren. Was in Bauchgefühlen resultiert, die zuweilen unzutreffend sind. Obgleich Ihre Intuition in Wahrheit immer akkurat ist, machen es hohe Mengen ungesunder Fette schwieriger, Ihre wahre Intuition von der Stimme des Egos zu unterscheiden. Ihre Motivation verschwindet, und Ihre Selbstliebe gleich mit, weil diese schädlichen Fettkomponenten die Energie überziehen, die Sie auszusenden und zu empfangen versuchen.

Wir haben vielen Personen geholfen, die Drogen und Alkohol konsumierten, um Ihre außersinnlichen Fähigkeiten zu verstecken, doch häufig begreifen Menschen nicht, dass Essen eine andere Form von Suchtverhalten sein kann. Sie sind in einem Suchtkreislauf gefangen, in dem es ihnen unmöglich ist, jemals wirklich satt und zufrieden zu sein. Die Betreffenden werden vom einen zum anderen Drive-Through-«Restaurant« fahren in dem Versuch, eine innere Leere zu füllen.

Warum fühlen sich sensitive Menschen manchmal dazu hingezogen, Fast Food zu konsumieren? Obwohl es ihnen vielleicht nicht klar ist, stören das Fast Food und die chemischen Stoffe, die bei seiner Zubereitung verwendet werden, ihre spirituellen Fähigkeiten. Dieses Dämpfen ihrer Talente ist häufig einer der Gründe, warum sie sich überhaupt erst zu Fast Food hingezogen fühlten!

Möglich ist auch, dass Sie Ihre Intuition und Ihren inneren Lügendetektor aus sensitiven emotionalen Gründen verschleiern. Nehmen wir zum Beispiel an, dass Sie sich in einer unglücklichen Beziehung befinden. Ihre Intuition sagt Ihnen, dass Ihr Partner vielleicht untreu ist. Anstatt sich dieses Gefühl einzugestehen oder Ihren Partner wegen dieses Themas zur Rede zu stellen, entwickeln Sie einen Heißhunger auf Fast Food, um

Ihre Gabe der Sensitivität zu dämpfen. Auf diese Weise ist es »aus den Augen, aus dem Sinn«: *Wenn ich es nicht fühle und nicht höre, dann kann es auch nicht wahr sein.*
Bitte misshandeln Sie sich nicht auf diese Art. Sie sind viel wertvoller, als es Ihnen bewusst ist. In Wahrheit sind Sie perfekt und als Ebenbild Gottes erschaffen. Im Laufe der Zeit werden Sie merken, dass ein volles Erwachen Ihrer Intuition eines der wertvollsten Geschenke ist, die Sie sich je wünschen könnten. Auch wenn manche Botschaften Sie vielleicht mit unangenehmen Wahrheiten konfrontieren, dient es immer nur Ihrem höchsten Gut, diese Wahrheiten zu hören. Die liebevolle Führung Ihrer Engel wird Ihnen auf angenehme und beruhigende Weise helfen zu wissen, was Ihre nächsten Schritte sind, und warum.

Allgemeine Gelüste und wie man sie heilen kann

Verschiedene Nahrungsmittel können Ihnen zudem Hinweise geben, was Ihrem Körper in Bezug auf Nährstoffe vielleicht fehlt. Ihr Körper weiß, wovon er mehr braucht; wenn es Sie also nach etwas Spezifischem gelüstet, um einen Hunger zu stillen, ist das Wissen Ihres Körpers dazu da, diesen Mangel zu beseitigen. Doch angesichts der weitverbreiteten industriellen Herstellung von Nahrungsmitteln kann es schwierig sein, das zu finden, was Ihr Körper wirklich braucht. Das klassische Verlangen nach Schokolade und Zucker ist sehr oft auf einen Magnesiummangel zurückzuführen. Nicht verarbeiteter Kakao – die ursprüngliche Form von Schokolade, bevor Zucker und Fett hinzugefügt wurden – enthält große Mengen Magnesium. Auf einer unbewussten Ebene verlangen Sie in Wahrheit nach diesem gesunden Superfood anstatt nach der von Menschen hergestellten, veränderten, mit Zucker angereicherten Version.
Wenn es Ihnen nach einer fetten Mahlzeit gelüstet, wie zum Beispiel Fish and Chips, sagt Ihr Körper Ihnen in Wahrheit, dass Sie einen Mangel an fettlöslichen Vitaminen aufweisen.

Essen Sie stattdessen größere Mengen an Nahrungsmitteln, die diese heilenden Vitamine enthalten, wie beispielsweise Avocados. Versuchen Sie es mit einem Teelöffel köstlichen biologischen, kalt gepressten Kokosnussöl täglich, um genug gesunde Fette aufzunehmen. Und machen Sie Leinsamen und Chia-Samen zu einem regelmäßigen Teil Ihrer Ernährung, um einen gesunden Vorrat an Omega-3 sicherzustellen. (Schauen Sie sich noch einmal unser Rezept für einen *Leckeren Chia-Pudding* in Kapitel 6 an.)

Wenn Sie ein Verlangen nach einer größeren Menge Kohlenhydrate haben (zum Beispiel Brot) kann dies ein Hinweis sein, dass es Ihnen an B-Vitaminen mangelt. Ihre B-Vitamine sind in Vollkorngetreide-Arten enthalten, die genau das sind, wonach Ihr Körper in Wahrheit verlangt.

Hören Sie auf die Zeichen, die Ihr Körper Ihnen sendet, denn diese Hinweise werden Ihnen dabei helfen, die beste, nahrhafteste Ernährungsweise für sich zu entdecken.

Hier finden Sie eine Auflistung weitverbreiteter Verlangen – einschließlich Affirmationen aus meinem (Doreen) Buch *Der Hunger nach Liebe* – zusammen mit den möglichen nährwertbezogenen Defiziten, die diesen Verlangen zugrunde liegen, plus Möglichkeiten, sie besser zu verstehen.

Verlangen	Möglicher Mangel	Gesunde Alternativen	Energetische Bedeutung	Affirmation
Brot	B-Vitamine	Kräftige Suppen mit Bohnen, Linsen und Bio-Tofu. Eine kleine Handvoll frischer Sprossen, z. B. Kichererbsen, Mungbohnen oder Linsen.	Sich unsicher fühlen. Sehnsucht nach Trost und Zusicherung.	Ich bin sicher und beschützt. Liebe ist in mir, und ich bin von Liebe umgeben.

Chips	B-Vitamine, Magnesium, essenzielle Fettsäuren	Tamari-Mandeln. Pistazien.	Sie fühlen sich gestresst oder ängstlich. Sie sehnen sich nach Wertschätzung.	Ich vertraue, dass alles perfekt nach Plan verläuft. Ich lasse das Gefühl los, für alles und jeden in meiner Umgebung verantwortlich zu sein.
Fett-gebackenes	Essenzielle Fettsäuren, Vitamin D, Vitamin E, Vitamin A	Avocado. Macadamia-Milch oder eine kleine Handvoll Macadamianüsse.	Sehnsucht nach einem einfacheren Leben. Sich wieder auf das Wesentliche besinnen.	Ich lasse mir Zeit und vertraue darauf, dass Lösungen sich von alleine anbieten werden.
Kaffee	CoQ10, Vitamin C	Kaffee aus Löwenzahnwurzel. Chai (mit natürlichen Zutaten, ohne Zucker).	Ihre Energie ist geschwächt durch die Teilnahme an Aufgaben, die Sie als sinnlos betrachten. Burnout, Enttäuschung oder Ressentiments in Bezug auf Ihre Arbeit.	Ich fokussiere meine Gedanken jetzt auf mein wahres Gefühl der Energie, in meinem Inneren, die ein Teil von mir ist.
Kohlenhydrate	B-Vitamine, Magnesium	Geröstete Wurzelgemüse, z.B. Rote Bete, Karotten und Süßkartoffeln mit Schale. Eine kleine Handvoll roher Nüsse.	Sie fühlen sich nicht unterstützt. Sie sind nicht glücklich mit der Richtung, die Ihr Leben gegenwärtig nimmt.	Ich werde immer und in jeder Beziehung göttlich geführt.

Käse	Vitamin E, Vitamin A, Vitamin D, Kalzium	Hummus mit Gemüsestäbchen. Nussbutter.	Sich erschöpft und leergesaugt fühlen. Ein Wunsch nach Ruhe und Trost. Gedanken kreisen ständig um das Worst-Case-Szenario.	Ich ersetze Gedanken der Angst durch Gefühle der Liebe. Meine wahre Quelle der Energie ist unendlich.
Milchprodukte	Kalzium, Vitamin D, Vitamin E, Vitamin A	Diverse Nuss- und Samen-Milcharten.	Sich vor gegenwärtigen Situationen verstecken wollen. Sie möchten weder Ratschläge noch Meinungen anderer hören.	Ich gebe mir die Erlaubnis, auf hilfreiche, unterstützende Führung zu hören. Ich bin voller Kraft und bereit für den nächsten Schritt.
Pasta	B-Vitamine	»Spaghetti« aus geriebenen Zucchini, ungekocht oder nur kurz gewärmt.	Sehnsucht nach Trost und Zusicherung.	Ich erfülle mein ganzes Wesen mit liebevollen Gedanken.
Pommes Frites	Essenzielle Fettsäuren, Magnesium, Vitamin D, Vitamin E, Vitamin A	Süßkartoffel und andere geröstete Gemüsearten wie Rote Bete und Karotten (ungeschält).	Sie fühlen sich traurig, weil Ihr Leben nicht Ihren Träumen entspricht. Sie wollen nicht einmal versuchen, Ihre Ziele zu erreichen.	Ich bin von dem warmen Gefühl der Liebe in meinem Herzen erfüllt. Ich benutze diese Kraft, um mich ab sofort in die Richtung meiner Träume zu bewegen.
Salziges	Magnesium	Tamari-Mandeln	Sie sehnen sich nach mehr Aufregung und Abenteuer. Die Dinge sind zu vorhersehbar geworden.	Ich gebe mir die Erlaubnis, aufregende Gelegenheiten zu ergreifen, die sich mir bieten werden.

Schokolade	Magnesium	Kakao-Smoothie. Carob (Johannisbrot). Haselnuss-Milch.	Wütend über Ihr unbefriedigendes Liebesleben. Sehnsucht nach einer Bilderbuchromanze.	In meinem Inneren herrscht jetzt perfekte Liebe. Ich erlaube meinem inneren Gefühl der Liebe, nach außen zu strahlen.
Softdrinks	Kalzium, B-Vitamine, Vitamin C	Sprudelndes Mineralwasser. Kräutertee.	Der Versuch, motiviert und voller Energie zu bleiben.	Wenn ich meiner inneren Führung folge, werden alle meine Bedürfnisse erfüllt.
Süßigkeiten	Magnesium, B-Vitamine	Frischer Saft. Grüne Smoothies. Ein Stück Obst.	Sorgen, Ängste und Unsicherheiten. Sehnsucht nach einer stärkeren Liebesbeziehung. Ängste am Arbeitsplatz.	Ich bin immer und jederzeit sicher und beschützt. Ich liebe mich selbst, und andere lieben mich ebenso.
Zucker	Magnesium B-Vitamine	Smoothie auf Nussmilch-Basis. Leckerer Chia-Pudding.	Sie haben sich auf negative Gedanken und Situationen fokussiert. Die meisten Aufgaben werden als Herausforderung empfunden.	Ich sehe das beste Resultat bei allem, womit ich gegenwärtig beschäftigt bin.

Entgiftung von Hormonstörungen

Bestimmte chemische Stoffe können schädlich sein für Ihr Hormonsystem, was sich sehr negativ auf Ihre Intuition auswirken kann. Wir haben in unserem Buch *Engel Detox* detailliert darüber geschrieben, wie man ein gesundes Leben führen kann, frei von gefährlichen Chemikalien. Einige dieser gesundheitsschädlichen Chemikalien sind in vielen Produkten des täglichen Bedarfs enthalten. Unten lesen Sie, wie Sie diese Toxine vermeiden und später die natürlichen Alternativen finden, die Sie selbst zu Hause herstellen können.

Triclosan

Triclosan ist ein hochgiftiger Zusatz in antibakteriellen Produkten. Dieser synthetische, bakterienhemmende Stoff – in vielen Zahnpasten, Kosmetika und Flüssigseifen enthalten – wird mit Problemen des Immun- und Hormonsystems in Zusammenhang gebracht. Untersuchungen haben gezeigt, dass Triclosan übermäßiges Zellwachstum fördern und erhöhte Aktivität im Gehirn auslösen kann. Es bringt das Hormonsystem im Körper durcheinander und wirkt sich negativ auf Ihre Muskulatur aus. Forscher von der University of California, Davis, sowie der University of Colorado haben der Proceedings of the National Academy of Sciences einen Bericht vorgelegt, der zeigte, dass Triclosan Muskeln beeinträchtigt – unter anderem auch das Herz. Sie kamen zu dem Ergebnis, dass Triclosan ein sehr reales Risiko für den Menschen darstellt (Cherednichenko et al., 2012).

Nach Aussagen vieler Wissenschaftler und Forscher bietet Triclosan nur wenige Vorteile bei antimikrobiellen und antibakteriellen Flüssigseifen. Beim normalen Händewaschen entfernt das Waschen und Aneinanderreiben der Hände Bakterien und Viren, und das Vorhandensein von Triclosan hat keinen auffallenden zusätzlichen Effekt beim Desinfizieren. Allein durch normales Händewaschen beseitigen Sie bereits genug Bakterien.

Eine Studie über die Wirksamkeit von Triclosan als antibakterielle Flüssigseife wurde vorgenommen, und der wissenschaftliche Leiter des Projektes erklärte, dass Triclosan nur in ungewöhnlichen Situationen mit extrem vielen Bakterien gute

Arbeit leistet bzw. notwendig ist. Beachtenswert ist die Tatsache, dass diese Forschung vom American Cleaning Institute veranlasst und finanziert wurde, einer Handelsorganisation für Hersteller von Reinigungsprodukten. Natürlich profitieren sie am meisten davon, diese schädliche Chemikalie in ihren Produkten beizubehalten.

Phthalate

Phthalate sind in vielen Plastikprodukten enthalten, unter anderem in Verpackungen, Klarsichtfolie, Shampoo, Haarspray und Nagellack. Diese Chemikalien werden dem Plastik beigefügt, um es stärker und flexibler zu machen. Phthalate stehen in Zusammenhang mit Fruchtbarkeitsproblemen und Störungen des Hormonsystems.

Dioxine

Dioxine sind hochgiftige Bestandteile, die beim Schmelzen, Bleichen von Papierzellstoff und der Herstellung von Pestiziden und Herbiziden (Unkrautvernichtungsmitteln) abfallen. Sie verschmutzen die Umwelt und landen schließlich in unseren Nahrungsmitteln. Dioxine haben eine lange Lebensdauer im Körper – es dauert mehr als zehn Jahre, bis sie ausgeschwemmt sind – was bedeutet, dass sie sich in Organismen ansammeln und immer konzentrierter werden, während sie in der Nahrungsmittelkette weiter nach oben wandern.

Erhöhte Mengen von Dioxin sind in Milchprodukten, Fleisch, Fisch und Krustentieren zu finden. Regelmäßiges Testen dieser Nahrungsmittel sorgt dafür, dass die Dioxin-Level »sicher« sind. Ende 2008 haben Behörden in Irland tonnenweise Schweinefleisch zurückgerufen, nachdem man festgestellt hatte, dass es 200-mal mehr Dioxine aufwies als erlaubt. Weitere Untersuchungen enthüllten, dass das Futter, das den Tieren gegeben wurde, kontaminiert war.

Um Ihre Belastung mit Dioxinen zu reduzieren, stellen Sie sich auf eine gesunde Ernährung mit vorwiegend pflanzlicher Kost und sauberem Wasser um. Wir empfehlen Ihnen, sich behutsam mehrmals im Jahr zu entgiften, da Sie – wie die meisten von uns – wahrscheinlich nach wie vor diese Chemikalien aus der Umwelt absorbieren. Um zu lernen, wie Sie sich mithilfe Gottes und Ihrer Engel wirksam entgiften können, legen wir Ihnen unser Buch *Engel Detox* ans Herz.

BPA

Bisphenol A, oder BPA, ist ein anderer chemischer Stoff, der benutzt wird, um Plastik widerstandsfähiger zu machen. Die Gefahren von BPA-haltigem Plastik sind ausgiebig erforscht worden: Dieses Toxin sickert in Nahrungsmittel und kann zu Leber- und Herzerkrankungen führen sowie zu Fortpflanzungsproblemen. BPA wird mit mehreren gesundheitlichen Problemen in Verbindung gebracht, unter anderen Hormonstörungen, Leber-Anomalien, verlangsamte Gehirnentwicklung bei Säuglingen sowie Diabetes, Herzkrankheiten und Unfruchtbarkeit.

Viele Wasserflaschen und Lebensmittelbehälter aus Plastik werden mit BPA hergestellt. Wie wir in Kapitel 4 erwähnt haben, kann BPA darüber hinaus in Büchsennahrung und der inneren Beschichtung von Konservendosen enthalten sein. Harvard-Wissenschaftler haben festgestellt, dass Sie Ihre Belastung mit BPA um 1000 Prozent erhöhen, wenn Sie fünf Tage lang einmal täglich eine Dosensuppe essen, da die Innenseiten der Dosen mit BPA beschichtet sind.

Bei BPA-Plastikflaschen sickert die Chemikalie in das Wasser, mit dem sie gefüllt sind. Wenn diese Flaschen aufgeheizt werden, zum Beispiel in einem heißen Auto oder im warmen Lagerraum eines Supermarktes, sickert sogar noch mehr dieser schädlichen Chemikalie in den Flascheninhalt. Wir empfehlen daher, Ihr Trinkwasser in Glasflaschen zu kaufen, die Sie wiederverwenden können.

Viele seriöse Unternehmen bieten Wasserspender für zu Hause an. Schauen Sie im Internet nach, da Ihr Flaschenwasser unter Umständen nicht wirklich einwandfrei ist. Das Wasser in den Wasserspendern in Ihrem Büro ist wahrscheinlich ebenfalls nicht so gut. Prüfen Sie die Mineralstoffanalyse und versichern Sie sich, dass das Wasser außer Natrium und Chlor auch noch andere Mineralstoffe enthält. Etwas Natrium ist nötig, doch sollte es nicht der einzige Mineralstoff in Ihrem Trinkwasser sein. Hoch qualitatives Wasser wird außerdem geringe Spuren von Kalzium, Magnesium und Kalium enthalten. Wenn diese Mineralstoffe vorhanden sind, können Sie Ihr Wasser genießen und sicher sein, dass Ihr Körper es bei seinen Stoffwechselfunktionen verwenden kann.

Gereinigtes (demineralisiertes) Wasser und destilliertes Wasser *hören* sich zwar gut an, doch bedeuten diese Begriffe, dass alle Mikromineralien beseitigt wurden und nur noch H20 übrig bleibt. Langfristig ist das zwar nicht ideal, doch in jedem Fall besser als normales Leitungswasser. In der Zwischenzeit können Sie einen Kompromiss machen: Filtern Sie Ihr Wasser und fügen Sie dann die notwendigen Mineralstoffe hinzu. Besorgen Sie sich ein hoch qualitatives Salz: keltisches Salz, Atlantik-Salz, Himalaya-Salz oder Totes-Meer-Salz. Fügen Sie nur ein paar Körnchen in Ihre Wasserflasche und schütteln Sie sie kräftig. Diese natürlichen Salze enthalten viele Mineralstoffe und Elektrolyte. Hier ist eine einfache Möglichkeit, wie Sie die Qualität Ihres Wassers prüfen können: Achten Sie darauf, wie oft Sie nach dem Trinken auf die Toilette gehen müssen. Nach einem großen Glas Wasser müssen Sie wahrscheinlich eine halbe Stunde später zur Toilette. Bei qualitativ besserem Wasser kann es sein, dass Sie erst nach einer Stunde oder mehr gehen müssen. Und wenn Sie gehen, lassen Sie weniger Wasser, als Sie getrunken haben – aus dem einfachen Grund, dass Ihr Körper das getrunkene Wasser verarbeitet hat und daher nicht so viel übrig bleibt. Stattdessen ist es bei wichtigen Stoffwechselprozessen benutzt

worden. Das gute Wasser hat Sie hydriert, und gleichzeitig kann Ihr Körper es gut verwenden.
Damit Ihr Trinkwasser noch besser schmeckt, fügen Sie ein wenig frisch gepressten Orangensaft hinzu oder dünne Scheiben frischer biologischer Zitronen und Limonen. Zusammen mit frischer biologischer Pfefferminze zaubern Sie damit eine erfrischende Köstlichkeit an heißen Tagen.

Natürliche Haushaltsreinigungs- und Pflege-Alternativen

Es gibt viele wundervolle Produkte, die Sie zum Reinigen und zur Körper- und Haarpflege benutzen können. Die meisten der folgenden Produkte sind allgemeine Haushaltsreinigungsmittel, die sehr leicht mit einfachen Zutaten hergestellt werden können. Erfahren Sie, wie diese Produkte auf unterschiedliche Weise benutzt werden können, um Ihnen zu helfen, chemiehaltige Erzeugnisse zu vermeiden.

Lavendelöl

Ätherische Öle sind machtvolle Desinfektionsmittel, die uns die Natur anbietet. Die Öle haben sowohl physische Reinigungseigenschaften als auch metaphysische Heilungsenergien. Was sie zu einer perfekten Wahl macht für spirituell wache Menschen wie Sie.
Ein ausgezeichnetes antiseptisches Öl ist Lavendelöl. Fügen Sie ein wenig Lavendelöl in eine Sprühflasche mit Wasser, schütteln das Ganze gut und lassen es mehrere Stunden stehen. Wenn Sie bereit sind, es zu benutzen, schütteln Sie die Flasche noch einmal kräftig und sprühen Sie das Öl dann auf die Oberflächen, die Sie reinigen wollen. Wenn Sie fertig sind, sprühen Sie ein wenig mehr Lavendel zum Schutz darüber. Der Duft ist sehr beruhigend und hilft, Nervosität und Ängste zu mildern. Lavendel hat die Fähigkeit, Ihr Stirnchakra zu öffnen und Ihre hellsichtigen Fähigkeiten zu wecken.

Teebaumöl

Teebaumöl ist ein ausgezeichnetes antibakterielles, antimykotisches und antiseptisches ätherisches Öl. Es eignet sich perfekt zum Reinigen und Desinfizieren, da es die Bakterienbarriere durchbricht. Wenn Bakterien sich in Gruppen zusammentun, scheiden sie eine Substanz aus, die sie vor Antiseptika schützt. Teebaumöl durchbricht diesen Schutzschild jedes Mal und tötet die Bakterien ab, da es ihnen offensichtlich nicht möglich ist, Widerstand gegen dieses natürliche Öl zu bilden.

Teebaumöl kann auf viele verschiedene Weisen angewandt werden. Geben Sie ein paar Tropfen in einen Aromatherapie-Diffusor, um Erkältungen und Grippe zu bekämpfen. Benutzen Sie es als Allzweckreiniger, indem Sie zwei Teelöffel Öl in einen halben Liter Wasser geben, das Ganze in eine Sprayflasche füllen und kräftig schütteln. Benutzen Sie es auf Küchenoberflächen, in der Dusche und um Schimmel zu bekämpfen. Wenn Ihnen der Geruch des Öls nicht zusagt, fügen Sie der Mischung ein paar Tropfen Geranienöl hinzu.

Ungiftige Insektenschutzmittel

Versprühen Sie keine toxischen Insektenschutzmittel in Ihrem Zuhause oder Garten. Sie enthalten schädliche Chemikalien, die Ihr Hormonsystem durcheinanderbringen und Ihre Intuition blockieren können. Kreieren Sie stattdessen Ihre eigene natürliche und sichere Insektenschutzmischung. Geben Sie zehn Tropfen ätherisches Zitronellagrasöl, fünf Tropfen Lavendelöl und fünf Tropfen Geranienöl in eine 100-ml-Sprühflasche, füllen Sie sie mit Wasser auf und schütteln Sie das Ganze gut durch. Versprühen Sie es zu Hause und in Ihrem Garten, um Insekten auf natürliche Weise fernzuhalten.

Sie können diese Mischung auch auf Ihre Haut sprühen oder in ein wohltuendes Hautöl verwandeln. Verwenden Sie hierzu biologisches, kalt gepresstes Oliven- oder Kokosnussöl als Basis und fügen Sie die gleiche Kombination ätherischer Öle wie

oben beschrieben hinzu. Nehmen Sie ein wenig davon und massieren Sie es sanft in Ihre Haut. Sie werden köstlich duften, Ihre Haut pflegen und Insekten auf Abstand halten.
Sie können auch Pfefferminztee als natürliches Insektenschutzmittel verwenden. Geben Sie drei Teelöffel getrocknete biologische Pfefferminzblätter pro Viertelliter kochendes Wasser in eine Teekanne oder ein anderes geschlossenes Gefäß. Lassen Sie den Tee eine halbe Stunde ziehen und abkühlen. Sobald er Raumtemperatur erreicht hat, können Sie den Aufguss in eine Sprühflasche füllen. Geben Sie den Tee auf Ihre Pflanzen und Blumen, um Insekten daran zu hindern, Ihre Blüten und Salate anzuknabbern – wenngleich Sie nach jedem Regen oder Gießen die Pflanzen erneut mit dem wohlriechenden Pfefferminzwasser besprühen müssen.

Backpulver/Natron

Backpulver – doppeltkohlensaures Natron – ist ein wundervolles Haushaltsmittel, das Sie und Ihre Familie bedenkenlos benutzen können. Backpulver bringt den pH-Wert von allem ins Gleichgewicht, mit dem es interagiert. Mischen Sie einen Teelöffel Backpulver in ein Glas Wasser, spülen Sie damit Ihren Mund aus und spucken Sie es dann ins Waschbecken. Ihr Atem wird frisch sein, da das Backpulver Geruch neutralisiert und Ihre Mundgesundheit fördert.
Außerdem können Sie daraus ein Peeling herstellen, das sanft genug ist für den täglichen Gebrauch. Rühren Sie eine Paste an, indem Sie ein wenig Backpulver mit ein paar Tropfen Wasser vermischen. Dann reiben Sie es in kreisenden Bewegungen über Gesicht und Hals. Wenn Sie wollen, können Sie auch Ihren ganzen Körper damit abrubbeln! Zudem ist Backpulver ein ausgezeichnetes Handreinigungsmittel bei hartnäckigem Schmutz oder Gerüchen.
Als natürliches Deodorant kann Backpulver auch leicht unter den Achselhöhlen aufgetragen werden. Nehmen Sie dazu ein-

fach das trockene Pulver und tupfen alles Überschüssige weg. Stellen Sie eine geöffnete Packung Backpulver in den Kühlschrank, um Gerüche zu absorbieren. Nach einem oder zwei Monaten entsorgen Sie die Packung und schütten das Backpulver in den Abfluss. Dabei lassen Sie das warme Wasser aus der Leitung laufen; es wird jegliche Abflussgerüche beseitigen und dafür sorgen, dass Ihr Waschbecken frisch und sauber riecht. Außerdem können Sie ein wenig Backpulver unten in Ihren Mülleimer geben, um unangenehme Gerüche zu vermeiden. Hier sind ein paar Reinigungstipps mit Backpulver:

- Geben Sie ein wenig Backpulver auf einen feuchten Lappen und scheuern Sie damit wie gewohnt Dusche und Badezimmer. Dann spülen Sie mit Wasser nach und reiben alles trocken. Die Kacheln werden in neuem Glanz erstrahlen – und Sie müssen keine Gesichtsmaske tragen, da Sie mit keinerlei scharfen Chemikalien arbeiten!
- Wenn Essen angebrannt ist, geben Sie ein paar Teelöffel Backpulver in den Topf oder die Pfanne. Fügen Sie ein wenig Wasser hinzu und lassen Sie es einweichen. Sie werden feststellen, dass Sie nachher die angebrannten Reste viel leichter abwaschen können.
- Reinigen Sie Ihren Backofen mit einer Paste aus Backpulver und Wasser. Schmieren Sie damit Teile des Backofens ein, die hartnäckig verschmutzt sind, und lassen Sie die Paste über Nacht einweichen. Am nächsten Morgen waschen Sie alles mit einem nassen Schwamm ab. Entfernen Sie jegliche Reste und wischen Sie den Ofen mit einem feuchten Schwamm aus.
- Reinigen Sie Ihren Teppichboden mit einer Lösung aus einer halben Packung Backpulver auf einen Eimer warmes Wasser. Besprühen Sie damit den Teppich und lassen Sie ihn über Nacht einweichen. Am nächsten Tag saugen Sie das Backpulver auf, und was bleibt, ist ein frisch duftendes Zimmer.

Hand-Spray

Im Laufe des Tages kommen Sie unweigerlich in Kontakt mit einer Vielzahl an Bakterien. Denken Sie dabei an Einkaufswägen, Türgriffe, öffentliche Toiletten und Geländer als Bereiche, die eine hohe Konzentration an Bakterien aufweisen können. Durch häufige Reinigung Ihrer Hände sorgen Sie für erstklassige Hygiene bei sich selbst und Ihrer Familie.

Normale Desinfektionsmittel für die Hände sind randvoll mit schweren Chemikalien und Toxinen, unter anderem Triclosan. Diese Produkte sollten vermieden werden! Es gibt jedoch natürliche Handdesinfektionsmittel, die aus pflanzlichen Reinigern hergestellt werden. Wenn Sie sich für eines dieser Mittel entscheiden, lesen Sie bitte sorgfältig das Etikett, da viele nach wie vor synthetische Duftstoffe und Chemikalien enthalten.

Nach einigen Nachforschungen haben wir erkannt, dass es am sichersten ist – und häufig auch am einfachsten –, unseren eigenen Handreiniger zu mischen. Geben Sie 200 Tropfen (ungefähr zwei Teelöffel) Teebaumöl in eine 100-ml-Flasche mit Wasser. Schütteln Sie das Ganze kräftig, damit sich die reinigenden Eigenschaften der Öle mit dem Wasser verbinden können. Sie können Ihr Spray noch wirksamer machen, indem Sie einen Emulgator hinzufügen. Viele Hersteller hoch qualitativer ätherischer Öle werden irgendein Mittel haben, das Sie mit den Ölen mischen können, damit sie sich besser mit Wasser verbinden. Achten Sie darauf, dass diese Emulgatoren nur aus natürlichen, nicht-allergenen Quellen stammen.

Tragen Sie dieses Spray in einer kleinen Flasche in der Handtasche bei sich und reinigen Sie damit nach Bedarf Ihre Hände (oder Oberflächen).

Rohes (nicht erhitztes) Kokosnussöl

Rohes Kokosnussöl ist ein wundervolles, natürliches Mittel zur Gesichtspflege. Ihre Haut absorbiert dieses nährende Öl sofort und benutzt es, um Bindegewebe zu reparieren. Es kann helfen, leichte Falten zu mindern und Ihrer Haut ein jugendliches Strahlen zu verleihen. Cremen Sie mit dem Öl Ihr Gesicht und Ihren ganzen Körper ein.

Sie können naturbelassenes Kokosnussöl auch zum Kochen verwenden. Im Gegensatz zu anderen Ölen wird es nicht ranzig und bildet keine schädlichen Trans-Fettsäuren. Sie können mit Kokosnussöl auch bei hohen Temperaturen kochen, ohne dass es seinen Nährwert verliert. Ihr Körper verdaut dieses Öl problemlos, und es kann Ihnen helfen, abzunehmen. Indem Sie andere Öle durch natürliches Kokosnussöl ersetzen, werden Sie feststellen, dass Sie mehr Energie haben, um aktiv zu sein, was Ihren Stoffwechsel beschleunigen wird.

* * * * *

Wenn Sie das intensive Gefühl verspüren, sich entgiften zu wollen, werden Sie vielleicht unser Buch *Engel Detox* als hilfreich empfinden. Wir sprechen darüber, wie Sie Toxine aus allen Bereichen Ihres Lebens loslassen können – physisch, emotional und spirituell –, indem Sie Methoden zur energetischen Heilung mit naturheilkundlichen Ratschlägen und Empfehlungen kombinieren.

Eine Entgiftung vorzunehmen bedeutet für Ihren Körper das Gleiche wie ein Ölwechsel für Ihr Auto. Chemikalien aus Ihrer Ernährung zu eliminieren und sich auf natürliche, pflanzenbasierte Lebensmittel zu fokussieren, beseitigt jegliche Benommenheit und Unschlüssigkeit, wenn es darum geht, an Ihre eigene göttliche Führung zu glauben. Selbst wenn Sie sich biologisch und gesund ernähren, werden Sie von regelmäßigem Entgiften profitieren. Schließlich ist es durchaus möglich, dass Sie bei Ihren täglichen Aktivitäten Giftstoffen der verschiedensten Art ausgesetzt sind. Seien es Abgase, Zigarettenrauch auf der Straße oder chemische Luftreiniger in Einkaufszentren. Selbst an Ihrem Arbeitsplatz könnte es Giftstoffe geben. Sich im Laufe des Jahres ein paar Mal zu entgiften, kann eine wunderbare Erfahrung sein. Sie werden sich energetisiert und beschwingt fühlen, wenn Sie Toxine loslassen, die Ihre Vision trüben und Ihr Glück blockieren.

Kapitel 10
Wie Sie Ihre Chakras klären können

Ihre Chakras absorbieren Energie und senden sie gleichzeitig aus. Im Laufe der Zeit kann es daher passieren, dass sie durch niedrige Energien verstopft werden. Die Orte, an die Sie sich begeben; die Personen, mit denen Sie interagieren; und alles, was Sie hören und lesen, hat Einfluss auf Ihr Chakra-System.

Stellen Sie sich eine Klimaanlage vor, die Luft simultan hereinzieht und ausstößt. Ihre Aufgabe ist es, die Luft zu kühlen, bevor sie in den Raum zurück fließt. Eine Klimaanlage zieht *jede* Luft in ihrer Umgebung an – egal ob sie kalt, heiß, sauber oder verunreinigt ist. Und genau wie eine Klimaanlage absorbieren auch Sie die Energie aus Ihrer jeweiligen Umgebung. Ihre Chakras verarbeiten die Energie und senden dann die Schwingungen aus, die mit dem betreffenden Energiezentrum übereinstimmen.

Ihre Chakras sind vergleichbar mit dem Filter einer Klimaanlage. Wenn er zu viel Staub angesammelt hat, wird das Gerät nicht länger richtig funktionieren. Bei Ihren Chakras verhält es sich ähnlich: Sie werden verstopft mit niedriger Energie, was den natürlichen Fluss von Energie um Ihren Körper herum behindert. Aus diesem Grund ist es wichtig, dass Sie Ihre Chakras regelmäßig reinigen, um sicherzugehen, dass Sie immer ein perfektes Gefühl von Vitalität und wacher, akkurater Intuition haben.

Gleiches zieht Gleiches an, und das gilt auch für Energie. Wenn Ihre Chakras von Negativität eingehüllt sind, hat es den Anschein, dass Sie *mehr* negative Situationen anziehen. Aufgaben sind schwieriger zu Ende zu bringen; die Neigung, Dinge zu

verzögern, ist besonders stark ausgeprägt; und ein genereller Mangel an Motivation macht Ihnen zu schaffen.
Wenn im Gegensatz dazu Ihre Chakras mit Licht erfüllt sind, ziehen Sie mehr positive Energie an. Sie erfahren mehr Freude, Mitgefühl und Liebe. Die Worte, die Sie sagen, besitzen eine erhebende Energie, die heilende Wirkung hat. Die Menschen werden sagen, dass Sie vor Glück strahlen!
Die Engel haben uns wissen lassen, dass es nichts gibt, was die Dunkelheit mehr fürchtet als das Licht. So wie das Anknipsen eines Schalters, vertreibt das Licht auf der Stelle die Dunkelheit. Wenn Ihre Chakras vor lauter Licht strahlen, haben die Aspekte der Negativität keine Möglichkeit mehr, sich zu verstecken. Ihr Körper erhält dadurch eine »Antihaftbeschichtung«, die es niederen Energien schwer macht, sich festzusetzen.
Sie haben eine göttliche Lebensaufgabe, die *nur Sie* vollenden können. Die Erkenntnis, dass negative Energien und Worte anderer Menschen Sie nicht aufhalten können, gibt Ihnen die Kraft, großartige Dinge zu erreichen. Indem Sie Ihr Licht erstrahlen lassen, sorgen Sie dafür, dass der vor Ihnen liegende Weg mit Liebe gepflastert ist.
Es gibt eine Vielzahl von Dingen, die Sie tun können, um Ihre Chakras stets so hell wie möglich strahlen zu lassen. Wir empfehlen, dass Sie Ihre Energiezentren regelmäßig klären, um sicherzugehen, dass sich niedere Energien weder auf Sie noch Ihre intuitiven Fähigkeiten auswirken können. Wie häufig Sie eine solche Klärung vornehmen müssen, hängt von der Art der Situationen und Menschen ab, mit denen Sie jeden Tag in Berührung kommen. Wenn Sie merken, dass Sie von negativen, klagenden, energiesaugenden Personen umgeben sind, werden Sie Ihre Chakras öfter reinigen müssen.

Wie Sie das Immunsystem Ihrer Chakras stärken können

Wenn Sie schon immer sensitiv auf Gefühle reagiert haben, werden Sie sich vielleicht fragen, warum Sie Ihr Hellfühlen intensivieren sollten. Vielleicht fürchten Sie, von Empfindungen überwältigt zu werden, vor allem weil Sie Energien besonders stark fühlen.

Es stimmt, dass hellfühlende Menschen – manchmal *Empathen* genannt – hoch sensitiv sind für alles und jeden. Sie meiden Menschenansammlungen, weil sie die Energien und Emotionen jedes Einzelnen fühlen können. Sie mögen es, Zeit mit liebevollen, heiteren Menschen zu verbringen. Wenn er mit jemandem zusammen ist und der Betreffende physische Schmerzen hat, kann es sein, dass der hellfühlende Mensch anfängt, die gleichen Symptome zu fühlen.

Es gereicht niemandem zum Vorteil, wenn jemand die Schmerzen eines anderen fühlt; sollten Sie diese Erfahrung machen, bitten Sie Ihre Engel, Sie abzuschirmen. Auf diese Weise werden Sie anstatt physischer Schmerzen ein Zeichen empfangen, zum Beispiel ein Kribbeln, eine Veränderung im Luftdruck oder ein Gefühl von Wärme. Sie sind nach wie vor in der Lage, Erkenntnisse zu empfangen und weiterzugeben, doch spüren Sie nicht länger den mit der Botschaft verbundenen Schmerz.

Hellfühlen ist ein schützendes Werkzeug für alle, die hochsensitiv sind. Dank dieser Gabe spüren Sie umgehend, wer vertrauenswürdig ist und wer gemieden werden sollte. Jedes Chakra ist zudem von einem durchsichtigen, schützenden Energiefeld umgeben, das wie eine abschirmende Barriere funktioniert. Diese Barriere ist Ihre erste Abwehrlinie gegen Negativität.

Sie können das Ganze mit dem Immunsystem Ihres Körpers vergleichen. Diese spirituelle Immunität hilft, negative Energien zu reinigen und umzuwandeln, bevor sie irgendeine schädliche Wirkung auf Sie haben können. Das Licht aus Ihren Chakras leuchtet hell und löst jegliche Dunkelheit auf. Das Wissen darum gibt Ihnen die Zuversicht, die Sie brauchen, sich der Herausforderung zu stellen.

In einer hektischen, stressigen Umgebung sind Hellfühlende mit Schwämmen vergleichbar, die diese Energie aufsaugen. Das gesamte Nerven-, Hormon- und limbische System ist beim Umgang mit Stress involviert. Jedes Mal, wenn Sie Angst haben, produziert der Körper Stresshormone, um Homöostase zu schaffen, also sich selbst zu regulieren. Wenn der Stress jedoch zu lange anhält, gerät das System aus dem Gleichgewicht oder wird sogar krank aufgrund der Überproduktion von Cortisol, Adrenalin, Histamin und anderen Stresshormonen.

Doch mit einer gesunden Fürsorge und Pflege Ihrer Chakras sowie der entsprechenden Hormondrüsen wird Ihr Hellfühlen sogar noch klarer. Die Chakras beginnen, sich selbst zu reinigen. Und wenn es auch wichtig ist, sich genau anzuschauen, mit wem Sie Ihre Zeit verbringen und was Sie essen oder trinken, ist ein klares Hellfühlen dennoch weniger anfällig für Negativität.

Wenn Sie gut auf Ihre Chakras achten und sie regelmäßig klären, so wie wir es in diesem Buch immer wieder beschrieben haben, wird Ihr »Immunsystem« gestärkt. Negative Energie ist in Wahrheit niedrig vibrierende Energie, deren Partikel das schützende Feld gesunder Chakras nicht durchdringen können. Wie ein Schloss mit Schlüssel können nur die hohen Schwingungen von Liebe, Mitgefühl, Freude, Großzügigkeit und Ähnlichem hereinkommen, wenn die Chakras rein sind.

Methoden zur Chakra-Klärung

Jedes Chakra hat seine eigene Schwingung, daher haben wir weiter unten spezielle Möglichkeiten aufgelistet, wie Sie Ihre Energiezentren individuell reinigen können. Zudem erklären wir sowohl Techniken, wie Sie alle Chakras auf einmal klären und ins Gleichgewicht bringen können, als auch Möglichkeiten, wie Sie den größten Segen aus jeder Methode gewinnen können.

Meditation

Meditation erlaubt Ihnen, Ihre innere Vision und außersinnliche Sehfähigkeit zu benutzen, um Ihre Chakras einzuschätzen. Machen Sie den Anfang, indem Sie jedes Chakra vor Ihrem inneren Auge wie ein sich drehendes Rad aus Licht visualisieren. Zu Beginn werden Sie vielleicht die Farbe sehen, die mit jedem Energiezentrum assoziiert ist, oder auch nicht. Doch mit ein wenig Übung werden Sie durch Meditation bald Farbe und Gesundheitszustand jedes einzelnen Chakras sicher erkennen können.

Merken Sie, wie sich das Chakra im Uhrzeigersinn dreht? Ist es schnell oder langsam? Fühlen Sie intuitiv, dass es sich ein wenig schneller bewegen könnte? Wenn ja, benutzen Sie Ihre Intuition, um dafür zu sorgen, dass sich die Energie schneller dreht. Unter Umständen fallen Ihnen entweder im Chakra oder in seiner unmittelbaren Umgebung Bereiche von Dunkelheit auf. Mit Ihrer Kraft der Intention visualisieren Sie ein hell strahlendes, weißes Licht (oder stellen sich die mit dem Chakra assoziierte Farbe als helles Licht vor) und beobachten Sie, wie es die Dunkelheit auflöst. Vielleicht sind Sie mehr ein *fühlender* Mensch; in diesem Fall spüren Sie in Ihrem Körper, dass die Veränderungen stattfinden.

Hier sind ein paar Meditationen, die wir als hochwirksam bei der Klärung unserer Chakras empfunden haben.

Heilende Blüten

Während Ihrer Meditation visualisieren Sie die Farbe jedes einzelnen Chakras als Rosenknospe, die darauf wartet, zu erblühen. Stellen Sie sich vor, wie die Blüte sich öffnet, und genauso wird sich Ihr Chakra öffnen. Sehen Sie zum Beispiel vor Ihrem inneren Auge eine gelbe Rosenknospe, die in Ihrem Solarplexus erblüht. Diese Vision reinigt und erweckt das Chakra.

Gebündeltes Licht

Visualisieren Sie einen antiken Wasserteich, eingefasst von mystischen Schnitzereien und Symbolen. Das Wasser verwandelt sich in ein rubinrotes Licht (die Farbe Ihres Wurzelchakras). Visualisieren Sie sich selbst, wie Sie in diesen Pool aus Licht treten und herumschwimmen, während Sie die Energie genießen. Nach einigen Augenblicken steigen Sie vorsichtig heraus und gehen ein paar Stufen hinauf, um einen anderen Pool aus Licht zu finden. Dieses Mal glüht die Energie orangefarben (assoziiert mit dem Sakralchakra). Genießen Sie es, in dem Licht zu schwimmen, bevor Sie weitergehen zu anderen Pools aus Licht – gelb… grün… hellblau… dunkelblau… rot-violett… purpur.

»Staubsaugen« mit Erzengel Michael

Eine der Hauptaufgaben von Erzengel Michael ist es, negative Energie zu beseitigen. Er löst alle Angst auf und verwandelt sie in Liebe.

Während einer Meditation habe ich (Doreen) vor Jahren eine Vision von Erzengel Michael gesehen, wie er Negativität wegsaugt. Während ich weiter mit ihm arbeitete, klärte er meine Energie, indem er einen dünnen Schlauch in mein Kronenchakra einführte und Gefühle der Angst wegsaugte. Das Gerät, das er benutzte, kann nur als spiritueller Staubsauger beschrieben werden!

Seitdem habe ich Tausenden von anderen Menschen gezeigt, wie sie diese Reinigungsmethode anwenden können, und mit fantastischen Resultaten! Erzengel Michael wird mit jedem zusammenarbeiten, der ihn um seine Hilfe bittet.

Beginnen Sie, indem Sie sich erlauben zu entspannen und es sich bequem zu machen. Als Nächstes wenden Sie sich an Erzengel Michael mit den Worten:

»Lieber Gott und Erzengel Michael, bitte saugt alle Energie der Angst aus meinem Körper und meiner Aura. Ich bitte euch, dabei besonders meinen Chakras Beachtung zu schenken und dafür zu sorgen, dass sie mit Licht erfüllt sind. Danke.«

Es kann sein, dass Sie fühlen, wie Erzengel Michael Dunkelheit und Negativität herauszieht, während er Ihre Energie reinigt. Seien Sie bereit, alles loszulassen, ohne zu urteilen oder zu zögern. Er wird ein Chakra nach dem anderen hinaufgehen und seine heilende Arbeit verrichten.

Sobald Sie fühlen, dass der Prozess beendet ist, wird Michael ein kristallweißes Licht in Ihren Körper fließen lassen, es mit Liebe erfüllen und auf diese Weise dafür sorgen, dass Sie rein und klar bleiben.

Erzengel Metatrons heiliger Lichtstrahl

Erzengel Metatron hilft, Gleichgewicht in Ihrem Leben herzustellen. Das tut er unter anderem dadurch, dass er Ihre Chakras reinigt. Wenn Ihre Energiezentren perfekt funktionieren und in Harmonie sind, spiegeln alle Aspekte Ihres Lebens diese Perfektion wider.

Metatron benutzt einen Strahl aus Licht, um Negativität zu klären. Dieser Lichtstrahl kommt von Gott und hat die Fähigkeit, seine Farbe zu verändern. Hellsichtig können Sie unter Umständen auch heilige Symbole sehen, die durch diesen Lichtstrahl schweben.

Finden Sie einen ruhigen Ort, wo Sie sich bequem entspannen können. Dann rufen Sie Erzengel Metatron an, indem Sie sagen:

»Lieber Erzengel Metatron, bitte reinige alle meine Chakras mit deinem heiligen Lichtstrahl und bringe sie ins Gleichgewicht. Danke.«

Jetzt sehen oder fühlen Sie einen hellen, weißen Lichtstrahl, der vom Himmel herabkommt. Der Strahl tritt durch Ihr Kronenchakra auf der Spitze Ihres Kopfes ein und erfüllt Ihren Körper umgehend mit Licht. Dieses reinigende Licht illuminiert alle Zellen in Ihrem wundervollen Körper.
Dann zieht Erzengel Metatron den Lichtstrahl durch Ihr Wurzelchakra wieder hinaus. Dabei verwandelt sich das Licht in ein herrliches Rubinrot. Dieses rote Licht beseitigt alle niederen Energien aus Ihrem Wurzelchakra.
Wenn diese erste Reinigung abgeschlossen ist, geht er höher zu Ihrem Sakralchakra, wo das Licht sich in ein strahlendes Orange verwandelt.
Dasselbe geschieht mit den verbliebenen Chakras, und jedes Mal nimmt der Lichtstrahl die dazu passende Farbe an:
- *Gelb für das Nabelchakra*
- *Grün für das Herzchakra*
- *Hellblau für das Kehlchakra*
- *Dunkelblau für das Stirnchakra*
- *Rotviolett für die Ohrenchakras*
- *Purpur für das Kronenchakra*

Wenn Erzengel Metatron mit der Reinigung Ihrer Chakras fertig ist, fließt der Strahl wieder hinauf in den Himmel und lässt Sie funkelnd vor Licht zurück.

Drehende Ringe

Für diese Meditation begeben Sie sich auf einen astralen Flug durch Ringe aus Farben. Jede Farbe, die Sie durchfliegen, reinigt das damit assoziierte Energiezentrum und stellt das Gleichgewicht zwischen Ihren Chakras wieder her. Indem Sie Ihre Aufmerksamkeit auf die spezifischen Farben jedes einzelnen Chakras richten, ermöglichen die Ringe Ihrer Energie, auf diese Schwingung zu reagieren. Vor Ihrem inneren Auge sehen Sie das Wirbeln Ihres Chakras, wie es sich öffnet und mehr Energie aufnimmt. Es zieht die Schwingung hinein in den Wirbel, während es gleichzeitig jegliche alten Ängste oder Negativität, die sich angesammelt hat, herausdrückt.

Beginnen Sie, indem Sie sich auf Ihren Atem fokussieren, während Sie sanft Ihre Augen schließen. Verweilen Sie einige Minuten lang in diesem entspannten Zustand. Nun erlauben Sie Ihrem Bewusstsein, Sie vom Boden zu heben und hoch hinauf in den Himmel fliegen zu lassen. Ihr schwereloser Körper kann mühelos durch die Lüfte gleiten.
In einiger Entfernung sehen Sie einen roten, sich drehenden Ring, dessen Licht strahlt. Der Ring ist groß genug, dass Sie hindurchfliegen können, während er gleichzeitig Ihr Wurzelchakra reinigt.
Ein wenig weiter entfernt sehen Sie einen orangefarbenen Ring, der sich dreht. Durch die Macht Ihrer Intention sind Sie in der Lage, ungehindert hindurchzufliegen, während Ihr Sakralchakra gereinigt wird.
Setzen Sie diesen Flug durch alle Ihre Chakras fort:

- *Gelb für das Nabelchakra*
- *Grün für das Herzchakra*
- *Hellblau für das Kehlchakra*
- *Dunkelblau für das Stirnchakra*
- *Rotviolett für die Ohrenchakras*
- *Purpur für das Kronenchakra*

Farben-Atmen

Genau wie bei der Meditation mit den drehenden Ringen bringt das Farben-Atmen Ihre Chakras ins Gleichgewicht, indem Sie Ihre Aufmerksamkeit auf die Chakra-Farben fokussieren.

Bringen Sie Ihren Geist zur Ruhe und fokussieren Sie sich auf Ihren Atem. Atmen Sie entspannt ein und aus, ohne etwas zu forcieren. Erlauben Sie sich, zur Ruhe zu kommen, bevor Sie mit dem Farben-Atmen beginnen.
Fangen Sie mit der Farbe Rot an und visualisieren Sie, rubinrotes Licht einzuatmen. Während Sie ausatmen, lassen Sie jegliche Blockaden in Ihrem Wurzelchakra los. Wiederholen Sie diesen Vorgang drei oder vier Mal.
Dann verlagern Sie Ihren Fokus auf die Farbe Orange, indem Sie orangefarbenes Licht einatmen … und alle negative Energie ausatmen. Wiederholen Sie diesen Vorgang mindestens drei Mal, bevor Sie Ihren Fokus auf die Farbe Gelb richten … Grün … Hellblau … Dunkelblau … Rotviolett … und schließlich Purpur.

Kristalle

Kristalle sind eine andere Möglichkeit, Ihre Chakras zu aktivieren. Diesen heilenden Steinen wohnt eine machtvolle Schwingung inne, die mit Ihren Energiezentren übereinstimmt. Sie können den Kristall auf oder über das jeweilige Chakra legen, mit dem Sie arbeiten. Sie können den Stein auch in der Hand halten, da seine Energie dorthin fließen wird, wo sie ihre heilende Wirkung optimal entfalten kann.
Stellen Sie sich Kristalle wie Personen vor. Behandeln Sie sie mit Respekt und bitten Sie sie höflich, Ihnen bei Ihren Wünschen zu helfen. Auf diese Weise tragen Sie dazu bei, eine spirituelle Verbindung zwischen Ihnen und dem Kristall zu schaffen. Diese Verbindung ist es, die der heilenden Energie erlaubt, zu fließen.
Reinigen Sie Ihre Kristalle von alten Energien, bevor Sie mit ihnen arbeiten. Das können Sie auf verschiedene Arten tun, zum Beispiel indem Sie den Stein …

- … durch den Rauch Ihres Lieblings-Räucherwerks ziehen.
- … mindestens eine Stunde lang ins Gras legen. (Sorgen Sie dafür, dass der von Ihnen gewählte Kristall nicht die Sonnenstrahlen verstärkt und einen Brand auslöst).
- … mit Blumenessenz besprühen.
- … in eine Schüssel legen und mit frischen Blütenblättern zudecken. Die Blumen reinigen die Energie des Steines und laden ihn mit neuer Kraft auf.

Sie können auch Gott und die Engel bitten, die Energie Ihrer Kristalle zu reinigen. Erzengel Michael löst alle vergangenen Verbindungen des Steins auf und belebt aufs Neue seine heilende Kraft. Halten Sie den Kristall in Ihrer empfänglichen Hand (die, mit der Sie normalerweise nicht schreiben) und erlauben Sie Ihrer dominanten Hand, sich so über dem Kristall zu bewegen, dass Ihre Handflächen einander gegenüberliegen. Als Nächstes bitten Sie Erzengel Michael um Hilfe mit den Worten:

»Lieber Gott und Erzengel Michael, bitte sendet euren violetten Strahl reinigenden Lichts in diesen Kristall. Möge er von allen alten Energien gereinigt und als geweihtes Heilungsinstrument wiedererweckt werden.
Danke.«

Visualisieren Sie das violette Licht, wie es den Kristall reinigt, bis Sie das Gefühl haben, dass der Vorgang beendet ist. Dies revitalisiert den Kristall und aktiviert sein Heilungspotenzial.
Es gibt viele Möglichkeiten, mit Kristallen zu arbeiten, und wir ermutigen Sie, Ihrer Intuition zu vertrauen. Hier sind einige unserer Lieblingsmethoden, die wir als wirksam erfahren haben:

Klärung mit Bergkristallspitzen

Finden Sie einen Bergkristall, der an einem Ende eine Spitze aufweist. Er muss nicht groß sein – ein Kristall von ca. 6 Zentimetern Länge reicht aus.
Wir empfehlen Ihnen, diese Technik mit einem kleineren, weniger teuren Bergkristall auszuprobieren, bevor Sie sich entscheiden, einen größeren Kristall zu kaufen. Auf diese Weise wissen Sie, ob die Methode für Sie das Richtige ist. Der Vorteil eines größeren Steins ist seine Fähigkeit, mehr Heilungsenergie zu channeln. Ein kleinerer Stein ist genauso wirksam; er mag nur ein wenig länger brauchen, um Ihre Chakras zu klären.

- Gehen Sie mit Ihrem gereinigten Kristall an einen Ort, wo Sie nicht gestört werden. Schließen Sie die Augen und nehmen Sie ein paar tiefe, entspannende Atemzüge.
- Halten Sie den Bergkristall in Ihrer dominanten Hand (die, mit der Sie normalerweise schreiben) und zeigen Sie damit auf Ihr Wurzelchakra. Sie werden die Energie fühlen, wenn der Kristall ca. 12 bis 18 cm von Ihrem physischen Körper entfernt ist.
- Stellen Sie sich einen hellen, roten Lichtstrahl vor, der durch den Kristall kommt und Ihr Wurzelchakra reinigt. Achten Sie auf jegliche Dunkelheit, die sich auflöst. Vielleicht werden Sie auch intuitiv den Kristall im Uhrzeigersinn bewegen, um die Zirkulation Ihres Energiezentrums anzuregen.
- Reinigen Sie Ihr Wurzelchakra so lange mit dem Kristall, bis Sie das Gefühl haben, es ist genug. Dann gehen Sie weiter zu Ihrem Sakralchakra. Visualisieren Sie einen orangefarbenen Lichtstrahl, der durch den Bergkristall fließt und Ihre Intentionen verstärkt.
- Wiederholen Sie den gleichen Vorgang für jedes einzelne Chakra – hinauf durch das Nabelchakra ins Herz-, Kehl-, Stirn-, Ohr- und Kronenchakra.

Wenn alle Chakras geklärt und wiedererweckt sind, fühlt es sich gut an, noch einmal mit dem Kristall in Harmonie mit dem Atem über alle Chakras zu fahren. Während Sie einatmen, bewegen Sie den Kristall von der Spitze Ihres Kopfes bis hinunter zum Wurzelchakra. Und wenn Sie wieder ausatmen, bringen Sie die Energie mit Ihrem Atem nach oben, indem Sie den Kristall vom Wurzelchakra bis zum Kronenchakra bewegen.

Auflegen von Steinen

Das Auflegen von Steinen ist eine uralte Praktik, bei der Kristalle auf spezifische Bereiche Ihres Körpers gelegt werden. Traditionell ist der Empfänger dieses Rituals in ein helles, weißes Tuch gehüllt und die Kristalle werden darauf platziert. Wenn dieser Vorgang auch eine wunderschöne Erfahrung sein kann, ist er nicht erforderlich, um eine segensreiche Heilung durch Ihre Kristalle zu erfahren.

- Als Erstes sammeln Sie eine Kollektion von Kristallen, mit denen zu arbeiten Sie sich angeleitet fühlen. Sie können einen für jedes Chakra wählen und zusätzlich noch weitere Steine, um Sie um Ihren Körper zu platzieren. Oder Sie entscheiden sich für ein paar Kristalle, zu denen Sie sich in diesem Moment hingezogen fühlen.
- Strecken Sie sich auf Ihrem Bett oder dem Fußboden aus und legen Sie die Steine einen nach dem anderen leicht auf Ihren Körper. Es spielt keine Rolle, ob sie perfekt positioniert sind, da sie die Tendenz haben, ihren eigenen optimalen Platz zu finden.
- Legen Sie sich zurück, schließen Sie die Augen, und erlauben Sie der Energie der Kristalle, Sie zu reinigen und ins Gleichgewicht zu bringen. Die Schwingungen der Kristalle werden Ihre Chakras zu neuem Leben erwecken und größere Klarheit beim Setzen Ihrer Ziele bringen.
- Nach 15 Minuten – oder länger, wenn es Ihnen gefällt – sam-

meln Sie die Kristalle einen nach dem anderen wieder ein. Nehmen Sie einige tiefe Atemzüge, bevor Sie sich langsam wieder aufrichten.

Energie-Balance

Manchmal sind Ihre Chakras nicht blockiert; sie sind nur einfach nicht im Gleichgewicht. Diese Übung hilft, auf allen energetischen Ebenen die Balance wiederherzustellen.

- Wählen Sie intuitiv zwei Kristalle, zu denen Sie sich hingezogen fühlen. Es sollten zwei von der gleichen Art sein, von ähnlicher Größe.
- Halten Sie einen Stein in Ihrer linken Hand und den anderen in Ihrer rechten. Schließen Sie die Augen und atmen Sie ganz entspannt. Beginnend mit der rechten Hand, fühlen Sie, wie die Energie des Kristalls durch Ihren Körper fließt und hinüber in Ihre linke Hand.
- Nach einigen Momenten fühlen Sie, wie die Energie in die entgegengesetzte Richtung fließt. Ihre linke Hand nimmt die Energie auf und schickt sie zu Ihrer rechten Hand.
- Wiederholen Sie diese Übung einige Minuten, indem Sie sanft Energie von einer Seite Ihres Körpers zur anderen senden.
- Als Nächstes versuchen Sie, die Energie in einem kreisförmigen Muster zu senden. Fühlen Sie, wie die Energie des Kristalls in Ihrer rechen Hand in einem aufsteigenden Bogen zu Ihrer linken Hand geht. Von dort fließt sie in einem absteigenden Bogen zurück zur rechten Hand. Lassen Sie die Energie mehrere Minuten auf diese Weise fließen.
- Bringen Sie die Energie ins Gleichgewicht, indem Sie die Richtung verändern, in der sie fließt. Senden Sie die Energie von Ihrer linken Hand in einem aufsteigenden Bogen zu Ihrer rechten und dann in einem absteigenden Bogen wieder zurück zur linken.

Blumen

Blumen sind eine wunderschöne Möglichkeit, Ihre Chakras zu klären und Ihren Geist zu erbauen. Jede einzelne Blume hat eine Verbindung zu Gott und den Engeln. Wenn Sie also mit Blumen arbeiten, bringen Sie das Göttliche und die Macht der Natur in Ihr Leben. Beim Meditieren können Sie eine Blume in der Hand halten, um Ihre Energie zu klären.
Bestimmte Blumen korrespondieren mit Ihren individuellen Chakras, und einfach indem Sie eine Blüte über den entsprechenden Bereich Ihres Körpers halten, werden Sie fühlen, wie die alte Energie sich auflöst. Im Anhang haben wir Blumen für jedes Chakra aufgelistet.

Fotos

Mit frischen Blumen zu arbeiten ist aufgrund des subtilen Duftes, den sie ausströmen, eine wunderbare Erfahrung. Fotos und Abbildungen von Blumen können jedoch genauso effektiv und machtvoll sein. Ein Foto trägt die gleiche Schwingung wie die frische Blume, da ihre Essenz eingefangen wurde.
Wischen Sie einfach mit einem Bild der Blume (oder einer der Karten aus unserem *Blumen-Orakel-Kartendeck*) durch Ihre Aura, so als würden Sie die negative Energie wegwischen. Die Blumen, zusammen mit den Engeln der Natur, werden die ganze Arbeit für Sie übernehmen. Vielleicht fühlen Sie sich intuitiv angeleitet, über bestimmten Bereichen Ihres Körpers länger zu verweilen, bei denen die Blume etwas mehr Zeit für die Klärung braucht.

Aura-Streicheln

Nehmen Sie eine Blume, zu der Sie sich hingezogen fühlen, um mit ihr zu arbeiten. Zu den besonders wirksamen Blumen gehören hier die weiße Rose, Kaisernelke, Strelitzie, Lotos, Usambaraveilchen und Schwertlilie.

Streichen Sie mit der Blume langsam durch Ihre Aura und über jedes Chakra. Lassen Sie sich dabei von Ihrer Intuition führen. Wenn Sie den Drang verspüren, über einem bestimmten Bereich innezuhalten, vertrauen Sie der Blume, da sie vielleicht mehr Energie aus diesem Bereich reinigen muss.
Das Aura-Streicheln mit einer Blume erfüllt Ihre ganze Aura mit einer neuen Schwingung und Frische. Die Blüte zieht auf natürliche Weise jegliche niederen Energien aus den einzelnen Chakras. Wenn der Vorgang abgeschlossen ist, können Sie die Blume in eine Vase stellen oder in der Natur entsorgen.
Vielleicht werden Sie feststellen, dass die Blumen, die Sie zum Aura-Streicheln benutzt haben, schneller welken. Was daran liegt, dass sie die negative Energie absorbieren und in ihrem Inneren auflösen. Das ist ein machtvolles Geschenk, mit dem Mutter Natur und Gott uns gesegnet haben. Genießen Sie es, mit Blumen zu arbeiten, da es ihr göttliches Schicksal ist, Ihnen (und uns allen) zu helfen.

Meditation mit einer Blume

Wenn Sie sich mit einer einzelnen Blume beschäftigen, wird sie ihre Geschichte mit Ihnen teilen. Sie bringt Ihnen neue Einsichten und Frieden, was Ihnen hilft, Ihre gegenwärtige Situation zu verstehen.

Gehen Sie mit einer Blume Ihrer Wahl an einen ruhigen Ort, wo Sie nicht gestört werden. Halten Sie die Blume in Ihren Händen und erfreuen Sie sich an ihrer natürlichen Schönheit. Bewundern Sie die Farbe, die Form und ihren delikaten Duft.
Stellen Sie eine Frage, die Ihnen am Herzen liegt; oder vielleicht bitten Sie auch um Führung, wie Sie Ihre Chakras rein und im Gleichgewicht halten können.

Es ist eine gute Idee, Papier und Stift zur Hand zu haben. Auf diese Weise können Sie alles aufschreiben, was durch Gedanken, Gefühle, Visionen oder Worte zu Ihnen kommt.

Wegfegen

Manchmal kann eine einfache Geste ausreichen, um niedere Schwingungen zu verwandeln. Wir wenden eine Methode an, die mir (Doreen) von den Engeln gezeigt wurde und die der liebevollen Macht Gottes entspringt. Es ist eine Handlung, die Sie mit Ihrer dominanten Hand (der, mit der Sie normalerweise schreiben) vornehmen. Am besten kann man es damit vergleichen, ein Insekt von einem Nahrungsmittel zu verscheuchen. Sie führen diese Bewegung dreimal vor dem Chakra durch, das Sie reinigen möchten.

Die Methode ist besonders dann wirksam, wenn andere sagen, »Ich glaube, du wirst krank« oder ähnliche negative Dinge. Darüber hinaus können Sie dieses Wegfegen vornehmen, um negative Partikel aus Ihrer Aura zu beseitigen.

Wir hatten mehr als einmal das Vergnügen, Bücher für Teilnehmer unserer Seminare zu signieren. Häufig sind die Schlangen vor dem Pult lang, was uns aber nicht stört, da wir es lieben, auf eine persönliche Art den Kontakt zu den Menschen herzustellen. Nach einer Weile jedoch werden die lieben Leute anfangen, gut gemeinte, mitfühlende Kommentare zu äußern wie zum Beispiel, »Sie werden bestimmt langsam müde«; »Ich bin sicher, dass Ihnen mittlerweile die Hände wehtun vom vielen Signieren«, und andere negative Affirmationen. Natürlich wollen diese freundlichen Menschen uns mit ihren Bemerkungen nicht schaden; wir wissen jedoch um die Macht, die Worte haben können. Wenn wir also diese negativen Aussagen hören, klären wir schnell die Energie, indem wir sie »wegfegen«.

Musik

Klänge und Musik können Ihre Stimmung und Emotionen beeinflussen. Indem Sie sich positive Musik anhören, vergrößern und erhöhen Sie Ihre Energie.
Auch der große Wissenschaftler Albert Einstein war jemand, der sich von Musik beeinflussen ließ. Er sagte, dass er sich immer dann, wenn er das Gefühl hatte, mit seiner Arbeit nicht weiterzukommen, der Musik zuwandte. Die Schwingungsfrequenzen von Musik würden seine Intuition wecken und ihm neue wissenschaftliche Erkenntnisse geben. Einstein erklärte: »Sie (die Relativitätstheorie) kam zu mir durch Intuition, und Musik ist die treibende Kraft hinter dieser Intuition. Dank meiner Eltern lernte ich von meinem sechsten Lebensjahr an, Geige zu spielen. Meine neue Entdeckung ist das Resultat einer musikalischen Wahrnehmung.«
Desgleichen glaubt Dr. Mitchell Gaynor, Direktor der Abteilung Medical Oncology and Integrative Medicine am Cornell Cancer Prevention Center in New York, an die Macht der Musik. Er bringt seine Gedanken auf wunderschöne Weise in seinem Buch *The Healing Power of Sound* zum Ausdruck:

»Wenn wir davon ausgehen, dass Töne und Klänge Schwingungen sind, und wenn wir wissen, dass Schwingungen jeden Teil unseres physischen Wesens berühren, dann verstehen wir, dass Töne nicht durch unsere Ohren ›gehört‹ werden, sondern durch jede Zelle unseres Körpers… Töne wirken sich auf den Körper aus, weil sie uns so tief berühren und auf emotionaler und spiritueller Ebene verwandeln… Ich glaube, dass Töne und Klänge bei nahezu allen gesundheitlichen Problemen eine heilende Rolle spielen können, da sie eine Unausgewogenheit auf jeder Ebene physischen Funktionierens wieder ins Gleichgewicht bringen können.«

Wenn Sie Ihre Lieblingsmusik anhören und vielleicht sogar anfangen mitzusingen, reinigen sich Ihre Chakras von selbst. Es ist die hohe Schwingung der Freude, die alle negativen Partikel umwandelt.
Jedes Ihrer Chakras ist mit einem spezifischen musikalischen Ton verbunden. (Sehen Sie hierzu bitte im Anhang den Paragraphen »Heilende Hinweise und Affirmationen für jedes Chakra«.) Sie können der magischen Musik von tibetischen Klangschüsseln, Stimmgabeln oder ähnlich beglückenden Instrumenten lauschen. Jedes dieser Instrumente erzeugt einen bestimmten Klang und heilt auf diese Weise das entsprechende Chakra.
Dieser himmlischen Musik zu lauschen, bringt Ihr Chakra zum Schwingen. Diese Schwingung hebt Sie aus den Niederungen von Angst, Negativität und Dunkelheit, während sie gleichzeitig Ihre Energiezentren wiedererweckt und aktiviert. Durch das Anhören von positiver, erhebender Musik wird Ihre Intuition klar und akkurat.

Affirmationen

Ähnlich wie Musik, haben auch Ihre Worte eine tief greifende Wirkung auf Ihre Energie. Wenn Sie mit einer positiven, liebevollen Gesinnung sprechen, werden Sie feststellen, dass sich Ihnen wundervolle Gelegenheiten auf Ihrem Lebensweg bieten. Falls Sie jedoch ständig über die schlimmen Dinge oder negativen Ereignisse in Ihrem Leben klagen, werden Sie unter Umständen noch mehr Herausforderungen und Probleme anziehen.
Was immer es ist, worüber Sie sprechen, Sie bringen mehr davon in Ihr Leben. Also entscheiden Sie sich, immer über das bestmögliche Szenario zu sprechen, die leichteste Art, etwas zu tun, oder wie Sie innerlich gewachsen sind und aus einer Erfahrung gelernt haben.

Wenn Sie etwas in der Gegenwartsform beschreiben, das vielleicht noch nicht eingetreten ist oder das Sie anzuziehen versuchen, ist das eine *Affirmation*. Affirmationen sind Sätze, die Sie selbst mit lauter Stimme oder innerlich wiederholen. Allerdings ist die Wirkung häufig stärker, wenn Sie die Worte laut aussprechen. Die Schwingung dieser Worte fließt hinaus in die Welt und setzt positive Erwartungen in Bewegung.
(Im Anhang finden Sie hilfreiche, spezifische Affirmationen für jedes Chakra.)

Beten

Sie müssen niemals irgendetwas alleine überwinden. Die Unterstützung Ihrer himmlischen Helfer – Gott und die Engel – ist Ihnen immer gewiss. Wenn Sie um göttliche Hilfe bitten, wird der Himmel Ihre Gebete auf liebevolle Weise beantworten.
Wie wir bereits erwähnt haben, bestimmt das Gesetz des freien Willens, dass Sie um Hilfe bitten müssen, bevor Gott und die Engel eingreifen können. Beten ist die perfekte Art, dem göttlichen Beistand Ihre Genehmigung zu geben.
Wenn Sie beten, tun Sie es aus ganzem Herzen. Die Worte sind nicht so wichtig wie Ihre Intention. Wenn Sie sich beim Beten beeilen, erweisen Sie sich damit einen schlechten Dienst. Nehmen Sie sich Zeit, wenn Sie mit Gott kommunizieren.
Die beste Möglichkeit zu beten besteht darin, das Resultat dem Himmel zu überlassen. Machen Sie sich keine Sorgen über das, was passieren wird, oder wann. Stattdessen glauben und vertrauen Sie, dass sich alles auf perfekte Weise entfalten wird.
Schließen Sie Ihre Augen und nehmen Sie ein paar tiefe Atemzüge. Entspannen Sie sich, und dann beginnen Sie mit Ihrem Gebet.

Gebet für die Reinigung und das Gleichgewicht aller Chakras

»Lieber Gott, ich bitte dich, meinen Körper mit Deinem Licht zu erfüllen. Ich heiße deine bedingungslose Liebe willkommen. Ich rufe meine Schutzengel herbei und auch die Erzengel Michael und Raphael.

Bitte reinigt mich von niederen Energien und erweckt jedes meiner Energiezentren.

Ich bitte euch, alle Ängste in Bezug auf Geld, Sicherheit und Schutz aus meinem Wurzelchakra zu beseitigen.

Bitte klärt mein Sakralchakra, indem ihr meine physischen und mentalen Wünsche sowie meine Kreativität ins Gleichgewicht bringt.

Gott und Engel, bitte beseitigt alle Formen der Angst, die mit meiner Selbstachtung, Selbstvertrauen und persönlichen Stärke verbunden sind, aus meinem Nabelchakra.

Ich bitte euch, jegliche Blockaden in meinem Herzchakra zu lösen, damit ich Liebe zum Ausdruck bringen und empfangen kann.

Bitte erweckt mein Kehlchakra und beseitigt jegliche Negativität hinsichtlich meiner Fähigkeit, meine Wahrheit auszudrücken, zu schreiben, sowie bei allen anderen Formen der Kommunikation.

Bitte reinigt alle niederen Energien, die meine Intuition, Hellsichtigkeit und spirituellen Gaben meines Stirnchakras trüben.

Ich bitte euch, alle Negativität aus meinen Ohrchakras zu beseitigen, indem ich alle Urteile und verletzenden Worte anderer Menschen loslasse.

Gott, bitte befreie mich von jeglicher Angst in meinem Kronenchakra, indem du mich daran erinnerst, dass ich immer göttlich unterstützt, beschützt und geführt werde.

Ich danke dir aus ganzem Herzen für diese Klärung.
Ich liebe und verehre dich.«

Kapitel 11
Optimierung Ihrer »intuitionsnährenden« Lebensweise

Während Sie den Übergang von industriell verarbeiteten, von Menschenhand hergestellten Nahrungsmitteln in die Welt der natürlichen Produkte vollziehen, wird Ihr Körper umgehend die Auswirkungen spüren. Vielleicht fürchten Sie, dass Ihre Entgiftung unangenehm sein wird, begleitet von Kopfschmerzen und Entzugssymptomen, doch nach unserer Erfahrung ist dies nicht der Fall. Bei hochsensitiven Menschen wie Sie unterstützen die Engel Ihren Übergang zu gesunder Ernährung. Sie wissen, dass Sie, wenn Sie durch Ihre Entscheidung für eine bessere Ernährung unangenehme Nebenwirkungen erleben, weniger geneigt sind, diese Veränderungen bis zum Ende fortzusetzen. (Natürlich helfen die Engel auch Menschen, die sich ihrer sensitiven, spirituellen Natur nicht bewusst sind. Doch leider werden die Botschaften und die Führung, die ihnen von Gott und ihren Engeln geschickt wird, nicht gehört.)
Bitten Sie den Himmel um Unterstützung, indem Sie sagen:

»Lieber Gott und Engel, ich bitte euch, jetzt an meiner Seite zu sein. Bitte sprecht laut und klar zu mir, wenn ich zum Einkaufen gehe und meine Mahlzeiten zubereite. Ich bitte euch, mir die hoch-energetischen Nahrungsmittel zu zeigen, die für mich und meine Familie optimal sind. Bitte erlaubt mir, diese natürlichen Schöpfungen Gottes leicht aufzunehmen und zu verdauen. Ich bitte darum, dass mir jegliche Art der Entgiftung, die stattfindet, während mein Körper zunehmend gesünder wird, angenehm ist. Ich weiß, dass durch die

Wahl gesunder Nahrungsmittel meine spirituellen Fähigkeiten verbessert und meine Intuition stärker und klarer wird, und dass ich jeden Schritt des Weges geführt werde im Hinblick auf die Produkte, die für mich am besten sind. Danke.«

Gott und die Engel stärken Gefühle, die Sie ermutigen – die Ihnen helfen, den nächsten Schritt auf Ihrem Weg zu tun – und erlauben Ihnen, sich wirklich sicher und beschützt zu fühlen. Sie werden ein Gespür für das Wissen erlangen, dass Ihre innere Stimme nicht von einem Ort der Angst kommt, sondern einem höheren Zweck dient. Mit dem Himmel zu kommunizieren gibt Ihnen den Mut, der Führung jener Stimme zu folgen. Die Botschaft zu empfangen, ist nur ein Teil der Gleichung; aktiv zu werden ist der andere.

Indem Sie mit einer Entgiftung beginnen oder sich einer neuen »intuitionsnährenden« Lebensweise zuwenden, können Sie die Zusammenarbeit mit Ihren Engeln optimieren, indem Sie sich der jeweiligen Energie bewusst sind, die mit jedem Tag der Woche assoziiert wird.

Die spirituellen Eigenschaften aller sieben Wochentage

Haben Sie jemals versucht, eine bestimmte Arbeit fertigzustellen oder vielleicht mit einer neuen Ernährungsweise anzufangen, doch umgehend festgestellt, dass es total schwierig ist? Vielleicht haben Sie sich hingesetzt, um diesen schönen, von Herzen kommenden Brief an jemanden zu schreiben, den Sie lieben, konnten jedoch einfach nicht die richtigen Worte finden. Warum ist das so?

Nun, sehen Sie, jeder Tag der Woche hat sein eigenes, persönliches Gefühl. An einem bestimmten Tag ist die Energie der Liebe stärker. An einem anderen Tag ist die Energie Ihrer spirituellen Fähigkeiten und Ihrer Motivation ausgeprägter.

Das bedeutet jetzt nicht, dass Sie nur dann über Liebe und Spiritualität sprechen können, wenn es der dafür richtige Tag ist. Indem Sie sich der täglichen und wechselnden Einflüsse der Energien bewusst werden, nehmen Sie von Anfang an Kurs auf Erfolg und sorgen dafür, dass Ihre Bemühungen eine optimale Wirkung und das bestmögliche Resultat erzielen.

Wir möchten nachstehend unsere intuitiven Gefühle in Bezug auf jeden Tag der Woche, die Energien, die sie enthalten und welche Engel die einzelnen Tage begleiten, mit Ihnen teilen.

Montag

Montag ist ein Tag des Lernens und neuer Erfahrungen. Der erste Tag der Arbeitswoche ist der Beginn der Routine. Aus diesem Grund fangen viele Menschen, die beschlossen haben, sich gesünder zu ernähren oder ein Trainingsprogramm zu beginnen, in der Regel montags damit an. Jedoch ist gerade der Beginn der Woche eine Zeit, zu der sie ihre Emotionen verarbeiten, daher kann die Energie an einem Montag ziemlich schwer und zäh sein.

Oft haben wir einschneidende Erlebnisse gegen Ende der Woche oder am Wochenende selbst, die wir noch nicht voll integriert haben. Und wenn dann der Montag kommt, und damit der Beginn einer neuen Arbeitswoche, bleiben wir mit dieser angestauten Energie zurück. Wir atmen tief durch und lernen aus den Erfahrungen, die wir gemacht haben.

Dies wiederum bedeutet, dass es schwierig sein wird, wenn Sie versuchen, an einem Montag etwas Neues zu starten. Es ist nicht unmöglich, doch es wird nicht so leicht sein, wie es sein könnte, da Sie noch mit den Resten der vergangenen Woche beschäftigt sind.

Zum Glück ist einer der Engel, die mit Montag assoziiert sind, **Erzengel Azrael**, der uns hilft, sowohl jegliche alten Energien und Emotionen als auch Trauer zu heilen. Unsere Trauer kann daher rühren, dass wir einen lieben Menschen verloren haben,

oder vielleicht enttäuscht darüber sind, wie ein Freund uns am Wochenende behandelt hat.
Auch **Erzengel Uriel**, ein wundervoller Engel der Inspiration und des Lernens, ist mit Montag assoziiert. Er verhilft uns zu neuen Ideen und Momenten plötzlicher Erkenntnis. Diese Erkenntnis erlaubt uns zu verstehen, was während der vergangenen Woche passiert ist, damit wir nicht die gleiche Lektion immer wieder aufs Neue lernen müssen.
Vielleicht haben Sie gemerkt, dass Sie sich in der Vergangenheit wiederholt in der gleichen Situation befunden haben. All dies hat zum Ziel, das Wachstum Ihrer Seele zu fördern. Die Engel möchten, dass Sie Erfolg haben und jede Lektion meistern; wenn Sie also bestimmte Lektionen nicht gelernt haben, müssen Sie diese Erfahrung wiederholen. Sobald Sie verstanden haben, worum es geht, sind Sie von diesem Kreislauf befreit. Uriel gibt Ihnen die nötige Motivation und Inspiration, um zu wissen, dass dies Ihre bislang beste Woche sein könnte.

Dienstag

Dienstag ist ein Tag der Vorbereitung, ein Intervall, in dem wir beginnen, die Dinge zu arrangieren, die wir brauchen, um unsere Ziele und Träume zu verwirklichen. Es ist eine Zeit, in der wir wichtige Kontakte aufnehmen und E-Mails senden, in denen wir um zusätzliche Information über eine Aktivität oder vielleicht ein Seminar bitten, das uns interessiert.
Dienstag ist außerdem ein Tag der Verjüngung, weil unsere Körper jetzt im Gleichgewicht sind. Wir haben die alte Energie der vorausgegangenen Woche geklärt und müssen uns nicht länger mit jenen Problemen beschäftigen. Dies ist der perfekte Zeitpunkt, um uns darauf zu fokussieren, Heilung zuzulassen. Natürlich ist **Erzengel Raphael** unser wichtigster Heilungsengel. Wenn wir an einem Dienstag mit diesem wunderbaren Engel zusammenarbeiten, sind wir in der Lage, jeden Funken Heilung – emotional, spirituell und physisch – anzunehmen,

den wir benötigen. Selbstverständlich ist Raphael an jedem Tag der Woche für uns da, und Heilung ist jederzeit möglich, doch an Dienstagen sind unsere Körper besonders empfänglich für diesen Segen.

Wenn Sie mit einem bestimmten gesundheitlichen Problem gekämpft haben, oder wenn Sie fühlen, dass Ihre Gebete nicht gehört worden sind, nehmen Sie sich an diesem Tag ein wenig extra Zeit, um einen gleichgesinnten, erfahrenen Heiler oder einen wohlwollenden Freund aufzusuchen, der Ihnen helfen kann zu verstehen, welche Schritte als Nächstes unternommen werden müssen.

Auch **Erzengel Sandalphon** ist der ideale Führer für den Dienstag. Er ist der Engel, der dafür sorgt, dass alle Ihre Gebete zum Himmel getragen werden. Jedes Gebet, das Sie aussenden, wird gehört und beantwortet. Es ist nur so, dass es hier auf der Erde zuweilen schnell passieren kann, dass wir die subtilen Antworten auf himmlische Gebete übersehen. Was nicht bedeutet, dass sie nicht beantwortet wurden. Vielmehr bedeutet es, dass Sie unter Umständen die Möglichkeit eingrenzen, wie Sie diese göttliche Führung empfangen können. Wenn Sie also für Heilung beten – oder für irgendetwas anderes – achten Sie darauf, immer offen zu sein bezüglich des Resultats. Limitieren Sie nicht die Möglichkeiten, die Gott und die Engel für Sie schaffen können.

Mittwoch

Der Mittwoch ist ein ausgezeichneter Tag, um neue Ideen zu lancieren. Es ist eine Zeit, um geführte Maßnahmen zu ergreifen, indem Sie all Ihre kreativen Gedanken in Bewegung setzen. Wir springen sozusagen ins kalte Wasser des nächsten Abschnitts auf unserem Weg, damit wir nicht länger an derselben Stelle bleiben, wo wir letzte Woche um diese Zeit waren. Mittwoch ist ein motivierender Tag, der uns vorwärts treibt zur Realisierung unserer Ziele. Aus diesem Grund ist er der ideale

Tag, um mit einer neuen, gesunden Ernährungsweise zu beginnen; oder uns daran zu machen, Ziele zu erreichen, die Hingabe an eine bestimmte tägliche Übung erfordern.

Das ist genau das Gegenteil von dem, was jeder normalerweise tut, stimmt's? Die meisten Menschen werden Anfang der Woche mit etwas Neuem beginnen und nicht Mitte der Woche. Doch die Engel haben uns wissen lassen, dass die Wochenmitte die perfekte Zeit ist, weil wir uns dann mit der Energie der Woche vertraut gemacht haben. Wir wissen, wie sie sich anfühlen wird, und wir haben uns emotional, spirituell und physisch vorbereitet, die Herausforderungen anzunehmen, die unter Umständen auf uns warten. Im Gegensatz dazu sind wir am Montag noch damit beschäftigt herauszufinden, wo wir stehen, was sich anfühlen kann, als würden wir auf unsicherem Boden schwanken. Wenn wir dann versuchen, etwas zu ändern, kann es schwerer sein, uns an das zu halten, was wir vorhatten, weil es zu viele Gelegenheiten für Stress gibt, der uns zu überwältigen droht. Die Engel scheinen ein Licht auf den Mittwoch und sagen, dass dies der Tag ist, um weiterzugehen, die Vergangenheit hinter sich zu lassen und einen neuen Anfang zu machen.

Die Engel, die uns durch den Mittwoch führen, sind **Erzengel Metatron** und **Erzengel Chamuel**. Sie verhelfen uns zu innerem Gleichgewicht, das im Auge zu behalten, was wir erreichen wollen, und zu finden, wonach wir suchen.

Metatron hilft Ihnen, in jedem Bereich Ihres Lebens Gleichgewicht herzustellen. Er wird Ihnen helfen:

- Die Zeit zu finden, die Sie brauchen, um das zu realisieren, was Ihnen vorschwebt.
- Ihre Energie ins Gleichgewicht zu bringen, damit Sie in der Lage sind, Ihrer inneren Führung zu folgen.
- Ihrer Intuition im Hinblick auf das zu vertrauen, zu dem Sie sich berufen fühlen.

Erzengel Chamuel ist der Engel, der uns hilft, Dinge zu »finden«. Er wird Ihnen helfen, alles ausfindig zu machen, was Sie brauchen, um mit Ihrer Idee erfolgreich zu sein:

- Die perfekten Personen, um mit ihnen zusammenzuarbeiten.
- Das nötige Geld, um Ihre Idee zu unterstützen.
- Das Vertrauen, Ihr Ziel zu erreichen.

Was immer es sein mag, Chamuel kann es finden, da vor den Augen Gottes nichts verborgen ist. (Vergessen Sie nicht, dass unsere Engel die ausgesandte Energie unseres Schöpfers sind.) Erzengel Chamuel kann sehr klar sehen, was Sie brauchen.

Donnerstag

Donnerstag ist ein Tag, an dem Sie wirklich anfangen, sich konzentriert an die Arbeit zu machen. Es ist ein Tag für sinnvolle Arbeit – nicht nur die alltäglichen Aufgaben, die erledigt werden müssen, sondern die Dinge, nach denen sich Ihr Herz sehnt. Heute ist der Tag, sich in Ihrer freien Zeit den Dingen zu widmen, von denen Sie träumen. Was immer es sein mag, wozu Sie sich in diesem Leben verpflichtet haben, wird jetzt passieren. Es macht keinen Sinn, zu warten, bis Sie in Rente gehen, bis Sie eine bestimmte Summe auf Ihrem Konto haben, bis sich der Zeitpunkt genau richtig anfühlt. Tatsache ist, die Welt braucht das, was Sie anzubieten haben … und zwar *jetzt*.

Das ist der Grund, warum Donnerstag ein so motivierender, kraftvoller Wochentag ist, denn er ruft Ihnen in Erinnerung, warum Sie hier sind. Er erinnert Sie daran, dass Sie einen sehr wichtigen Weg vor sich haben und Zeit darauf verwenden müssen, das zu erfüllen, wozu Sie sich verpflichtet haben.

Donnerstag ist ein von **Erzengel Raziel** geführter Tag, der uns Spiritualität lehrt. Raziel kann uns Erfahrungen aus früheren Leben in Erinnerung rufen und uns helfen, die Geheimnisse unserer Seele zu entschlüsseln. Erzengel Raziel war an Ihrer

Seite, als Sie den Vertrag für diese Lebenszeit unterschrieben haben, daher ist er der Engel, der genau weiß, warum Sie hier sind und was zu tun Sie angeleitet werden. Donnerstag ist ein wundervoller Tag, um mit Erzengel Raziel zu meditieren und um seine Führung zu bitten, falls Sie sich unsicher fühlen bezüglich Ihres spirituellen Weges.
Auch **Erzengel Gabriel** führt uns an diesem Wochentag. Gabriel ist unser Engel der Kommunikation, der uns beim Schreiben, Reden und Lehren hilft. Donnerstag ist ein machtvoller Tag, um die wichtigen Wahrheiten in Ihrer Seele mit anderen Menschen zu teilen, bei denen Ihr Gefühl Ihnen sagt, dass andere darüber Bescheid wissen müssen. Gabriel wird Ihnen helfen, Sätze zu bilden und sich in Worten auszudrücken, die jeder, dem Sie begegnen und mit dem Sie kommunizieren, verstehen wird. Ihre Botschaften werden laut und klar empfangen werden.

Freitag

Freitag bedeutet für die meisten Menschen das Ende der Arbeitswoche, und seine Energie ist die der Vollendung. Indem wir uns gestatten, etwas zu beenden, was den Großteil unserer Zeit und Konzentration erfordert hat, um diese Aufgaben und abschließenden kleineren Arbeiten zu Ende zu bringen, können wir unsere Aufmerksamkeit jetzt auf das lenken, was wirklich zählt: *Liebe*.
Freitag ist ein Tag, an dem Liebe und Romantik erblühen. Daher ist unser Engel der Liebe und Schönheit, **Erzengel Jophiel**, hier, um uns zu unterstützen. Sie hilft uns, die liebevollsten und hoch-energetischsten Worte zu wählen, wenn wir mit anderen kommunizieren; erlaubt, dass wir uns auf liebevolle Situationen fokussieren; und hilft uns, Enttäuschungen loszulassen. **Erzengel Raguel** ist am Freitag ebenfalls bei uns. Er ermutigt uns, alle Irritationen oder Auseinandersetzungen fahren zu lassen. Es hat keinen Sinn, diese Dinge mit ins Wochenende zu nehmen.

Auch Raguel ist ein Engel, der uns bei Beziehungen hilft, daher ist Freitag die beste Zeit, um für Ihre Seelengefährten-Beziehungen und Ihre Liebespartner zu beten. Egal ob Sie davon träumen, eine Beziehung zu finden oder zu vertiefen, es ist in jedem Fall eine ausgezeichnete Idee, Raguel um seine Unterstützung bei der Intensivierung der Verbindung mit Ihrem Seelengefährten zu bitten, indem Sie affirmieren, dass Ihre wahre Liebe jeden Tag ein Stückchen näher kommt.

Samstag

Der Samstag ist der Tag der Motivation, die perfekte Zeit, sich Ziele zu setzen und für die Zukunft zu planen. Was wollen Sie in den nächsten zwölf Monaten erreichen? Samstag ist der perfekte Tag, darüber nachzudenken, da er uns die Zeit und die Ruhe bietet, wirklich ehrlich zu sein in Bezug auf das, was wir tun möchten.

Vielleicht wünschen Sie sich, »Dinge« zu sammeln, materielle Gegenstände um sich zu haben – nicht weil Sie damit angeben oder besser sein wollen als Ihr Partner, sondern damit Sie sich wohlfühlen. Vielleicht bedeutet mehr Dinge zu haben für Sie ein Mehr an Wohlbefinden, was wiederum zu einem Gefühl von Entspannung führt. Gott und Ihre Engel können wesentlich klarer mit Ihnen kommunizieren, wenn Sie sich in diesem entspannten Zustand befinden. Die Engel wissen, dass Sie umso mehr bereit sind, Ihrer inneren Führung zu folgen, je gelassener und entspannter Sie sich fühlen.

Am Samstag arbeiten wir mit **Erzengel Zadkiel** zusammen, der uns hilft, Dinge zu verstehen, und uns die Möglichkeit gibt, unseren Intellekt zu benutzen, um die bestmögliche Lösung zu finden. Außerdem ist **Erzengel Haniel** am Samstag bei uns. Haniel ist unser Engel der Anmut und Weisheit. Sie hilft uns, Zyklen zu durchbrechen und hindert uns daran, ständig dieselben Muster zu wiederholen.

Haniel inspiriert Sie, sich heute zu entspannen, sich zurückzuziehen, damit Sie Ihren Fokus auf inneren Frieden richten können. Jetzt können Sie sich in Erinnerung rufen, was Sie sich von einer Situation erhoffen. Dienen Ihre momentanen Umstände Ihrem höchsten Gut? Oder handelt es sich um eine clevere Verzögerungstaktik? Was wollen Sie für sich selbst und Ihre Lieben erschaffen? Arbeiten Sie an diesem Tag – Samstag – daran, diese Wünsche wahr werden zu lassen.

Sonntag

Sonntag ist ein Tag der Ruhe, eine Zeit für Sie, über Ihre bisherigen Erfahrungen nachzudenken und Ihre Batterien neu aufzuladen, bevor Sie mit der Energie der nächsten Woche beginnen. Was ist in den letzten sechs Tagen passiert, und gibt es etwas, das Sie daraus lernen können? Was würden Sie ändern, wenn Sie noch einmal mit der gleichen Situation konfrontiert wären? Würden Sie etwas anders machen, oder würden Sie es noch mal genauso handhaben?

Wir wollen nicht verurteilend zurückblicken. Wir wollen einfach aus diesen Erfahrungen lernen, damit wir wissen, wie wir besser damit umgehen können, sollten sie in Zukunft wieder passieren.

Der Sonntag bringt uns die Energie von **Erzengel Jeremiel**, unseren Lebensrückblick-Engel, der uns ermutigt, zurückzuschauen auf das, was wir bisher getan haben und zu sehen, ob wir uns vielleicht angeleitet fühlen, irgendwelche Veränderungen oder Modifizierungen vorzunehmen. Zudem hilft uns am Sonntag **Erzengel Ariel**, unser Natur-Engel, Zeit zu finden, um nach draußen zu gehen – unter einem Baum zu sitzen oder Kontakt mit Tieren aufzunehmen, dir wir lieben, einschließlich unserer Haustiere.

Als sensitiver Mensch wissen Sie nur zu gut, was ein langer Aufenthalt in Räumen, umgeben von technischen Geräten und künstlichem Licht, mit Ihnen machen kann. Doch wenn Sie in der Energie der Woche und der vielen Aufgaben, für die Sie verantwortlich zu sein scheinen, aufgehen, kann es schwierig sein, da rauszukommen. Sie können die Welt draußen durch das Fenster sehen, doch fühlt sie sich weit entfernt an. Das ist der Grund, warum es so wichtig ist, dass Sie sich die Zeit nehmen, um die warmen Sonnenstrahlen auf Ihrer Haut zu fühlen, barfuß durchs Gras zu gehen, sanft die Blätter eines uralten Baumes zu berühren und auf einer tiefen, spirituellen Ebene mit ihm zu kommunizieren. Doch genau das ist wahres Entzücken. Nehmen Sie sich am Sonntag die Zeit, sich auszuruhen, zu reflektieren und neue Kraft zu finden, doch vergessen Sie nicht, auch nach draußen zu gehen. Oder noch besser, packen Sie ein Heft und einen Stift ein, damit Sie alle inspirierenden Ideen aufschreiben können, die Ihnen während dieser Zeit einfallen.

Jeder Tag

Erzengel Michael ist einer unserer stärksten und lautesten Engel. Er wurde als Ebenbild Gottes erschaffen, und sein Name bedeutet buchstäblich »Er, der wie Gott ist«. Erzengel Michael wir von einer dermaßen machtvollen Schwingung begleitet, dass seine Energie sehr spürbar ist. (Frauen in den Wechseljahren, die sich an Erzengel Michael wenden, fühlen manchmal eine intensive Hitze, die ihren Körper erfasst, und glauben fälschlicherweise, es handele sich um eine Hitzewallung, wobei es in Wahrheit die Energie des Erzengels ist.)

Dieser wundervolle Engel schützt uns vor allen angstbasierten Energien. Er erhellt die Dunkelheit und beseitigt jede Art von Blockaden. Erzengel Michael hilft uns, unsere Lebensaufgabe zu finden und kraftvolle Schritte in Richtung unserer Träume zu gehen. Das ist der Grund, warum wir glauben, dass Erzengel Michael uns jeden Tag der Woche führt. Er fokussiert sich nicht auf einen bestimmten Tag, denn seine Energie und seine Essenz werden jeden Augenblick eines jeden Tages benötigt.

Genauso wie Erzengel Michael über Sie wacht, Sie ständig führt und unterstützt, können Sie an *jedem* Tag der Woche mit *jedem* der Erzengel zusammenarbeiten, die wir oben aufgeführt haben. Sie sind keineswegs darauf beschränkt, am Freitag nur Erzengel Jophiel oder samstags Erzengel Haniel anzurufen. Vielmehr ist es so, dass Sie sich umso sicherer fühlen bei Ihren Bemühungen, Ihre intuitiven Fähigkeiten zu manifestieren, wenn Sie um die Energie und Engel wissen, die mit einem bestimmten Tag assoziiert sind.

* * * * *

Jetzt können Sie sehen, warum es sich als schwierig erweisen kann, am Montag etwas Neues zu beginnen. Der Freitag wäre in diesem Fall auch sehr problematisch, da er ein Tag ist, bei dem es um Liebe und Vollendung geht und eher wenig damit zu tun hat, etwas Neues in Angriff zu nehmen.

Wenn Sie sich angeleitet fühlen, Ihre Ernährung oder andere Lebensgewohnheiten zu ändern, dann ist Mittwoch der perfekte Tag dafür in dem Wissen, dass Sie die liebevolle Unterstützung Gottes und aller Engel haben, sofern diese Veränderung tatsächlich das ist, was zu tun Sie aufgefordert sind.

Der Weg der Heilung

Die Engel sagen stets, dass wir unsere wahre Lebensaufgabe nicht wirklich verstehen, bis wir die vor uns liegenden Hindernisse überwunden haben. Nur dann erkennen wir, wie viel innere Kraft wir seit jeher hatten. Wir glauben gerne, dass wir wissen, was wir erreichen können, doch darüber lachen die Engel nur. In Wahrheit haben wir nicht die geringste Ahnung, wozu wir fähig sind, bis uns das Universum eine Gelegenheit bietet, uns der Situation gewachsen zu zeigen. Das ist der Moment, wenn wir das, was wir tun können, neu definieren.

Indem Sie sich für eine gesunde Alternative, eine nahrhaftere Mahlzeit entscheiden, haben Sie bereits die Richtung verändert, in die Sie sich bewegen. Gott und Ihre Engel unterstützen diese Entscheidungen, indem sie gesunde Nahrung leichter verfügbar machen. Sie werden in den Supermarkt gehen und sehen, welche biologischen Produkte diese Woche im Angebot sind. Sie werden im Naturkostladen zu den Regalen mit natürlichen Schokoriegeln, Nüssen und Kernen gehen und ein paar köstliche Kombinationen finden, die so aussehen, als wären sie eigens für Sie gemischt worden im Wissen um das, was Ihnen am besten schmeckt. Vertrauen Sie Ihrer Intuition und machen Sie sich bewusst, dass während dieser positiven Veränderungen Gott und die Engel an Ihrer Seite sind.

Denn sehen Sie, jede einzelne Ihrer Aktionen führt zu einem Welleneffekt in der Welt um Sie herum. Jeder Schritt nach vorne ist eine Bestätigung für den Weg, den Sie eingeschlagen haben. Wenn Sie sich auf Heilung fokussieren, schaffen Sie eine Aura von hoher Energie in Ihrer Umgebung. Ihre Lieben und die Menschen, mit denen Sie in Kontakt kommen – selbst die freundliche Kassiererin, die Ihnen im Supermarkt geholfen hat, den Preis Ihrer Waren einzuscannen – profitieren davon, in Ihrem Energiefeld zu sein. Ohne sich bewusst zu bemühen, verschönern Sie den Tag eines anderen Menschen.

Wir lieben es, wie wir uns fühlen, wenn wir lächeln. Und ja, es gibt Zeiten im Leben, wenn uns das Lächeln schwerfällt. Doch wir sehen das so: Wenn wir uns ein Lächeln ins Gesicht zaubern, wer weiß, ob wir nicht im Laufe des Tages jemandem helfen, der dringend ein Lächeln braucht? Freuen Sie sich nicht auch, wenn Sie unterwegs Menschen begegnen, die glücklich aussehen? Nun, was wäre, wenn *Sie* dieser Mensch wären? Was wäre, wenn Ihr Glück ausreichen würde, um andere aus der Dunkelheit ans Licht und selbst zum Lächeln zu bringen? Es mag allzu einfach erscheinen, doch die heilende Wirkung eines Lächelns kann sehr stark sein.

Sie schaffen einen Welleneffekt positiver Veränderung. Die Energie aus Ihrem Herzen öffnet und dehnt sich aus bis zu dem

Punkt, wo alles, was Sie sehen, Liebe ist. Die Engel haben gesagt, dass alles, was einem Gefühl der Liebe entspringt, heilend ist. Sie werden die Welt mit anderen Augen betrachten und Gelegenheiten sehen, zu helfen, zu beten, zu geben und zu dienen. Wenn Sie mit Erzengel Raphael, unserem Engel der Heilung, zusammenarbeiten, werden Sie Ihre eigenen natürlichen Heilungsfähigkeiten entdecken, die sich auf viele verschiedene Arten zeigen können. Es kann eine persönliche Heilung sein, auf die Sie Ihren Fokus richten müssen. Es kann eine Heilung von Suchtverhalten und vergangenem Schmerz sein. Es kann die Heilung anderer Menschen durch tröstende Berührung sein, oder vielleicht durch geführte Worte, die sie wissen lassen, dass es sicher ist, ihrer eigenen Intuition zu vertrauen.

Wenn wir uns von jemandem, der einfach nur *ist* – jemand, der nur dasitzt und denkt – in jemanden verwandeln, der *handelt*, der aktiv wird: Das ist der Moment, wenn das wirkliche Wunder beginnt. Sicher dabei ist, dass Sie – egal wie klein oder groß dieser erste Schritt ist – in Ihrem gesamten Umfeld positive Veränderungen bewirken.

Nachwort

Für Sie und Ihre Gesundheit, mit Liebe und Licht

Wir alle sind hoch-intuitive Wesen, sobald wir unseren Fokus wieder auf natürliche, hoch-energetische Nahrungsmittel richten. Unsere Ernährung zu verändern, kann *tatsächlich* unsere Sicht auf die Welt verändern.

Erlauben Sie, dass Gelegenheiten Ihres Weges kommen und ergreifen Sie diese. Lassen Sie Drama, Stress und alle Arten von Spannungen los in dem Wissen, dass Sie auf einem Weg der Freude geführt werden.

Sie müssen nie versuchen, dazuzugehören, wie die anderen zu sein und Ihre Gefühle denen anderer Menschen anzupassen. Bitte erkennen Sie, dass, wenn bestimmte Themen für Sie von Wichtigkeit sind, andere Menschen diesen jedoch scheinbar keine Beachtung schenken, dies ein Zeichen ist, dass es sich dabei um einen Aspekt Ihrer spirituellen Aufgabe handelt.

Vielleicht liegt Ihnen das Wohlergehen von Tieren besonders leidenschaftlich am Herzen, während andere Personen in Ihrem Leben die Misere in der Tierwelt nicht wahrzunehmen scheinen. Versuchen Sie nicht, Ihre Überzeugungen zu ändern, um apathisch zu werden, bis es Sie nicht länger interessiert, was mit diesen wundervollen Geschöpfen passiert. Stattdessen sollten Sie Partei ergreifen für die Tiere, müssen den Mut haben, das Wort zu ergreifen und allen anderen sagen, was Sie fühlen. Seien Sie mutig und bringen Sie Ihren Mitmenschen diese Tatsachen nahe, denn Sie sind ein vom Himmel gesandter Scheinwerfer, der sein Licht auf dieses Thema lenkt und etwas erhellt, das der Rest von uns vielleicht noch nicht bemerkt hat.

Es ist nicht so, dass wir uns nicht kümmern oder leidenschaftlich dafür engagieren wollen; es ist nur einfach so, dass es uns noch nicht aufgefallen ist. Wenn Sie also mit dieser bestimmten Aufgabe in die Welt kommen, werden Sie anderen helfen,

die Wichtigkeit dieser Mission zu verstehen. Daher danken wir Ihnen, dass Sie den Mut und das Selbstvertrauen haben, diese Missstände (um bei dem traurigen Los vieler Tiere zu bleiben) der Öffentlichkeit bewusst zu machen und damit dazu beizutragen, dass sie ein Ende nehmen.
Vertrauen Sie darauf, Entscheidungen zu treffen, die richtig sind für Sie, da sie auch anderen zugutekommen. Investieren Sie Zeit in die Dinge und Tätigkeiten, die Sie lieben. Sie sind viel inspirierender, wenn jede Ihrer Aktionen von Freude erfüllt ist.
Wir wissen, dass Sie mithilfe bewusster Veränderungen in Ihrer Ernährung Ihre Intuition verbessern. Wir ermutigen Sie, regelmäßig zu meditieren und sich damit die Gelegenheit zu geben, auf einer tieferen Ebene den Kontakt mit Ihrem höheren Selbst aufzunehmen. Selbst wenige Minuten ungestörten Alleinseins können zu profunden Einsichten führen.
Mögen Sie stets der göttlichen Führung vertrauen, die Ihnen zuteil wird.

Mit vielen Segenswünschen,
Doreen und Robert

Anhang
Nahrungsmitteltabelle zur Förderung übersinnlicher Wahrnehmungen

Hellsehen

Genießen	Meiden
Sonnengereiftes Bio-Obst z. B. Ananas	Koffein
Dunkles Blattgemüse	Alkohol
Brokkoli	Fluoride (weil sie die Zirbeldrüse verkalken und Hellsichtigkeit reduzieren)
Kokosnuss	
Mango	
Grapefruit	
Grünkohl	
Wassermelone	
Blaubeeren	
Erdbeeren	
Spinat	

Hellfühlen

Genießen	Meiden
Bohnen und andere Hülsenfrüchte	Tierfette
Blumenkohl	Gebratenes
Kohl	Kristallzucker
Biologische Nüsse	Alkohol
Algen	Gesättigte Fette
Kürbis	Zigaretten
Süßkartoffel	Chemikalien
Rote Bete	Produkte, die Lektin enthalten (ungekochte Hülsenfrüchte – lange genug gekocht okay)
Himbeeren	Scharfe Speisen
Roter Paprika	Koffein
Tomaten	Chemische Zusatzstoffe
Zuckermelone	Genetisch veränderte Organismen
Papaya	(GM)
Dunkles Blattgemüse	Milchprodukte
Sonnenblumenkerne	
Pistazien	
Bananen	
Avocado	
Spinat	
Grünkohl	
Spargel	
Orangen	

Hellhören

Genießen	Meiden
Leinsamen oder Leinsamenöl	Gebratenes
Nüsse	Zigarettenrauch
Brokkoli	Laute Geräusche/Lärm
Grünes Blattgemüse	
Zitrusfrüchte	
Bohnen	
Erbsen	
Linsen	
Avocados	
Rosenkohl	
Saaten und Kerne	
Sellerie	
Karotten	
Kürbis	
Mais	
Blumenkohl	
Reis	
Bananen	
Kartoffeln	
Granatäpfel	

Hellwissen

Genießen	Meiden
Tägliches Frühstück für bessere kognitive Leistung	Koffein
Walnüsse	Kristallzucker
Kürbiskerne	Alkohol
Leinsamen	Gluten
Bohnen	
Kohl	
Brokkoli	
Blumenkohl	
Blaubeeren	
Chia-Samen	
Ingwer	
Sellerie	

Heilende Hinweise und Affirmationen für jedes Chakra

Wurzelchakra
Lage: Am unteren Ende der Wirbelsäule
Farbe: Rot
Musiknote: C
Kristalle: Roter Jaspis, Granat, Hämatit
Blumen: Nelke, Gänseblümchen, Tulpe
Affirmation: Ich bin sicher und beschützt. Alle meine irdischen Bedürfnisse werden erfüllt.
Aktivität: Barfuß im Gras laufen
Nahrungsmittel: Kartoffel, Kürbis, Rote Bete, Himbeeren

Sakralchakra
Lage: Circa drei Zentimeter unterhalb des Bauchnabels
Farbe: Orange
Musiknote: D
Kristalle: Karneol, Labradorit
Blumen: Banksie, Fuchsie, Gerbera
Affirmation: Es fällt mir leicht, mich kreativ auszudrücken. Ich kann bei meinen aktuellen Aktivitäten meine Leidenschaften voll ausleben.
Aktivität: Künstlerische Betätigung
Nahrungsmittel: Karotte, Tomate, Wasserkresse, Mandelmilch, Honigmelone, Papaya

Nabelchakra
Lage: Magengegend, direkt unter dem Brustbein
Farbe: Gelb
Musiknote: E
Kristalle: Zitrin, Pyrit
Blumen: Glockenblume, gelbe Lilie, gelbe Rose

Affirmation: Es ist vollkommen in Ordnung für mich, stark zu sein. Ich bin voller Selbstvertrauen bei allem, was ich tue.
Aktivität: Versuchen Sie, etwas zu tun, das Sie normalerweise nicht probieren würden. Geben Sie sich einen Schubs und verlassen Sie Ihre Komfortzone ein wenig.
Nahrungsmittel: Bio-Tofu (nicht genetisch verändert), Zitrone, Milch aus Sonnenblumenkernen, Mango

Herzchakra
Lage: Brustmitte
Farbe: Smaragdgrün mit rosafarbenen Funken
Musiknote: F
Kristalle: Rosenquarz, Aventurin, Malachit
Blumen: Chrysantheme, Orchidee, rote Rose
Affirmation: Es ist vollkommen in Ordnung für mich, zu lieben. Ich bringe problemlos Liebe zum Ausdruck. Ich empfange Liebe problemlos.
Aktivität: Teilen Sie jemandem Ihre wahren Gefühle mit. Schauen Sie sich einen Liebesfilm an. Schreiben Sie jemandem, der Ihnen geholfen hat, einen liebevollen Dankesbrief.
Nahrungsmittel: Grünkohl, Apfel, Wassermelone, Spinat

Kehlchakra
Lage: Kehlbereich/ Adamsapfel
Farbe: Himmelblau
Musiknote: G
Kristalle: Blauer Streifenchalcedon, Sodalith, Kyanit
Blumen: Löwenzahn, Löwenmäulchen
Affirmation: Ich spreche mit liebevollem Selbstvertrauen. Meine Worte helfen anderen, zu heilen. Es ist vollkommen in Ordnung, das zu kommunizieren und zu teilen, was mein Herz bewegt.
Aktivität: Versuchen Sie zu singen, wenn Sie alleine sind.

Rufen Sie einen lieben Freund/eine liebe Freundin an und plaudern Sie miteinander auf eine wohlwollende und für beide segensreiche Art.
Nahrungsmittel: Salatgurke, Knoblauch, Milch aus Cashewkernen, Erdbeeren

Ohrchakra
Lage: Über Ihren Augenbrauen
Farbe: Rotviolett
Musiknote: A-is
Kristalle: Ametrin, Rutilquarz
Blumen: Strelitzie
Affirmation: Alles, was ich höre, bringt mir Frieden.
Aktivität: Hören von Meditationsmusik oder Klangschalen
Nahrungsmittel: Ingwer, Granatapfel

Stirnchakra
Lage: Zwischen Ihren Augenbrauen
Farbe: Königsblau mit purpurfarbenen Funken
Musiknote: A
Kristalle: Amethyst, Zölestin
Blumen: Echinacea, Lavendel, Stiefmütterchen
Affirmation: Ich kann meiner Intuition problemlos vertrauen. Ich vertraue meinen Visionen und Einsichten.
Aktivität: Lassen Sie sich selbst, oder einem lieben Menschen, Orakelkarten legen. Lesen Sie ein spirituelles Buch. Arbeiten Sie mit Kristallen.
Nahrungsmittel: Ananas, Sellerie, Brokkoli, Blaubeeren, Acaifrucht, Kokosnuss

Kronenchakra
Lage: Auf der Spitze des Kopfes
Farbe: Purpur mit Funken von Weiß
Musiknote: B

Kristalle: Fluorit, Bergkristall, Selenit, Apophyllit
Blumen: Lotos, weiße Rose, Usambaraveilchen
Affirmation: Ich werde göttlich geführt.
Aktivität: Meditieren. Den Sonnenaufgang betrachten.
Nahrungsmittel: Weintrauben, Blaubeeren, Macadamia-Milch, Banane, Birne, Grapefruit

Spirituelle Anwendung von Nahrungsergänzungsmitteln

Vitamine

Vitamin A

Vitamin A ist sowohl ein starkes Antioxidans als auch ein mächtiger Heiler. Es verhilft uns zu einer gesunden Reaktion auf Allergene. Wenn Pollen-, Staub- oder Graspartikel in unser System eindringen, möchte das Immunsystem diese Fremdkörper entfernen. Manche Menschen haben eine überschnelle Reaktion auf diese Fremdstoffe und beginnen sofort, zu niesen und zu husten; ihre Nase trieft, ihre Augen werden rot und fangen an zu jucken, und sie kriegen ein Kratzen im Hals. All dies sind Möglichkeiten, durch die unser Körper versucht, Pathogene abzustoßen, doch manche Menschen sind viel sensitiver für diesen Prozess als andere.

Vitamin A hilft Ihrem Körper, diese Reaktion auf eine weniger dramatische Weise wieder ins Gleichgewicht zu bringen. Es verbindet perfekt Gewebe, mindert Narbenbildung und bekämpft Infektionen. Außerdem hilft es, Ihre Haut von Akne zu reinigen, da es die damit verbundene Entzündung heilt.

Doch Vitamin A bringt nicht nur Ihr Immunsystem ins Gleichgewicht, sondern es hilft auch, Ihre Sehfähigkeit zu verbessern oder zu heilen und hat generell eine Affinität zu den Augen. Wenn Sie nachts nicht gut sehen können, leiden Sie unter Umständen unter Vitamin-A-Mangel.

Dieses Vitamin ist ein fettlöslicher Nährstoff, daher ist es wichtig zu wissen, dass Sie dieses Nahrungsergänzungsmittel nicht langfristig nehmen sollten. Vitamin A wird eine Zeitlang in Ihrem Körper gespeichert. Am besten nehmen Sie es für eine kurze Zeit (bis zu drei Monate) und legen dann eine Pause ein. Wenn Sie Vitamin A als Nahrungsergänzungsmittel nehmen,

sollten Sie sich für eine tägliche Dosis zwischen 5000 IE (Internationale Einheiten) und 15 000 IE entscheiden. Nehmen Sie die Dosis verteilt über den Tag – zum Beispiel 5000 IE dreimal täglich als Maximum.
Auf energetischer Ebene hilft dieser Nährstoff, die Art und Weise zu verändern, wie wir glauben, dass die Welt uns sieht. Wir alle haben diese Vorstellung darüber, wie andere Menschen uns wahrnehmen. Was sie sehen, wenn sie uns anschauen, unterscheidet sich von dem, was wir selbst sehen, wenn wir uns im Spiegel betrachten. Die Stimme unseres Egos wird uns *eine* Sache einzureden versuchen, wobei die Realität ganz anders ist – und oftmals wesentlich positiver.
Wenn wir in die Welt hinausgehen und uns reserviert, ängstlich und scheu fühlen, weil wir glauben, dass die Menschen uns verurteilen, uns auf negative Weise betrachten, oder wir das Ziel von Angriffen sind, wird unsere Erfahrung entsprechend trübe sein. Wenn wir aber stattdessen fähig sind, unsere Herzen zu öffnen und unserer Liebe gestatten, nach außen zu strahlen, können wir die Art, wie andere Menschen uns sehen, verändern – oder zumindest unsere Vorstellung von dem, was sie sehen.

B-Vitamine

B-Vitamine – beteiligt an so vielen unterschiedlichen Reaktionen in Ihrem gesamten kostbaren Körper – sind die entscheidenden Nährstoffe, die Ihnen helfen, sowohl Ihre Stimmung als auch Ihren Appetit zu regulieren. Um auch nur einen einzigen Gedanken zu denken, brauchen Sie B6, B9 und B12. Jede mentale Aufgabe, jede Erinnerung, die Sie speichern, ist auf B-Vitamine angewiesen.
Vielleicht ist Ihnen bisher noch nicht der Gedanke gekommen, dass für den Prozess des Denkens und Bewusstwerdens Nährstoffe nötig sein könnten. Doch genauso verhält es sich – was aber nicht bedeutet, dass Sie sich diesbezüglich ängstigen

müssten. Wenn Sie eine gesunde, nährstoffreiche Lebensweise führen, gibt es keinen Grund zur Sorge! So viele wundervolle natürliche Produkte sind reich an B-Vitaminen.
B-Vitamine verhelfen uns zu einer ausgewogenen Stimmung und sorgen dafür, dass wir uns voller Energie und glücklich fühlen. Aus diesem Grund eignen sie sich auch vorzüglich zur Reduzierung von Angstgefühlen.
Wenn wir gestresst sind, läuft alles viel, viel schneller ab. Wir haben das Gefühl, dass uns die Zeit davonläuft, während die Stimme des Egos versucht uns klarzumachen, dass wir nur einen begrenzten Vorrat von dem haben, was wir brauchen. Die B-Vitamine bringen uns wieder auf den richtigen Weg zurück – sie sorgen dafür, dass wir langsamer werden und Atem holen. Sie tragen dazu bei, dass wir uns fokussieren und unseren Geist von allen unerwünschten Gedanken reinigen. Sie helfen uns, klar zu denken und neue Themen zu verstehen.
Darüber hinaus haben B-Vitamine eine Schlüsselfunktion bei der Verdauung von Kohlenhydraten. Wenn unser Körper Kohlenhydrate verarbeitet und absorbiert und wir genug B-Vitamine haben, wird er diese Kohlenhydrate aufschlüsseln und als Energie nutzen. Haben wir nicht genug dieser Vitamine, wird unser Körper die Kohlenhydrate in Fettzellen verwandeln und sie für spätere Nutzung speichern. Wenn Sie ein starkes Verlangen nach süßen Dingen oder Backwaren haben, sollten Sie in Erwägung ziehen, B-Vitamine zu nehmen, da sie die richtige Antwort für Sie sein könnten.
B-Vitamine sind wirklich wundervolle Heiler, die viele positive Reaktionen in Ihrem Körper auslösen. Sie helfen sogar, Ihre roten Blutkörperchen in Ordnung zu halten. Sie sorgen auf der Zellebene dafür, dass Sie gesund bleiben.
Wenn Sie sich für B-Vitamine entscheiden, wählen Sie ein natürliches, biologisches Produkt, das ein breites Spektrum der verschiedenen B-Vitamine aufweist. Achten Sie außerdem darauf, dass die Zusammensetzung ausgewogen ist, mit adäquaten

Mengen jedes Nährstoffs anstatt sehr viel von einem und nur wenig von den anderen. Unausgewogene Zusammensetzungen können sogar zu einem Mangel an B-Vitaminen führen. Natürlich sollten Sie im Zweifelsfalle Rat bei Ihrem Arzt oder Naturheiler suchen.

B-Vitamine helfen uns, die Stimme unserer Intuition viel klarer zu hören, indem sie die Stimme der Angst zum Verschwinden bringen, die zuweilen überwältigend sein kann. Wenn wir auf die Engel hören, lehren sie uns, das Positive in jedem und allem zu sehen. Was uns wiederum erlaubt zu erkennen, dass uns nicht das Schlimmste bevorsteht, sondern uns die Zukunft vielmehr eine wundervolle Gelegenheit bietet, unsere Stärke zu testen.

Wenn Sie B-Vitamine nehmen, wird Ihr Geist klar; limitierende, selbstkritische Gedanken lösen sich auf und machen einem Gefühl inneren Friedens Platz.

Vitamin C

Die meisten Menschen werden bei den ersten Anzeichen einer Erkältung oder Grippe zu Vitamin C greifen, und sie tun gut daran. Doch was kann dieser wirkungsvolle Nährstoff noch für uns tun?

Nun, Vitamin C ist ein wundervolles Antioxidans, das Ihnen hilft, sich vor jedwedem oxidativem Schaden zu schützen. Denken Sie zum Beispiel an ein Stück verrostetes Metall. Einst war es stark und glänzte, doch durch die Attacken von freien Radikalen und oxidativer Beschädigung rostete es und wurde brüchig. Vitamin C hilft Ihrem Körper, stark zu sein und verhindert, dass diese Schäden eintreten können.

Freie Radikale können uns durch Umweltverschmutzung und Toxine negativ beeinflussen. Oder auch durch Ernährungsgewohnheiten. Mit zunehmendem Alter werden auch unsere Zellen älter und können anfälliger werden für freie Radikale und oxidativen Stress. Je mehr Antioxidantien Ihr Körper hat, desto geschützter wird jede Zelle Ihres Körpers sein.

Krankheiten wie Krebs haben damit zu tun, dass Zellen fehlerhaft reproduziert werden. Die Zelle sieht beschädigt aus und ist deformiert, doch sie vervielfältigt sich weiterhin. Das Vitamin C hilft, Ihre Zellen vor jeder Art von Beschädigung zu schützen, damit sie bei der Reproduktion gesund bleiben. Das Vitamin sorgt für eine ständige Produktion qualitativ einwandfreier Blutzellen.
Darüber hinaus wirkt Vitamin C Wunder bei der Collagen-Synthese, indem es hilft, die Spannkraft Ihrer Haut zu erhalten. Der Zerfall von Collagen ist es, was Falten verursacht. Collagen verleiht Ihrer Haut Elastizität. Vitamin C eignet sich zudem wunderbar, um Wunden zu heilen und Narbenbildung zu verhindern. Sie werden in der Kosmetikabteilung Ihrer Drogerie Hautlotionen finden, die mit Vitamin C angereichert sind. Der Grund dafür ist, dass Vitamin C, wenn es von der Haut aufgenommen wird, ganze Arbeit leistet, indem es Schäden repariert und jugendliche, elastische Haut produziert. Es unterstützt die Produktion von Collagen, was dazu beiträgt, sowohl Falten zu verringern als auch Narben zu reparieren.
Vitamin C kann sogar helfen, Ihren Körper von Chemikalien und Schwermetallen zu entgiften. Dieses Vitamin hat eine Affinität zu Blei, daher wird es Blei einfangen, sich damit verbinden und es aus Ihrer Blutbahn ziehen.
Vitamin C hilft, Ihre Nebennieren-Drüsen neu aufzuladen und Ihrem Körper somit den Treibstoff zu geben, den er braucht, um seine Aufgaben zu erfüllen. Stellen Sie sich das Ganze wie den Benzintank im Motor Ihres Körpers vor. Indem Sie Ihre täglichen Aufgaben erledigen, verbrauchen Sie kostbaren Treibstoff. So ist Ihr Körper angelegt. Und wenn Sie sich dann am Abend ausruhen, lädt Ihr System sich selbst wieder auf. Im Laufe der Zeit, wenn der Stress immer mehr zunimmt, Ihr Arbeitstag dank Überstunden immer länger wird und Sie Probleme haben einzuschlafen, erschöpfen sich Ihre Batterien (Ihre Nebennierendrüsen) allmählich. Vitamin C hilft, diesen Treib-

stofftank wieder aufzufüllen und Ihre Energiereserven anzufeuern, damit Sie mit voller Kraft weitergehen können.
Dieses Vitamin ist ein wundervoll heilender Nährstoff. Es heilt jegliche Gewebeschäden und hilft außerdem, Entzündungen zu heilen, wobei die richtige Dosierung entscheidend ist. Sobald sich Zeichen einer Infektion bemerkbar machen, müssen Sie dafür sorgen, genug Vitamin C zu nehmen. Die meisten Menschen begnügen sich mit 500 oder vielleicht 1000 mg und denken, dass sie damit ihrem Körper einen großen Dienst erweisen und ihn gegen die Infektion schützen. Allerdings brauchen Sie wahrscheinlich 10 000 mg täglich, um diese Infektion erfolgreich zu bekämpfen. Doch 10 000 mg als Nahrungsergänzungsmittel zu nehmen, könnte schwierig sein. In manchen Krankenhäusern und Arztpraxen wird im Bedarfsfall daher Vitamin C in Form einer Infusion verabreicht.
Um dafür zu sorgen, dass Sie genug Vitamin C nehmen, um den Infekt zu bekämpfen, sollten Sie sich für ein Produkt von hoher Qualität entscheiden. Viele Menschen denken, dass Vitamin C grundsätzlich aus Zitrusfrüchten kommt, doch wussten Sie, dass das meiste Vitamin C aus Mais gewonnen wird? Unglücklicherweise ist Mais bereits in vielen Teilen der Welt genetisch verändert, daher sollte darauf geachtet werden, dass das gewählte Produkt aus nicht genetisch modifizierten Quellen kommt und idealerweise biologisch ist.
Ich (Robert) ziehe es vor, Vitamin C in einer Kombination von Mineralascorbaten zu nehmen. Ascorbinsäure ist die am besten absorbierbare Form von Vitamin C, doch bei hohen Dosierungen kann es zu Verdauungsproblemen und einem allgemein übersäuerten Gefühl im Magen führen. Es ist leichter verträglich, wenn Sie es mit Mineralascorbaten nehmen, zum Beispiel Kalziumascorbat, Natriumascorbat und Ähnliches. Sie können es auf dem jeweiligen Etikett nachlesen, gleich neben der Ascorbatsäure. Manchmal werden diese Produkte als *buffered Vitamin C* bezeichnet oder tragen den Zusatz *mit verzögerter Freisetzung*.

Wenn Sie sich angeleitet fühlen, Vitamin C zu nehmen, teilen Sie es in kleinere Dosierungen auf. Es funktioniert am besten, wenn Sie öfter kleinere Mengen nehmen anstatt eine große Menge auf einmal. Versuchen Sie es mit 1500 bis 2000 mg zwei- oder dreimal täglich. Es bringt Ihnen so gut wie nichts, wenn Sie 5000 mg auf einmal nehmen – es geht einfach nur direkt durch Ihren Körper und wieder hinaus.

Auf einer energetischen Ebene hilft Vitamin C, Ihre Aura abzuschirmen. Wenn Sie irgendwo sind, wo Menschen negativ reden, kann Vitamin C Sie davor bewahren, Teile dieser angstbasierten Energie aufzunehmen. Außerdem hilft es, wenn Sie von Menschen mit einer negativen Energie umgeben sind oder sich an Orten aufhalten, die sich dunkel und bedrückend anfühlen. Und es hilft Ihnen, Ihr eigenes göttliches Licht leuchten zu lassen und sich über jegliche Verwirrung und Chaos um Sie herum zu erheben, damit die Welt Ihre Stimme hören kann. Was ist es, was Sie zu sagen haben? Beginnen Sie jetzt damit, diese Botschaft zu teilen.

Wie Sie sehen können, löst Vitamin C besonders viele wundervoll heilende Vorgänge in Ihrem ganzen Körper aus. Daher ist es vielleicht keine Überraschung zu erfahren, dass Erzengel Raphael stark mit diesem Nährstoff verbunden ist. Gemeinsam helfen Raphael und Vitamin C Ihrem Körper, auf einer tiefen, zellularen Ebene gesund zu sein. Dieses heilende Duo gibt Ihnen neue Kräfte; das Selbstvertrauen, Ihre Aufgabe durchzuführen; den Mut, den nächsten Schritt auf Ihrem Weg zu tun, unbeirrt weiterzugehen und nie aufzugeben.

Sie dürfen nie jemandem erlauben, Ihre Flamme der Positivität auszulöschen. Doch sollte Dunkelheit Sie übermannen, bedeutet es nur, dass Sie umso heller leuchten müssen. Wenn Sie Vitamin C nehmen, wird Ihre Energie nach außen strahlen und die Dunkelheit verscheuchen. Schließlich gibt es nichts, das die Dunkelheit mehr fürchtet als das strahlende Licht der Liebe. Erlauben Sie sich selbst, all das zu sein, wozu Sie bestimmt sind.

Haben Sie den Mut, aufzustehen und Ihrer göttlichen Wahrheit Ausdruck zu geben. Machen Sie sich bewusst, dass Sie beschützt und geheilt sind und darüber hinaus eine heilende Inspiration für die Menschen in Ihrer Umgebung sind. Jedes Wort, das Sie sagen, und jede Ihrer Handlungen führt zu einem Welleneffekt heilender Energie um Sie herum. Die Menschen, mit denen Sie interagieren, werden von dem, was Sie zu mitteilen haben, profitieren. Einfach dadurch, dass Sie jemand sind, mit dem andere gerne reden, können Sie ungeheuer viel Gutes tun im Leben eines anderen.

Vitamin D

Vitamin D ist ein Nährstoff, den Ihr Körper durch die heilenden Strahlen der Sonne produzieren kann. Jedoch gibt es weltweit viele Menschen, die unter Vitamin-D-Mangel leiden. Selbst in einem so sonnenreichen Kontinent wie Australien ist Vitamin-D-Mangel weit verbreitet. Was unter anderem auf die Informationskampagnen zurückzuführen sein könnte, die vor den schädlichen Auswirkungen der Sonne warnen.

In Australien gibt es zudem besonders viele Fälle von Hautkrebs aufgrund der UV-Strahlung, die unsere Hautzellen beschädigt. Viel Geld und Zeit wurden investiert, den Menschen beizubringen, sich vor direkter Sonneneinstrahlung zu schützen, um nicht an Hautkrebs zu erkranken. Leider bekamen viele so große Angst, dass sie die Sonne grundsätzlich mieden und nur nach draußen gingen, wenn sie von Kopf bis Fuß bedeckt waren oder ihren ganzen Körper mit Sonnenschutzmittel eingerieben hatten. Was die Fähigkeit ihres Körpers blockierte, Vitamin D zu produzieren.

Ihr Körper braucht ungefiltertes Licht, damit die Vitamin-D-Synthese stattfinden kann. Die Strahlen der Sonne können weder Kleidung noch Sonnenschutzmittel noch Fensterscheiben und Glas durchdringen. Es muss ein direkter Kontakt zwischen der Sonne und Ihrer Haut bestehen. Natürlich sollten Sie dafür

sorgen, sich nicht übermäßig lange der Sonne auszusetzen und möglichst nur dann, wenn das Sonnenlicht nicht zu stark ist. Gehen Sie am frühen Morgen und am späten Nachmittag nach draußen, wenn die Sonne warm und angenehm ist. Dann bekommen Sie weder einen Sonnenbrand noch andere Hautschäden, sondern fühlen sich einfach nur wohl und voller Energie.
Wenn Sie am Morgen den Sonnenaufgang betrachten, so haben die Engel es uns gelehrt, werden Ihre Chakras geweckt und öffnen sich. Das gibt Ihnen Kraft für den vor Ihnen liegenden Tag. Und wenn Sie am Abend den Sonnenuntergang betrachten, reinigt es Sie von der Energie des Tages und bereitet Sie auf einen erholsamen Schlaf vor.
Die Sonnenphobie hat dazu geführt, dass wir uns Vitamin D als Nahrungsergänzungsmittel zuführen müssen, und vielleicht fühlen auch Sie sich angeleitet, von Zeit zu Zeit Vitamin D zu nehmen. Zu vielen Jobs gehört, dass man den größten Teil des Tages drinnen sein muss, bei künstlichem Licht. Angesichts der immer umfassenderen Technologie haben viele Menschen mehr Freizeit und verbringen sie mit Computerspielen etc. Aus diesem Grund sollten Sie vielleicht in Erwägung ziehen, sowohl mehr Zeit im Freien zu verbringen als auch hin und wieder Vitamin D zu nehmen, um sicherzustellen, dass Ihr Körper genug von all dem hat, was er braucht. Ich (Robert) empfehle meinen Patienten, sich einmal alle drei oder sechs Monate einen Monat lang zusätzlich Vitamin D zuzuführen.
Früher dachten wir, dass Vitamin D in erster Linie gut ist für die Gesundheit der Knochen. Schließlich hilft dieses Vitamin, die Knochen zu stärken und das Kalzium dorthin zu transportieren, wo es gebraucht wird. Das hilft Ihren Knochen, stark und gesund zu bleiben. Wir hatten uns ausschließlich auf Osteoporose-Patienten fokussiert und ihnen nahegelegt, mehr auf ihre Vitamin-D-Zufuhr zu achten. Dank weiterer Forschung in letzter Zeit hat sich jedoch herausgestellt, dass Vitamin D so viel mehr tun kann, als nur Knochen zu stärken. Es kam in verschiede-

nen Studien und Forschungsuntersuchungen zum Einsatz, unter anderem bei Kindern mit Hautausschlägen. Eines der verblüffendsten (und segensreichsten) Dinge, die Vitamin D tun kann, ist, das Wachstum von Krebszellen zu stoppen. Es hilft, die Zelle, die reproduziert wird, zu überprüfen und sicherzustellen, dass sie so aussieht, wie sie aussehen soll; falls es irgendeine Art von Beschädigung gibt oder die Zelle sich zu schnell vervielfältigt, wird das Vitamin D den Vorgang verlangsamen.
Interessant ist die Tatsache, dass Vitamin D das Wachstum von Krebszellen verlangsamt, während es gleichzeitig eine Substanz ist, die wir von der Sonne bekommen, deren schädliche ultraviolette Strahlen Krebs hervorrufen können. Wir haben die Engel diesbezüglich gefragt, und hier ist ihre Antwort: »Menschen, die den ganzen Tag lang draußen sein müssen, scheinen selten einen Sonnenbrand zu bekommen. Die Körper dieser Menschen gewöhnen sich an die Energie der Sonne, und daher schadet es ihnen nicht, in der Hitze des Tages draußen zu sein. Wenn jedoch andererseits Personen, die sich meistens in Räumen oder einer schattigen Umgebung aufhalten, nach draußen gehen und sich direkter Sonneneinstrahlung aussetzen, wissen ihre Körper nicht, wie sie mit der Situation umgehen sollen. Sie bekommen einen hautschädigenden Sonnenbrand, weil sie nicht an die intensiven Sonnenstrahlen gewöhnt sind.«
Wenn Sie jemand sind, der die meiste Zeit drinnen verbringt – zu Hause oder im Büro – raten wir Ihnen, im Laufe des Tages mehrere fünf- bis zehnminütige Pausen einzulegen und nach draußen zu gehen. Das wird Ihrem Körper helfen, sich an die Sonnenstrahlen zu gewöhnen. Und wenn Sie dann in Urlaub fahren und in der heißesten Zeit des Tages im Freien sind, wird das nicht so schädlich sein für Ihren Körper. Vielmehr wird er das Vitamin D bekommen, das er braucht, was helfen wird, Zellschädigung einzudämmen.
Darüber hinaus benötigt Ihr Körper bestimmte Nährstoffe, die ihm ermöglichen, das Sonnenlicht in Vitamin D umzuwandeln.

Wenn Sie einen Mangel an bestimmten Nährstoffen haben, brauchen Sie vielleicht ein Nahrungsergänzungsmittel. Unser Körper zeichnet sich durch eine wundervolle Intelligenz aus; wir müssen ihm nur den richtigen Treibstoff bieten, um zu ermöglichen, dass diese heilenden Prozesse stattfinden können. Vitamin D bringt unser Immunsystem ins Gleichgewicht und ist somit eine große Hilfe bei allergischen Reaktionen.

Außerdem fördert Vitamin D die Entwicklung des sogenannten Nervenwachstumsfaktors. Medizinisch nahm man an, dass Nerven nie nachwachsen können. Falls ein Nerv irgendeinen Schaden erlitt, dann war's das; aus und vorbei, keine Veränderung möglich. Dank neuer Forschungen wurde jedoch festgestellt, dass der Körper – auch wenn die beschädigten Zellen des Nervs nicht in der Lage sind, sich zu regenerieren – intelligent genug ist, neue Wege zu finden und den beschädigten Bereich zu umgehen. Es gibt Berichte über Schlaganfall-Patienten, die ihre Körperfunktionen wiedererlangten, selbst wenn die Hälfte ihres Körpers gelähmt war. Manche Patienten verloren die Fähigkeit, einen ihrer Arme oder mehrere Finger zu kontrollieren, doch im Laufe der Zeit verbesserte sich ihre Mobilität, weil ihr Körper neue Nervenfaktoren produzierte und einen neuen Weg um den beschädigten Bereich herum fand. Allmählich konnten die Betreffenden den Arm oder die Finger wieder bewegen, so als wäre überhaupt nie etwas passiert.

In dem Bemühen, die meisten Toxine aus Ihrem Leben zu beseitigen, empfehlen wir Ihnen, auf Lanolin basierende Vitamin-D-Produkte zu meiden. Lanolin ist eine Substanz, die Schafe in ihre Wolle absondern. Wenn die Schafe keine biologische Nahrung essen, werden sie durch ihre Haut Toxine und Chemikalien direkt in das Lanolin absondern. Das Vitamin D wird aus diesem Lanolin extrahiert und in Form von Kapseln als Nahrungsergänzungsmittel verkauft. Leider werden die meisten Vitamin-D-Produkte aus Lanolin hergestellt, und auf den Etiketten der Packungen wird dies häufig nicht erwähnt.

Eine andere wichtige Quelle für Vitamin D ist Lebertran, der auch reich an diesem Vitamin ist. Aufgrund von Überfischung schaden wir mittlerweile den Ökosystemen des Ozeans. Eine bessere Lösung besteht darin, hoch qualitatives veganes Vitamin D aus Pflanzen wie zum Beispiel Algen zu nehmen. Schließlich ernähren sich die Fische, die so reich an Vitamin D sind, von Algen. Die Algen wandeln die Energie der Sonne in Vitamin D um.

Zur allgemeinen Instandhaltung brauchen Sie vielleicht nicht mehr als 400 IE pro Tag. Doch falls ein Mangel vorliegt, der durch eine Blutuntersuchung festgestellt wurde, müssen Sie vielleicht zwei oder drei Monate lang 2000 IE pro Tag nehmen. Natürlich sollten Sie sich vorher von Ihrem Arzt oder Naturheiler beraten lassen, um sicherzugehen, dass diese Behandlung oder Dosis richtig ist für Sie.

Auf energetischer Ebene hilft Vitamin D Ihnen, die Sichtweise eines anderen Menschen verstehen zu können. Aus diesem Grund empfinden wir es als eine gute Idee, alle 3 oder 6 Monate eine Vitamin-D-Kur zu machen. Das erlaubt Ihnen, sich objektiv anzuschauen, wie Sie mit den Dingen umgehen und sich selbst ehrlich zu fragen: »Ist dies die beste Möglichkeit, mit dieser Situation umzugehen?« Nur weil Sie etwas so lange auf eine bestimmte Art getan haben, bedeutet es nicht, dass es die wirksamste oder gesündeste Art ist. Also hören Sie auf den Rat der Menschen um Sie herum. Schauen Sie sich Ihre Umgebung an und gestehen Sie sich zu, Veränderungen vorzunehmen, wo sie nötig sind.

Vitamin E

Vitamin E ist ein Antioxidans, doch was es so besonders macht, ist seine Wirkung im Inneren der Zelle. Anders als Vitamin C, das dazu beiträgt, Ihren Körper vor oxidativen Schäden generell zu schützen, fokussiert sich Vitamin E speziell auf das Innere Ihrer Zellen. Was bedeutet, dass es ausgezeichnet geeignet

ist für Personen mit einer langen Geschichte ungesunder Essgewohnheiten.
Stellen Sie sich eine perfekte, gesunde Zelle vor, die durch Ihren Körper schwebt. Wenn Sie gelegentlich etwas Ungesundes essen, werden die freigesetzten Toxine durch Ihren Blutkreislauf schwimmen und, in den meisten Fällen, Ihre perfekte, reine Zelle umgehen. Würden Sie jedoch ständig ungesunde Dinge konsumieren, würden diese Toxine öfter durch Ihre Adern fließen. Was bedeutet, dass Ihre perfekte kleine Zelle mehr schädlichen Stoffen ausgesetzt ist. Im Laufe der Zeit beginnt die Zelle, die Giftstoffe aus ihrer Umgebung zu absorbieren. Vitamin E jedoch geht in das Innere Ihrer Zellen und verhindert, dass weiterer Schaden entsteht.
Vitamin E ist ein wundervolles Mittel für ein gesundes Herz. Es hilft dem Blut, leichter durch den Körper zu fließen. Es kann sogar helfen, exzessives Cholesterin aufzuschlüsseln und zu eliminieren. Vitamin E heilt Ihr Herz-Kreislauf-System, indem es eventuelle Entzündungen in Ihrem gesamten Körper reduziert und dabei besonders gut für das Herz ist.
Auf der energetischen Ebene trägt Vitamin E dazu bei, ein gebrochenes Herz zu heilen. Wenn Sie sich benutzt, ausgenutzt und übervorteilt fühlen oder einfach nur fragil, kann Vitamin E helfen. Es repariert den vergangenen Schmerz und erlaubt Ihrem Herzen, wieder in Liebe zu erstrahlen.
Sie müssen auch keine großen Mengen Vitamin E nehmen, um diese Wirkung zu erzielen: zwischen 200 und 800 mg pro Tag. Am besten verteilen Sie es auf zwei Dosierungen von 200 oder 400 mg täglich.
Während Ihr Herz beginnt zu heilen, wird gleichzeitig Ihr Körper von innen heraus heilen. Es ist vergleichbar mit dem Entfernen eines Flecks aus dem Teppich. Wenn wir nur die Oberfläche reinigen, wird der alte Fleck allmählich wieder zu sehen sein. Es erweckt den Anschein, als hätten wir von Anfang an nichts an der Situation getan. Doch wenn wir die extra Mühe

auf uns nehmen und wirklich in die tieferen Schichten gehen, dann entfernen wir den Fleck an seinem Ursprung, und er ist ein für allemal weg. Wenn Sie sich angeleitet fühlen, Vitamin E zu nehmen, wird es Ihren Cholesterin-Level normalisieren, Entzündungen heilen und antioxidativen Schutz bieten. Auf energetischer Ebene heilt es Ihr Herz, damit Sie erneut lieben können. Mit Vitamin E werden Sie wieder Mitgefühl und Freude in Ihr Leben bringen.

Mineralstoffe

Kalzium

Kalzium ist wichtig für die Bildung und Gesunderhaltung Ihrer Knochen. Es hilft, Ihr Skelettsystem stark und gleichzeitig beweglich zu halten. Wenn Ihre Knochen einen Mangel an Kalzium aufweisen, lautet die Diagnose Osteoporose, und Ihre Knochen werden spröde und brüchig. Wenn Ihr Körper genug Kalzium hat, müssen Sie sich keine Sorgen um Ihre Knochen machen.

Es gibt allerdings etwas, von dem Sie vielleicht nicht wissen, dass es zu einem Kalziummangel führen kann: der Konsum großer Mengen Softdrinks. Die meisten sprudelnden Getränke enthalten Kohlensäure, das Kalzium aus Ihren Knochen saugt und es Ihrem Körper schwer macht, sie wieder mit Mineralstoffen zu versorgen. Diese Getränke schwächen generell Ihre Knochenstruktur.

Kalzium ist zudem wichtig für die Muskelkontraktion. Es hat eine symbiotische Verbindung mit Magnesium; gemeinsam geben sie Ihren Muskeln die Möglichkeit, sich zum richtigen Zeitpunkt zusammenzuziehen und zu entspannen.

Wenn Sie Schmerzen haben, wird die Botschaft durch die Nervenfaser empfangen und weiter ans Gehirn geschickt. Wenn es Ihrem Körper jedoch an ausreichend Kalzium mangelt, leitet der Nerv seine Botschaft fehlerhaft weiter und sorgt auf diese

Weise dafür, dass der Schmerz viel intensiver ist als nötig. Kalzium ermöglicht Ihren Nerven, Botschaften effektiver über ihre Fasern zu transportieren. Wenn Sie kalziumreiche Nahrungsmittel essen, haben Sie eine höhere Toleranz für Schmerzen. Ihre Muskeln werden sich entspannen, und Ihr Knochensystem wird stark bleiben.

Viele Menschen denken, dass Milchprodukte die beste Quelle für Kalzium sind, doch kommt normale Milch von Tieren, die völlig anders strukturiert sind als Menschen. Wenn Sie Milchprodukte konsumieren, weiß Ihr Körper nicht wirklich, wie er mit dieser fremden Substanz umgehen soll. Er kann sie nicht richtig verarbeiten, was häufig zu Entzündungen führt.

Sesamkörner hingegen sind eine reiche Kalziumquelle, die unserem Körper keine Probleme bereitet. Im Verhältnis zu ihrem Gewicht sind sie eines der kalziumhaltigsten Nahrungsmittel, die uns zur Verfügung stehen. Sie können Sesam in Form von Tahini genießen, eine Paste aus Sesamkörnern, die sich vorzüglich als Salatdressing oder als nussige Krönung auf anderen Gerichten eignet. Zu den weiteren Nahrungsmitteln mit besonders viel Kalzium gehören Brokkoli, Mandeln, Spinat, Algen und Sareptasenf.

Wenn Sie unter Kalziummangel leiden, benötigen Sie vielleicht bis zu 2000 mg täglich. Falls Sie Kalzium-Ersatzmittel nur für die generelle Gesundheit nehmen, reichen wahrscheinlich 1000 mg pro Tag. Die meisten Nahrungsergänzungsmittel werden aus Kalziumkarbonat gewonnen, was der Körper nur schwer verarbeiten kann. Versuchen Sie, bei jeder Mahlzeit kalziumreiche Produkte zu essen, um sicherzugehen, dass Ihr Körper natürliches, leicht zu absorbierendes Kalzium bekommt.

Auf energetischer Ebene gibt Kalzium Ihnen ein emotionales Rückgrat. Es verleiht Ihnen die Stabilität und das Selbstvertrauen, so zu sein, wie Sie in Wahrheit sind. Wir müssen uns nicht länger darum sorgen, was andere Menschen über uns denken. Stattdessen freuen wir uns, erhobenen Hauptes und selbstbewusst dazustehen in dem Wissen, dass wir stets zum perfekten Zeitpunkt am perfekten Ort sind.

Eisen

Eisen unterstützt die Produktion gesunder Blutzellen. Außerdem hilft es uns bei Wachstum und Entwicklung, sowohl in der Kindheit und Jugend als auch im Erwachsenenalter. Wir wachsen ständig, und alle paar Jahr wird jede Zelle in unserem Körper durch eine neue ersetzt. Jede rote Blutzelle wird alle drei bis vier Monate repariert und recycelt, und Eisen spielt bei diesem Prozess eine wesentliche Rolle.

Wenn Ihr Körper reichlich Eisen zur Verfügung hat, bedeutet das ein gesundes Immunsystem. Sie fühlen sich voller Energie. Sie fühlen sich inspiriert. Sie fühlen sich bereit für den nächsten Schritt.

Auf energetischer Ebene hilft Eisen Ihnen, stark zu bleiben. Es verleiht Ihnen ein unerschütterliches Vertrauen in Ihre Glaubenssätze. Wenn Sie an die Existenz von Engeln glauben und andere Menschen diesen Glauben infrage stellen, hilft Eisen Ihnen in solchen Momenten, standhaft zu bleiben. Es erlaubt Ihnen zu hören, was der oder die andere sagt, während Sie gleichzeitig an Ihren wichtigen Grundwerten festhalten.

Wir empfehlen Ihnen dringend, vor der Einnahme eines Eisenmittels eine Blutuntersuchung machen zu lassen. Wenn dies auch umständlich erscheinen mag, ist ein Bluttest die beste Möglichkeit, Ihre Sicherheit zu garantieren. Denn es schadet Ihrem Körper, zu lange zu viel Eisen aufzunehmen. Eisen ist ein Nährstoff, der in Ihrem Gewebe gespeichert wird, also nicht etwas, das Sie oft nehmen sollten, wenn Sie es nicht brauchen.

Wenn es Ihnen an Eisen mangelt oder Sie nur sehr wenig Eisen im Blut haben, dann ist die Einnahme einer Dosis zwischen 20 und 40 mg täglich empfehlenswert. Die meisten pharmazeutischen Eisenergänzungsmittel enthalten 10-mal so viel, weil sie mit Eisen hergestellt werden, das nur schlecht absorbiert wird, was manchmal zu unerwünschten Nebenwirkungen führt. In Naturkostläden finden Sie natürliche Eisenmittel, die geringer dosiert sind und daher vom Körper besser aufgenommen werden.

Magnesium

Magnesium ist ein Mittel, das besonders all jenen empfohlen wird, die viel körperlich trainieren. Doch ist es auch segensreich für Menschen, die überhaupt nicht trainieren – und natürlich ebenso segensreich für alle dazwischen! Magnesium ist wundervoll für die Muskelkontraktion, weil Ihr Körper jedes Mal, wenn Ihre Muskeln sich zusammenziehen, Magnesium freisetzt. Ständige Muskelkontraktionen brauchen das in Ihrem Körper vorhandene Magnesium auf. Wenn Ihr System mit Magnesium versorgt wird, hilft es Ihren Muskeln und Gelenken, sich zu entspannen und sorgt dafür, dass Sie sich wohlfühlen.

Müde Muskeln verlangsamen den Blutkreislauf. Metabolite (Stoffwechselrückstände) und Milchsäure überschwemmen Ihr System, was der Grund ist, warum Sie nach einem anstrengenden Workout einen schmerzhaften Muskelkater haben. Magnesium entspannt Ihre Muskeln, damit frisches Blut die schmerzhafte Ansammlung dieser Stoffe ausspülen kann.

Magnesium hilft Ihrem Körper, ein Gefühl der Entspannung zu genießen, nicht nur in Bezug auf die Muskeln, sondern auf Ihr gesamtes Nervensystem. Es wird Sie nicht müde oder schläfrig machen; es sorgt nur dafür, dass sich Ihr Nervensystem genug entspannt, damit Sie einschlafen können, wenn es an der Zeit ist. Wenn Sie jemand sind, der jede Nacht ein oder zwei Stunden im Bett liegt, sich ruhelos hin und her wälzt und vor lauter Denken nicht einschlafen kann, werden Sie Magnesium lieben. Nehmen Sie beim Abendessen 400 mg und lassen Sie es durch

Ihr System fließen, damit es Entspannung und Heilung bringen kann.
Empfehlenswert ist eine Dosis zwischen 400 und 800 mg Magnesium täglich. Wir haben festgestellt, dass Magnesium sieben Stunden nach der Einnahme am besten absorbiert wird. Wenn Sie mit Muskelkater und Schmerzen aufwachen, oder sich erschöpft und gestresst fühlen, dann nehmen Sie Magnesium, bevor Sie abends ins Bett gehen; dann haben Sie sieben Stunden, in denen dieser Mineralstoff Ihre Batterien wieder voll aufladen kann. Wenn Sie Probleme mit dem Einschlafen haben, ist es besser, das Magnesium am Morgen oder am Nachmittag zu nehmen. Und wenn es dann Abend wird, hat Ihr Körper bereits genug Magnesium aufgenommen, um Entspannung zu fördern. Magnesium kann hilfreich sein, wenn es Ihnen schwerfällt, über einen längeren Zeitraum zu meditieren. Wenn Sie sich ungeduldig und rastlos fühlen, versuchen Sie es mit Magnesium. Ein entspannter Körper und ein entspanntes Nervensystem erlauben Ihnen, in ruhiger Abgeschiedenheit zu sitzen und sich auf Ihre intuitive Führung einzustimmen.

Selen

Selen ist ein weiteres Antioxidans, das die Funktionen Ihres Körpers unterstützt. Es ist eine wirkungsvolle Medizin, die mit etwas Vorsicht angewandt werden sollte. Fast jedes Produkt hat auf dem Etikett eine Warnung, die Selen als ein toxisches Element klassifiziert, das in hohen Dosen schädlich sein kann. Das mag wohl stimmen, doch schwierig wird es, wenn man sich scheinbar nicht einigen kann, was eine »hohe Dosis« ist. Manche Experten sagen, dass man nicht mehr als 200 Mikrogramm nehmen sollte, während andere Heiler bekanntermaßen 600 Mikrogramm verschreiben, ohne dass es den Patienten schadet. Der Grund für diese Verwirrung liegt darin, dass Selen *nur dann* in höheren Dosen genommen werden darf, wenn Ihr Körper es braucht. Wenn Sie sich generell guter Gesundheit erfreuen, dann sind 600 Mikrogramm viel zu viel für Sie, während Personen, deren Gesundheit angeschlagen ist, davon profitieren können. Wir empfehlen, lieber zu wenig als zu viel Selen zu nehmen, möglichst nicht mehr als 50 Mikrogramm pro Tag, es sei denn, Sie nehmen es unter ärztlicher Aufsicht. Ansonsten ist Knoblauch eine gute Nahrungsquelle für Selen, ohne eine Überdosierung befürchten zu müssen.

Selen hilft Ihrem Körper, sich zu entgiften, und unterstützt die Eliminierung toxischer Komponenten. Das ist der Grund, warum es oft bei Krebsbehandlungen eingesetzt wird, da es auch über tumorhemmende Eigenschaften verfügt.

Jedes Mittel hat eine energetische Heilungseigenschaft, doch als wir über Selen meditiert haben, stellten wir etwas Interessantes fest. Dieser Nährstoff scheint seine ganz eigene Sprache zu haben! Es ist anders als alles, worüber wir meditiert oder wozu wir die Engel befragt haben. Offensichtlich besitzt es eine eigene Intelligenz, doch ebenso eine sehr tiefe und irgendwie verwirrende Natur. Wir nehmen an, das dies der Grund ist, warum es in der Vergangenheit auch Heiler und Forscher verwirrt hat. Unsere Führung sagt, dass Selen nicht etwas ist, das über einen längeren Zeitraum genommen werden sollte (maximal drei Monate). Wenn Sie es nehmen, werden Sie eine Menge über sich selbst lernen. Sie werden besser verstehen, warum Sie in Situationen auf eine bestimmte Art reagieren, aber diese innere Entdeckungsreise kann sehr intensiv sein.

Zink

Man könnte Zink mit Recht als einen überambitionierten Nährstoff bezeichnen. Es verursacht nicht unbedingt selbst Heilung. Stattdessen hilft es, Hunderte von Reaktionen im Inneren Ihres Körpers zu ermöglichen. (Wir stellen uns Zink gerne als »Taxi«-Mineralstoff vor, der uns von Punkt A nach Punkt B bringt.) Die medizinische Forschung hat mindestens 400 verschiedene Stoffwechselprozesse dokumentiert, für die

Zink nötig ist. Einfach ausgedrückt, wenn Sie nicht ausreichend Zink in Ihrem System haben, gibt es mindestens 400 Reaktionen, die nur schwierig durchzuführen sein werden.
Zink ist wichtig für Ihr Gehirn. Es hilft Ihnen, Ihre Stimmung und Hormone ins Gleichgewicht zu bringen. Es erhellt Ihre Seele und verleiht Ihnen eine fröhliche, optimistische Perspektive. Wenn jemand gewohnt ist, überall nur Chaos zu sehen, ist Zink wie eine helfende Hand, die das Licht zurückbringt. Wenn jemand seine Umgebung betrachtet und sich deprimiert, lethargisch und müde fühlt, kann Zink helfen, sein System wieder anzukurbeln. Dieser Nährstoff bringt Inspiration zurück, damit der oder die Betreffende mit Liebe und Zuversicht den nächsten Schritt setzen kann.
Eine der vielen Funktionen, an denen Zink beteiligt ist, besteht darin, das Wachstum von Tumoren zu stoppen. Zink aktiviert Tumor unterdrückende Stoffe. Indem diese durch Ihren Blutkreislauf fließen, verlangsamen und hemmen sie die Produktion bösartiger Zellen.
Interessanterweise ist Zink wichtig für sensorische Funktionen wie zum Beispiel den Geschmackssinn. Denken Sie an Kinder, die als wählerische Esser bekannt sind, wie sie auf ihrem Teller rumstochern und nur wenig essen. Wenn sie älter werden, mögen sie ein bestimmtes Nahrungsmittel eine Woche, doch in der nächsten können sie den Gedanken nicht ertragen, es zu essen. Es scheint, als würde sich ihr Geschmack für bestimmte Dinge von einer Woche zur nächsten verändern. Häufig weist dies auf einen Zinkmangel hin! Wenn Sie nur wenig Zink im Körper haben, wirkt sich das auf Ihre Fähigkeit aus, etwas zu schmecken. Ihre Geschmacksnerven verändern sich tatsächlich und können nicht länger den Geschmack von süß, salzig oder sauer wahrnehmen. Wenn Sie unter Zinkmangel leiden, schmecken Sie Ihr Essen anders, als es normalerweise der Fall wäre. Wenn Sie das Gefühl haben, dass Ihr Kind oder ein anderer lieber Mensch einen Zinkmangel hat, lassen Sie sich von einem Arzt oder Hei-

ler hinsichtlich der Art von Zink und der optimalen Dosis beraten, die Sie nehmen sollten.

Darüber hinaus beeinflusst Zink unseren Geruchssinn. Wenn Sie den Duft einer wundervollen, zarten Rose einatmen, wird das Aroma Ihre Seele erfreuen und Sie auf unnachahmliche Weise heiter stimmen. Wenn der Zinkgehalt in Ihrem Blut jedoch gering ist, kann es sein, dass Sie nicht alle Segnungen empfangen, die der Duft dieser Rose anzubieten hat.

Zink ist wichtig für Ihr Immunsystem und zeichnet sich durch wundervolle antivirale Eigenschaften aus. Es stärkt die Verteidigungsmechanismen Ihres Körpers und schützt Sie vor jeglichen Pathogenen. Es hilft, Ihre Haut zu schützen und fördert gesundes Hautgewebe und Heilung. Außerdem ist Zink eine wunderbare Hilfe in Bezug auf Fruchtbarkeitsprobleme, sowohl bei Männern als auch bei Frauen.

Nehmen Sie zwischen 30 und 60 mg Zink pro Tag als Nahrungsergänzungsmittel. Zink ist ein schwererer Mineralstoff, was bedeutet, dass es zu Wechselwirkungen kommen kann, wenn Sie es zusammen mit anderen Medikamenten oder sogar anderen Nahrungsergänzungsmitteln nehmen. Wenn diese Wechselwirkungen in der Regel auch nicht zu Nebenwirkungen führen, wird Zink häufig verhindern, dass die anderen Nahrungsergänzungsmittel absorbiert werden. Was die Wirkung der Medikation verzögern oder reduzieren kann. Zink drängt jeden anderen aus dem Weg, damit es erste Priorität bekommt. Falls Sie rezeptpflichtige Medikamente nehmen, sollten Sie mit der Zinkeinnahme mindestens zwei Stunden warten.

Auf einer energetischen und emotionalen Ebene hilft Zink uns, die vielen Aufgaben zu bewältigen, die vor uns liegen. Es eignet sich perfekt für spirituelle Heiler und Hellsichtige, die sich von ihrem gegenwärtigen Arbeitspensum überlastet fühlen. Zudem ist Zink wunderbar für Menschen, die das Gefühl haben, von einer Aufgabe zur nächsten hetzen zu müssen und trotzdem

nicht alles auf die Reihe bekommen. Wenn Sie fühlen, dass Sie Ihre Energie bei zu vielen Dingen gleichzeitig verzetteln, rät Ihnen die Führung, die Sie von Gott und Ihren Engeln empfangen, das Tempo zu drosseln und langsamer zu werden. Unter Umständen ist es nötig, sich einen Moment auszuruhen und neue Kraft zu gewinnen, bevor Sie sich auf eine oder höchstens zwei Aktivitäten gleichzeitig fokussieren. Wenn Sie mit diesen Aktivitäten fertig sind, können Sie zur nächsten übergehen. Diese Vorgehensweise erlaubt Ihnen, sich entspannt und friedvoll zu fühlen und bietet Ihnen die Möglichkeit, Ihre wichtige Arbeit auf eine gesunde und ausgewogene Weise zu vollenden. Wir brauchen keine Heiler, die ausgebrannt sind – wir brauchen das genaue Gegenteil! Wichtig ist, dass Sie inspiriert sind. Dass Ihre Intuition voll eingeschaltet ist, damit Sie all die magischen Botschaften des Himmels empfangen können.
Zink zu nehmen stärkt zudem Ihr Selbstvertrauen. Das ermöglicht Ihnen, für sich und Ihre Ansichten einzustehen und darauf zu vertrauen, dass Sie auf dem richtigen Weg sind, genau in diesem Moment. Fürchten Sie sich nicht davor, eine alternative Route genommen zu haben, um Ihre Lebensaufgabe und Ihr Schicksal zu erfüllen. Das Zink wird Sie schnell daran erinnern, dass Sie genau da sind, wo Sie sein sollen, und dass alles dem göttlichen Plan entsprechend verläuft.

Andere Nahrungsergänzungsmittel

Essenzielle Fettsäuren und gesunde Öle

Es gibt zwei Hauptgruppen gesunder Omega-Öle, die wir uns hier anschauen wollen: Omega-3 und Omega-6. Fischöle enthalten Omega-3, was sowohl für Infektionen als auch für die Gesundheit des Gehirns segensreich ist. Auch Omega-6 hat entzündungshemmende Eigenschaften und ist darüber hinaus gut für das Nervensystem. Ihr Körper produziert diese Substanzen nicht selbst – das ist der Grund, warum sie *essenzielle*

Fettsäuren (EFS) genannt werden – und sie müssen daher aus einer Nahrungsquelle bezogen werden.
Die häufigste Quelle für diese Fettsäuren in Ergänzungsmitteln ist Fisch. Nun gibt es aber viele Probleme in Bezug auf Fischfang und Überfischung der Meere. Und es gibt Probleme hinsichtlich der Qualität und Reinheit von Fischöl. Sie können in Ihrem Naturkostladen oder im Supermarkt sehr preiswerte Fischöl-Nahrungsergänzungsmittel finden, zum Beispiel 100 Kapseln für 12 oder 13 Euro. Doch in den meisten Fällen wird dieses Fischöl weder segensreich noch heilend für Ihren Körper sein. Die Art und Weise, wie diese Kapseln hergestellt werden, hat häufig zur Folge, dass das Öl ranzig wird. Dies wiederum führt anstatt zu einer Heilung zu oxidativen Schäden in Ihrem Körper. Wir ziehen vegetarische Produkte vor und nehmen Leinsamenöl, da es eine Kombination von Omega-3- und Omega-6-Fettsäuren enthält und eine üppige, pflanzenbasierte Quelle von Fettsäuren ist. Sie können Leinsamenöl in flüssiger Form oder als Kapseln nehmen; zusätzlich können Sie nach Wunsch ganzen oder gemahlenen Leinsamen in Ihre Smoothies oder Frühstücksmüsli mischen.
Wenn Sie sich diese wundervollen essenziellen Fettsäuren zuführen, werden sie Ihnen helfen, jede Art von schmerzhafter Entzündung in Ihrem Körper zu heilen und schädliche Metaboliten aus Ihrem Blutkreislauf zu beseitigen. Außerdem bringen diese Fettsäuren Ihr Nervensystem ins Gleichgewicht und hellen Ihre Stimmung auf, indem sie Ihrem Gehirn die Nahrung geben, die es braucht. Sie können Ihnen helfen, besser einzuschlafen, und sind besonders nützlich, wenn Sie Schwierigkeiten haben, durchzuschlafen. Wenn Sie alle paar Stunden aufwachen, liegt unter Umständen ein Mangel an essenziellen Fettsäuren vor.
Diese heilenden Öle schützen die Zellmembrane, die für die Struktur Ihres Blutes verantwortlich sind. Das ist sehr wichtig, denn wenn die Membranen um diese Zellen gesund sind, sor-

gen sie dafür, dass segensreiche Nährstoffe absorbiert werden und durch den Blutstrom alle Organe des Körpers erreichen können.
Darüber hinaus sind diese Öle gesund für Ihr Herz. Sie unterstützen die Regulierung von Cholesterin und Blutdruck.
Empfehlenswert ist eine Dosis von ca. 3000 mg essenzieller Fettsäuren pro Tag. Wenn Sie Leinsamenöl direkt oder in Kapselform nehmen, können Sie diese Dosis über den Tag verteilen. Wenn Sie Leinsamen als Nahrung essen, sind in der Regel ein oder zwei Teelöffel genug, um Ihnen alle essenziellen Fettsäuren zu geben, die Ihr Körper braucht.
Auf energetischer Ebene haben die essenziellen Fettsäuren eine nährende Qualität. Sie fühlen sich an wie eine wohltuende Umarmung, die Ihren ganzen Körper umfasst. Die essenziellen Fettsäuren schenken Ihnen ein Gefühl der Erfüllung und beseitigen das Gefühl von Leere und Mangel. Sie erlauben Ihnen, sich in diesem Moment mit allem zufrieden zu fühlen, was Sie umgibt. Dieses wunderbare Mittel erinnert Sie daran, dass Sie immer versorgt sind und es in Ihrem Leben keinen einzigen Moment gegeben hat, in dem nicht perfekt für Sie gesorgt wurde. Vertrauen Sie darauf, dass dies jetzt und in Zukunft genauso wahr ist. Sie werden beschützt sein, Ihre Bedürfnisse werden erfüllt, und Sie sind in Sicherheit.

Ubichinon-10

Ubichinon-10 (oder Coenzym Q10) ist ein ausgezeichnetes Antioxidans. Es reguliert den Cholesteringehalt in Ihrem Blut, was Ihrem Herzen hilft zu heilen, und es reduziert hohen Blutdruck.
Ubichinon-10 kann als Zündkerze für den Körper betrachtet werden. Es gibt Ihrem Stoffwechsel, und Ihrem Körper generell, tatsächlich einen echten Energieschub. Dabei handelt es sich nicht um eine künstliche Energie wie zum Beispiel Koffein oder Zucker. Stattdessen setzt Ubichinon-10 das energeti-

sche Potenzial frei, das bereits in Ihren Zellen verfügbar ist. Es schlüsselt gespeichertes Fett auf, was Ihrem Körper die Möglichkeit gib, es als Energie zu benutzen. Es hilft Ihnen, Ihr Denken und Handeln komplett zu verändern, weil es etwas aktiviert, was bereits in Ihrem Körper vorhanden ist, anstatt Ihnen etwas von außen hinzuzufügen. Vielmehr dreht es einen Schalter um, der Ihrem Körper sagt, dass es an der Zeit ist, mit der Heilung zu beginnen, diese Energiereserven zu nutzen und ab sofort klarer und positiver zu denken.

Wenn Sie dieses Nahrungsergänzungsmittel nehmen, spüren Sie bald, wie sich eine neue Dynamik entwickelt. Auf einer energetischen und spirituellen Ebene hilft Ubichinon-10 Ihnen, vorwärts zu preschen, auch wenn Sie vielleicht Angst haben. Vielleicht fühlen Sie sich unsicher oder denken, dass eine Sache misslingen könnte, doch das Ubichinon-10 wird Ihnen den Mut geben, es dennoch zu versuchen. Es hilft Ihnen, die Angst links liegen zu lassen und mit diesem Strom kreativer, inspirierter, motivierter Energie zu fließen. Ubichinon-10 zeigt Ihnen, dass nichts unmöglich ist; tatsächlich können alle Ihre Träume wahr werden, wenn Sie es nur zulassen. Stehen Sie nicht selbst Ihrer eigenen fantastischen Zukunft im Weg. Stattdessen nehmen Sie das Steuer in die Hand und erlauben sich selbst, die nächste Etappe zu erreichen, die für Sie bestimmt ist.

Es gibt nichts, was Sie nicht erreichen können. Wenn Sie starke und leidenschaftliche Gefühle in Bezug auf eine Sache haben, ist dies der Beweis, dass sie ein Teil dessen ist, das zu tun Ihre Seele hierhergekommen ist. Daher werden Sie Ihr Ziel erreichen, da nur Sie es tun können und kein anderer. Ubichinon-10 bietet Ihnen die Gewissheit, dass Sie es schaffen werden, und verhilft Ihnen zu dem nötigen Mut, um den ersten Schritt zu tun.

Die tägliche Dosis Ubichinon-10 kann zwischen 100 und 500 mg liegen. Zwar ist dieses Ergänzungsmittel teuer, doch billige Produkte tendieren dazu, von schlechter Qualität zu sein und synthetische Anteile zu enthalten anstatt der echten Coenzyme. Also achten Sie bitte darauf, ein hoch qualitatives und stark wirkendes Ubichinon-10-Mittel zu kaufen anstatt billigerer Versionen.

SAM (S-Adenosilmethionin)

SAM ist ein hocheffizientes Ergänzungsmittel, das bei Schmerzen, Entgiftung und der Hebung der Stimmung hilft. Ich (Robert) liebe es, SAM zu nehmen, denn ich habe seine heilende Wirkung wieder und wieder erlebt. Für mich ist es wie ein Lichtschalter, der Momente der Dunkelheit erhellt. Wenn Sie sich depressiv oder niedergeschlagen fühlen, baut SAM Sie sehr schnell wieder auf und bringt die Lebensfreude zurück. Manche Produkte behandeln nur die Symptome und ignorieren die wahre Ursache, doch SAM beseitigt die Dunkelheit und enthüllt aufs Neue Ihre unbeirrte Freude am Leben.
Ich bin die meiste Zeit ein heiterer und zufriedener Mensch, doch ziehe ich es vor, Nahrungsergänzungsmittel am eigenen Leib auszuprobieren, bevor ich sie Patienten mit einem guten Gefühl empfehlen oder darüber schreiben kann. Es ist eine völlig andere Erfahrung, ein Produkt zu nehmen, als darüber in einem Buch zu lesen. Als ich das erste Mal ein wenig SAM nahm, fühlte ich mich innerhalb weniger Tage noch freudiger und liebevoller als sonst! Es ließ mich noch leichter lachen und sorgte dafür, dass jedes Lächeln aus meinem tiefsten Inneren kam. In diesem Bereich ist SAM besonders effektiv: Indem es mehr Licht, Liebe und Freude in die Seele eines Menschen bringt. Sicher, es hilft auch bei der Schmerzbehandlung und kann Toxine aus Ihrem Blutkreislauf beseitigen, doch nichts kann Ihre Stimmung so verbessern, wie SAM es vermag. Um das beste Resultat zu erzielen, ist es wichtig, genug SAM zu nehmen. Empfehlenswert sind zwischen 400 und 1200 mg. In der Regel fange ich bei meinen Patienten mit 800 mg an und schaue, wie es ihnen damit geht.

Wählen Sie ein Produkt von guter Qualität, das Ihnen ausreichend SAM liefert und eventuell ein paar zusätzliche Nährstoffe enthält, die bei der Absorption helfen, wie zum Beispiel Zink und B-Vitamine. Die Kunst besteht darin, eine gute Balance zu finden, damit Sie nicht zu viele der anderen Nährstoffe aufnehmen in dem Versuch, eine größere Menge SAM zu bekommen. Ein Produkt, das ich benutze und als sehr effektiv empfunden habe, ist wie folgt zusammengesetzt:

- S-Adenosilmethionin – 400 mg
- Cyanocobalamin (B12) – 1 mg
- Riboflavin (B2) – 20 mg
- Zink Aminosäurechelat – 50 mg
- Folsäure (B9) – 90 mcg (Mikrogramm)
- Pyridoxin Hydrochlorid – 50 mg

Leider ist SAM ein wenig teurer als andere Nahrungsergänzungsmittel. Was daran liegt, dass es eine instabile Verbindung ist und daher bei seiner Herstellung zusätzliche Schritte erforderlich sind, für die wir – als der Kunde – dann zahlen müssen. Jedoch lohnt sich die Investition auf jeden Fall, wenn Sie sich angeleitet fühlen, SAM zu nehmen.
In energetischer Hinsicht bringt SAM Licht in Ihre Seele, indem es alle dunklen Wolken vertreibt. Wenn wir uns auf Negativität fokussieren, ziehen wir nur umso mehr davon an. Und je mehr Negativität Sie umgibt, desto schwieriger wird es, das Licht zu sehen. Dieses Produkt hilft Ihnen, den winzigen Funken der Hoffnung zu finden und ihn einzufangen. Ihre Aufmerksamkeit wird auf das Positive gerichtet, was zur Folge hat, dass Sie immer mehr Positivität anziehen. Das Ganze entwickelt seine eigene Dynamik, und bald sind Sie umgeben von heilender, erhebender, positiver Energie!

Bibliografie

Age-Related Eye Disease Study Research Group. (2001). A randomized, placebocontrolled, clinical trial of high-dose supplementation with vitamins C and E, beta carotene, and zinc for age-related macular degeneration and vision loss: AREDS report no. 8. *Arch Ophthalmol*, 119(10), 1417–36.

Ayyadurai, VA, Deonikar, P. (July 2015). Do GMOs accumulate formaldehyde and disrupt molecular systems equilibria? Systems biology may provide answers. *Agricultural Sciences*, 6, 630–62. Retrieved from http://www.scirp.org/journal/PaperInformation.aspx?PaperID=57871

Bargh, JA. (1996, Jan). The automatic evaluation effect: Unconditional automatic attitude activation with a pronunciation task. *Journal of Experimental Social Psychology*, 32(1), 104–28.

Biesalski, HK, Wellner, U, & Weiser, H. (1990). Vitamin A deficiency increases noise susceptibility in guinea pigs. *J. Nutr.*, 120(7), 726–37.

Bone, K. (2003). *A Clinical Guide to Blending Liquid Herbs*. St. Louis, MO: Churchill Livingstone.

Chandra, RK. (1981). Single nutrient deficiency and cell-mediated immune responses. II. Pyridoxine. *Nutrition Research*, 1(1), 101–6.

Cherednichenko, G, et al. (2012 Aug 28). Triclosan impairs excitation–contraction coupling and Ca2+ dynamics in striated muscle. *Proc Natl Acad Sci USA*, 109(35), 14158–63.

Chevallier, A. (2000). *Encyclopedia of Herbal Medicine*. New York: Dorling Kindersley.

Clark, R. (1971). *Einstein*. New York: World Pub. Co.

de Vries, M, et al. (2013, May). Combining deliberation and intuition in patient decision support. *Patient Education and Counseling*, 91(2), 154–60.

Dioxins and their effects on human health. (2014 Jun). World Health Organization. Retrieved from http://www.who.int/mediacentre/factsheets/fs225/en

Einstein, A, & Calaprice, A. (2000). *The Expanded Quotable Einstein*. Princeton, NJ: Princeton University Press.

Espinosa, S. (2014). The therapeutic role of the practitioner's heart in classical medicine and modern medical science: A critical literature review. *The European Journal of Oriental Medicine*, 7(5), 18–25.

Gaynor, ML. (2002). *The Healing Power of Sound*. Boston: Shambhala.

Gopinath, B, Flood, VM, McMahon, CM, Burlutsky, G, Spankovich, C, Hood, LJ, & Mitchell, P. (2011). Dietary antioxidant intake is associated with the prevalence but not incidence of age-related hearing loss. *J. Nutr Health Aging*, 15(10), 896–900.

Hay, L. (1984). *Heal Your Body*. Hay House, Inc., Carlsbad, CA.

Hekmat A, Saboury AA, & Moosavi-Movahedi AA. (2013, Feb). The toxic effects of mobile phone radiofrequency (940 MHz) on the structure of calf thymus DNA. *Ecotoxicol Environ Saf*, 88, 35–41.

Isenman, L. (2009). Trusting your gut, among other things: Digestive enzyme secretion, intuition, and the history of science. *Found Science*, 14, 315–29.

Larsson, SC, et al. (2006, Nov). Consumption of sugar and sugar-sweetened foods and the risk of pancreatic cancer in a prospective study. *Am J Clin Nutr*, 85(5), 1171–6.

Le Prell, CG, Hughes, LF, & Miller, JM. (2007). Free radical scavengers vitamins A, C, and E plus magnesium reduce noise trauma. *Free Radic Biol Med*, 42(9), 1454–63.

May, EC, et al. (2005, Aug). Anomalous anticipatory skin conductance response to acoustic stimuli: experimental results and speculation about a mechanism. *Journal of Alternative & Complementary Medicine*, 11(4), 695–702.

McCown, RL. (2012, Feb). Farmers use intuition to reinvent analytic decision support for managing seasonal climatic variability. *Agricultural Systems*, 106(1), 33–45.

McCraty, R, Atkinson, M, & Bradley, RT. (2004). Electrophysiological evidence of intuition: Part 1. The surprising role of the heart. *Journal of Alternative and Complementary Medicine*, 10(1), 133–43.

———. (2004). Electrophysiological evidence of intuition: Part 2.

A system-wide process? *Journal of Alternative and Complementary Medicine*, 10(2), 325–36.

Mills, S, & Bone, K. (2000). *Principles and Practice of Phytotherapy*. Edinburgh: Churchill Livingstone.

Murray, M, & Pizzorno, J. (1998). *Encyclopedia of Natural Medicine* (2nd ed.). Roseville, CA: Prima Publishing.

Myers, DG. (2002). *Intuition: Its Powers and Perils*. New Haven, CT: Yale University Press.

Quaglino, D. (2004). The effect on rat thymocytes of the simultaneous in vivo exposure to 50-Hz electric and magnetic fi eld and to continuous light. *The Scientifi c World Journal*, 4(S2), 91–9.

Radin, D. (2009). *The Conscious Universe: The Scientific Truth of Psychic Phenomena*. San Francisco: HarperOne Publishers.

Remmers, C, Topolinski, S, Dietrich, DE, & Michalak, J. (2014, Oct 11). Impaired intuition in patients with major depressive disorder. *The British Journal of Clinical Psychology*, 54(2), 200–13.

Rowland, IR. (1991). *Nutrition, Toxicity, and Cancer*. London: Taylor & Francis.

Silva, C, Perris, PD, Fernandez, I, Godoy, MF, Mambrin, C, Slobodianik, NH, & Feliu, MS. (2014). Effects of high-fat diets from different sources on serum and thymus lipid profi le: study in an experimental model. *Endocr Metab Immune Disord Drug Targets*, 14(2), 77–83.

Sokolovic, D, et al. (2013). Melatonin protects rat thymus against oxidative stress caused by exposure to microwaves and modulates proliferation/apoptosis of thymocytes. *Gen Physiol Biophys*, 32(1), 79–90.

Spankovich, C. (2013 Jun). Healthy diets, healthy hearing: National Health and Nutrition Examination Survey, 1999–2002. *Intl J of Audiology*. 52(6), 369–76.

Spottiswoode, SJP, & May, EC. (2003). Skin conductance prestimulus response: Analyses, artifacts, and a pilot study. *Journal of Scientific Exploration*, 17(4), 617–41.

Suzuki, S. (1969). *Nurtured by Love: A New Approach to Education* (1st ed.). New York: Exposition Press.

Takotsubo cardiomyopathy (broken-heart syndrome). (2010, Nov 1). *Harvard Women's Health Watch, Harvard Health Publications.* Retrieved from http://www.health.harvard.edu/heart-health/takotsubo-cardiomyopathy-broken-heart-syndrome

Trickey, R. (2003). *Women, Hormones, and the Menstrual Cycle* (2nd ed.). Crows Nest, Australia: Allen and Unwin.

Veile, A, et al. (2012). Infant growth and the thymus: Data from two South American native societies. *Am J of Hum Bio*, 24(6), 768–75.

Virtue, D. (1994). *Constant Craving*. Carlsbad, CA: Hay House, Inc.

———. (2001). *The Care and Feeding of Indigo Children*. Carlsbad, CA: Hay House, Inc.

———. (2015). *Don't Let Anything Dull Your Sparkle*. Carlsbad, CA: Hay House, Inc.

Virtue, D, & Reeves, R. (2014). *Angel Detox*. Carlsbad, CA: Hay House, Inc.

Wood, M. (1997). *The Book of Herbal Wisdom*. Berkeley, CA: North Atlantic Books.

———. (2008). *The Earthwise Herbal: A Complete Guide to Old World Medicinal Plants*. Berkeley, CA: North Atlantic Books.

———. (2009). *The Earthwise Herbal: A Complete Guide to New World Medicinal Plants*. Berkeley, CA: North Atlantic Books.

Register

A

Acai-Beere 143–146, 154, 249
Adrenalin 41, 64, 208
Adrenalindrüse 29, 33, 64–65, 72, 167, 169–171
Affirmationen 190–193, 223, 224, 247–250
Alkohol 14, 67, 72, 74, 76, 163, 183, 188, 243, 244, 246
Allergene 76, 89, 202, 251
Allergische Reaktion 76, 89, 261
Antimikrobiotikum 168
Antioxidans 70, 124, 127, 128, 143, 151, 152, 251, 254, 262, 268, 274
Astragalus 177
Aura 130, 146, 160, 187, 188, 211, 219–221, 239, 257
Ayurveda 60, 63

B

Backpulver 200, 201
Bacopa 163, 166
Bauchspeicheldrüse 33, 61, 63, 64, 72, 164, 166, 170
BPA (Bisphenol A) 110, 116, 196
Blasentang 163
Blutdruck 27, 28, 40, 64, 68, 171, 176–178, 274
Blutzucker 63, 65, 102, 124, 129, 164, 166, 170, 177
Bockshornklee 164
Brennnesseltee 158

C

Camu-Camu 146, 147
Carrageen 123
Cashew-Milch 129, 130, 154
Cashewkerne 117, 120, 129, 130, 249
Cayennepfeffer 174
Chakra-Klärung 208
Chakras-Smoothies 152–155
Chia-Samen 70, 121, 122, 190, 193, 246
Chlorella 140, 141
Cholesterin 102, 111, 188, 263, 264, 274
Coleus 164, 177
Cortisol 65, 208

D

Depression 42, 161, 167, 172, 276
Diät 83, 85
Dienstag (spirituelle Eigenschaften) 230, 231
Dioxine 140, 195
Donnerstag (spirituelle Eigenschaften) 233, 234
Drama 141, 241
Durchblutungsstörungen 174

E

Echinacea 164, 165, 249
Eisen 70, 73, 103, 126, 127, 143, 266, 267

ekkrine Drüsen 33, 66, 67, 73, 173, 175, 176
Elektrolyte 147, 148, 197
Elektromagnetische Frequenzen (EMF) 66
Elektromagnetische Felder (EM) 39
Endokrine Drüse 62, 63
Entgiften 140, 142, 183, 184, 196, 203, 204, 255, 269
Entzündungen 70, 87, 89, 103, 122, 123, 144, 148, 169, 170, 251, 256, 263–265, 273
Enzym-Inhibitoren 119, 120
Erinnerungsvermögen 163, 178
Erzengel Ariel 236
Erzengel Azrael 229
Erzengel Chamuel 232
Erzengel Gabriel 234
Erzengel Haniel 235
Erzengel Jeremiel 236
Erzengel Jophiel 234
Erzengel Metatron 211, 212, 232
Erzengel Michael 46, 150, 160, 210, 211, 215, 225, 237
Erzengel Raguel 234
Erzengel Raphael 46, 99, 140, 142, 160, 225, 230, 240, 257
Erzengel Raziel 161, 233
Erzengel Sandalphon 231
Erzengel Uriel 230
Erzengel Zadkiel 235
Essens-Tagebuch 90
Essenzielle Fettsäuren 121, 143, 191, 192, 272–274
Exokrine Drüsen 62, 63

F

Falsches Einhorn 165
Fast Food 15, 188
Fencheltee 158
Fluorid 74, 113, 114, 243
Freie Radikale 151, 254
Freitag (spirituelle Eigenschaften) 234

G

Gebrochenes-Herz-Syndrom 41
Gewichtszunahme 164
Ginkgo 174, 178
Gluten 76, 87, 130, 186, 187, 246
Goji-Beeren 149, 150
Gotu Kola 165, 166
Grüne Smoothies 139, 140, 193
Grünkohl 73, 76, 87, 102–106, 117, 136–142, 153–155, 243, 244, 248
Gymnema 163, 166

H

Haselnuss-Milch 127, 128, 193
Hellfühlen 16, 30, 33–35, 37, 38, 40, 53, 55, 56, 62, 72, 207, 208, 244
Hellhören 16, 30, 33–35, 48–50, 53–56, 62, 67, 75, 245
Hellsehen 16, 30, 33–35, 45, 46, 53–56, 62, 67, 74, 78, 243

Hellwissen 16, 30, 33–35, 50–53, 55, 56, 62, 67, 75, 246
Herzchakra 33, 34, 39, 42, 61, 65, 72, 73, 102, 154, 177, 212, 213, 225, 248
Heuschnupfen 175
Hibiskustee 159
Histamin 208
Hochsensitiv 146, 207, 227
Hoden 61, 169
Holunder 175, 176
Hormonsystem 28, 30, 33, 60–62, 68, 69, 71, 150, 193–195, 199
Hülsenfrüchte 69, 71, 72, 74, 86, 107, 115, 244
Hypophyse/Hirnanhangsdrüse 29, 60, 61, 68, 70, 74–76, 150, 164, 165, 166, 168, 169, 171
Hypothalamus 29, 60, 61, 68, 74–76, 150, 164, 165, 167–169, 171

I

Ingwer 117, 155, 159, 175, 246, 249
Insektenschutzmittel 199, 200
Insulin 63, 166

J

Jod 70, 163
Johanniskraut 167
Junkfood 11, 14, 75, 78, 102, 118

K

Kalzium 70, 103, 127, 168, 192, 193, 197, 256, 259, 264, 265
Kamillentee 157, 159
Kehlchakra 33, 34, 39, 61, 154, 161, 212, 213, 225, 248
Kokosnussöl 120, 190, 199, 202, 203
Kokosnuss-Wasser 138, 147, 148, 152, 154, 155
Kopfschmerzen 14, 15, 49, 78, 90, 184, 185, 187, 227
Koreanischer Ginseng 178
Kreislauf 174–176
Kristalle 142, 147, 214–218, 247–250
Kronenchakra 33, 34, 52, 61, 75, 76, 154, 210, 21, 213, 216, 217, 226, 249
Küchenmixer 138
Kürbiskern-Milch 125, 126, 246

L

Lavendelöl 198, 199
Lavendeltee 159, 160
Leinsamenöl 245, 273, 274
Limbisches System 28–30, 208
Louise Hay 63

M

Macadamianuss-Milch 131, 132
Maca-Wurzel 150, 151
Macchia 151
Magenbeschwerden 176
Magnesium 73, 75, 189, 191–193, 197, 264, 267, 268
Mandelmilch 133, 134, 187, 247
Meditation 142, 160, 209, 210, 212, 213, 220

Melatonin 66, 68, 69, 167
Metabolisches Syndrom 177
Mittwoch (spirituelle Eigenschaften) 231
Mönchspfeffer 167, 168
Montag (spirituelle Eigenschaften) 229

N
Nabelchakra 33, 34, 37, 38, 61, 72, 155, 160, 212, 213, 247
Nahrungsergänzungsmittel 17, 18, 69, 98, 99, 142, 155, 251, 256, 259, 261, 265, 271–273, 275–277

O
Ohrchakras 33, 34, 50, 75, 154, 226, 249
Omega-3-Fettsäuren 70, 73, 75, 76, 103, 121, 144, 190, 272, 273
Oregano 168
Östrogen 70, 71, 89, 165, 169, 171, 172

P
Paleo-Diät 86–88
Paranuss-Milch 128, 129
Pfefferminze 155, 176, 198
Pfefferminztee 157, 158, 160, 176, 200
Pfingstrose 169
Phthalate 195
Prämenstruelle Symptome (PMS) 161, 167

R
Rehmannia 169
Reismilch 130, 131, 187
Ringelblumentee 160
Rohkost 85
Rohkost-Suppen 112
Rosenblütentee 160
Rosmarin 160, 161
Rotwurzel-Salbei 178

S
S.H.P. 176
Safrantee 161
Saftpresse 137
Saftzentrifuge 135
Sägepalme 168, 170
Sakralchakra 33, 34, 61, 64, 65, 155, 210, 212, 213, 216, 225, 247
SAM (S-Adenosilmethionin) 276, 277
Samstag (spirituelle Eigenschaften) 235
Schafgarbe 176
Sibirischer Ginseng 170
Schilddrüse 33, 61, 68, 70, 163, 164, 170, 172, 173
Schutzengel 21, 46
Schweißdrüsen 66, 173–176
Schwermetalle 140, 255
Selen 70, 128, 268, 269
Sensitivität 49, 72, 76, 175, 189
Serotonin 167
Sibirischer Ginseng 170

Smoothie 99, 104, 106, 120, 121, 123, 124, 129, 133, 135, 138–141, 143, 144, 146, 148, 151–153, 155, 193, 273
Solarplexus 34, 38, 62–64, 210
Sonnenblumenkern-Milch 124, 125
Sonntag (spirituelle Eigenschaften) 236
Spirulina 98, 99, 142, 143, 154
Sprossen 106–108, 190
Stechwinde 169
Stirnchakra 33, 34, 47, 61, 68, 74, 145, 154, 160, 161, 198, 212, 213, 225, 249
Stresshormone 41, 62, 208
Suppen 108, 109, 116–118, 190
Süßholz 169, 171
Synapsen 60

T

Teebaumöl 199, 202
Thymian 154, 161
Thymusdrüse 33, 61, 65, 66, 73, 165
Traditionelle Chinesische Medizin 39, 63, 149, 175
Traubensilberkerze 171, 172
Triclosan 194, 202

U

Ubichinon-10 274–276

V

Vegan, Veganer 69, 84, 86–88, 262
Vegetarier, vegetarische Ernährung 14, 83, 84, 86–88, 117, 273
Vegetative Nervensystem 28
Verstopfung 90
Vier innere Sinne 30–32, 35, 53, 56, 57, 60, 62, 67, 71
Vitamin A 69, 103, 143, 191, 192, 251
Vitamin B1 69
Vitamin B5 69
Vitamin B6 69, 73, 252
Vitamin B12 69, 252, 277
Vitamin C 70, 73, 94, 95, 103, 146, 191, 193, 254–257, 262
Vitamin D 70, 191, 192, 258–262
Vitamin E 73, 127, 191, 192, 262–264
Vitamin K 103

W

Weißdorn 179
Wolfstrapp 172
Wurzelchakra 16, 33, 34, 61, 155, 210, 212–214, 216, 217, 225, 247

Z

Zink 124–127, 269–272, 277
Zirbeldrüse 33, 61, 67, 68, 74–76, 165, 167, 168, 243
Zitronengras 162
Zitronenmelisse 172, 173